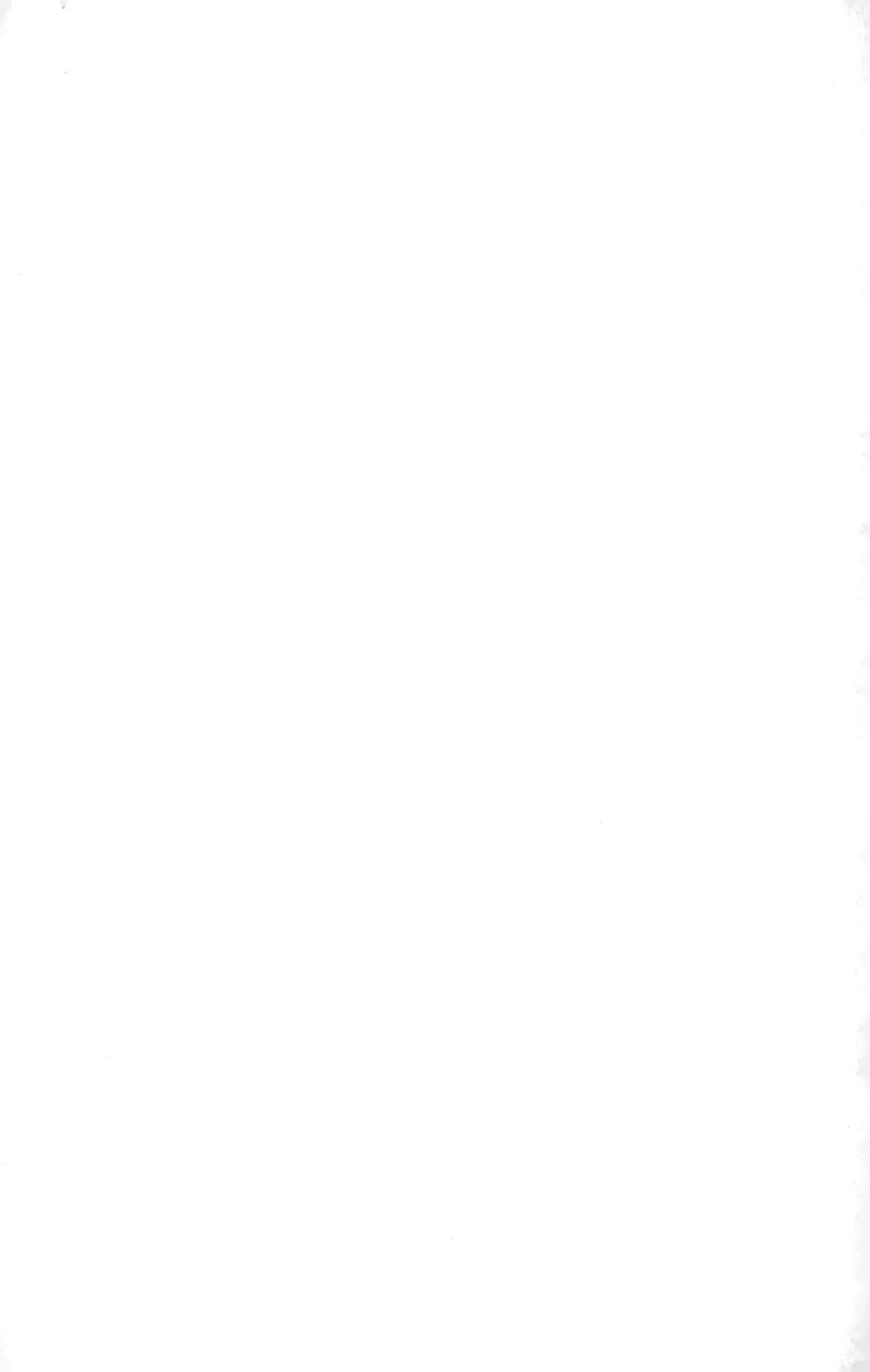

Glück · Trautmann · Prümm
Infektionskrankheiten von A – Z

Infektionskrankheiten von A – Z

Von
Priv.-Doz. Dr. Thomas Glück, Regensburg,
Prof. Dr. Matthias Trautmann, Stuttgart, und
Heidi Prümm, Stuttgart

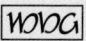 Wissenschaftliche Verlagsgesellschaft mbH Stuttgart

Anschriften der Autoren

PD Dr. Thomas Glück
Universitäts-Klinikum Regensburg
Klinik und Poliklinik für Innere Medizin I
Franz-Josef-Strauß-Allee 11
93042 Regensburg

Prof. Dr. Matthias Trautmann
Institut für Krankenhaushygiene
Panoramastr. 11
70174 Stuttgart

Heidi Prümm
Fachkrankenschwester für
Anästhesie und Intensivmedizin
Operative Intensivstation des Katharinenhospitals
Kriegsbergstr. 60
70174 Stuttgart

Wichtiger Hinweis
Die Autoren haben große Sorgfalt darauf verwendet, dass die in diesem Werk gemachten Angaben dem derzeitigen Wissensstand entsprechen. Das entbindet den Benutzer dieses Werkes nicht von der Verpflichtung, anhand der Beipackzettel zu überprüfen, ob die dort gemachten Angaben von denen in diesem Buch abweichen und die Verantwortung für Verordnung, Empfehlung und Anwendung der Produkte zu übernehmen.
Die Wiedergabe von Handelsnamen auch ohne Hinweis auf bestehende Schutzrechte berechtigt nicht zu der Annahme, dass solche Namen im Sinne der Waren- und Markenschutz-Gesetzgebung als frei zu betrachten wären und von jedermann benutzt werden dürfen.

Bibliografische Information der Deutschen Bibliothek
Die Deutsche Bibliothek verzeichnet diese Publikation in der
Deutschen Nationalbibliografie; detaillierte bibliografische
Daten sind im Internet unter http://dnb.ddb.de abrufbar.

ISBN 3-8047-2138-9

© 2006 Wissenschaftliche Verlagsgesellschaft mbH Stuttgart
Birkenwaldstr. 44, 70191 Stuttgart
Printed in Germany
Satz: Bosch-Druck GmbH, Ergolding
Druck: Auer, Donauwörth
Bindung: Auer, Donauwörth
Umschlaggestaltung: Atelier Schäfer, Esslingen

Vorwort

Nachdem die Infektionskrankheiten in den 1950er- und 1960er-Jahren schon vermeintlich als besiegt galten, gewinnen sie in den letzen Jahren ohne Zweifel wieder erheblich an Bedeutung. Zum einen werden ständig neue Erreger identifiziert (z.b. Ebola, West-Nil-Virus, SARS), die sich zum Teil in Windeseile über die Welt ausbreiten, zum anderen bereiten die bereits bekannten Pathogene Probleme durch deren rasch wachsende Resistenz gegen die verfügbaren Antiinfektiva (z.b. Pneumokokken, MRSA, multiresistente Tuberkelbakterien). Nur wenig hat demgegenüber die „Pipeline" der Pharmaindustrie zu bieten, und viele der großen Pharmafirmen haben sich sogar aus der Entwicklung von Antiinfektiva zurückgezogen.

Ziel muss daher sein, mit den aktuell verfügbaren Ressourcen so rational wie möglich umzugehen. In diesem Prozess sollte auch die Pflege mitwirken – Voraussetzung dafür ist Wissen.

Dieses Buch wendet sich speziell an die Mitarbeiter der Pflege: Im ersten Teil werden die häufigsten und vor allem die kritischen Infektionen strukturiert dargestellt, im zweiten Teil die einzelnen Antiinfektiva beschrieben. Besonderer Wert wurde auf Hinweise zur Infektionsprävention im Krankenhaus und zum pflegerischen Management von infektiösen Patienten gelegt mit vielen Tipps für die Praxis.

Die beschriebenen diagnostischen Verfahren und Therapieformen können u.U. von denen in manchen Kliniken derzeit eingesetzten abweichen. Das bedeutet aber nicht, dass diese damit grundsätzlich ungeeignet oder falsch sind. Die Therapieformen verstehen sich als Empfehlungen und Vorschläge.

Das Buch erhebt keinen Anspruch auf Vollständigkeit, ebenso kann es natürlich nicht den Infektiologen oder klinischen Mikrobiologen ersetzen. Ergänzend sei auf systematische Werke der Infektiologie und Mikrobiologie und/oder entsprechende Spezialisten verwiesen.

Wir bedanken uns bei Frau M. Spranger und Herrn K. Sabel (Universitätsklinikum Regensburg) für die kritische Durchsicht des Manuskriptes und für die Anregungen. Bei der Klinikhygiene des Universitätsklinikums Regensburg (Prof. Lehn, Frau Voggesberger) bedanken wir uns für die Erlaubnis, deren Hinweisschilder zur Isolation veröffentlichen zu dürfen.

Regensburg/Stuttgart, im Sommer 2005

Thomas Glück
Matthias Trautmann
Heidi Prümm

Inhaltsverzeichnis

Abkürzungen

AIDS	acquired immunodeficiency syndrome (erworbenes Immundefekt-Syndrom)
ALL	akute lymphatische Leukämie
BAL	bronchoalveoläre Lavage
BSE	bovine spongiforme Enzephalitis
COPD	chronisch obstruktive Lungenerkrankung
CRP	C-reaktives Protein
CT	Computertomographie
CTG	Kardiotokographie
DGHO	Deutsche Gesellschaft für Hämatologie und Onkologie
DIC	disseminierte intravasale Koagulation
ELISA	enzyme linked immunosorbent assay
ERCP	endoskopische retrograde Cholangio-Pankreatikographie
GOT	Glutamat-Aspartat-Transaminase
GPT	Glutamat-Pyruvat-Transaminase
KBR	Komplement-Bindungsreaktion
LDH	Laktatdehydrogenase
NGU	nicht-gonorrhoische Urethritis
PCR	polymerase-chain reaction (Polymerase-Kettenreaktion)
PEG	a) Paul-Ehrlich-Gesellschaft (http://www.p-e-g.de); b) perkutane endoskopische Gastrostomie
PTCD	perkutane transhepatische Cholangio-Duodenostomie
PVP-Iod	Polyvinyl-Pyrrolidon-Iodlösung
RKI	Robert-Koch-Institut, Berlin (http://www.rki.de)
SARS	schweres akutes respiratorisches Syndrom
STIKO	ständige Impfkommission der Deutschen Ärzteschaft
TPHA	Treponema-pallidum-Hämagglutinationstest
VDRL	veneral disease reactive lipids (Kardiolipinflockungs-Test)
ZVK	zentraler Venenkatheter

Hygiene im Krankenhaus

Die Beachtung der korrekten Hygiene ist von elementarer Bedeutung für die optimale Behandlung von Patienten in allen medizinischen Einrichtungen. Im Zeitalter von zunehmenden Resistenzen gilt dies insbesondere für die Behandlung im Krankenhaus, wo sich multiresistente Keime bei den im Allgemeinen schwer kranken, und nicht selten mehrfach hospitalisierten Patienten häufiger finden als im ambulanten Bereich. Leider ist die Beachtung der Hygienerichtlinien alles andere als vollständig und wird von allen direkt in der Patientenversorgung Beschäftigten mehr oder weniger häufig missachtet. An dieser Stelle sei daher nochmals auf die herausragende Bedeutung der Hygienerichtlinien, insbesondere der korrekten Händehygiene hingewiesen.

Händedesinfektion

Die hygienische Händedesinfektion sollte wie folgt durchgeführt werden (Abb. 1):

1. Ausreichende Menge alkoholisches Händedesinfektionsmittel (mind. 3–5 ml) in die trockene Hohlhand geben.
2. Hände gleichmäßig mit der Desinfektionslösung benetzen und diese 30 Sekunden lang in die Haut einmassieren.
3. Daumen, Nagelfalze, Fingerkuppen und Fingerzwischenräume einbeziehen.

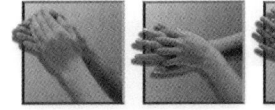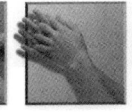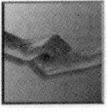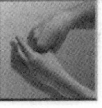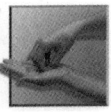

Abb. 1: Durchführung der hygienischen Händedesinfektion (Bild: Sterillium Products, Bode Chemie Hamburg).

Die chirurgische Händedesinfektion unterscheidet sich von der hygienischen durch eine vorangehende Reinigung der Hände mit Seife und ggf. Bürste und einer verlängerten alkoholischen Desinfektionsphase von ca. 3 Minuten. Hierzu wird mehrfach 3–5 ml alkoholisches Desinfektionsmittel in die Haut der Hände mit derselben Technik einmassiert.

Formen der Isolation

Isolationsmaßnahmen werden immer dann angeordnet, wenn der Patient an einer infektiösen Erkrankung leidet, die unter den Bedingungen im Krankenhaus durch Hautkontakt, Urin, Stuhl oder Aerosol auf andere Personen (Patienten oder medizinisches Personal) übertragen werden kann. Daneben ist es u.U. notwendig, den Patienten in einer Schutzisolation unterzubringen, wenn er besonders infektgefährdet ist.

Je nach Kontagiosität und Übertragungsweg werden verschiedene Formen der Isolation unterschieden: Kontaktisolation, respiratorische Isolation, Schutz- oder Umkehrisolation, Komplettisolation.

Kontaktisolation (Standard-Isolation)

Unter Kontaktisolation versteht man eine separate räumliche Unterbringung von Patienten, um eine direkte oder indirekte Erregerübertragung zu verhindern. Das Zimmer muss gekennzeichnet sein; die Zimmertüre ist grundsätzlich geschlossen zu halten. Die Unterbringung erfolgt günstigerweise im Einzelzimmer. Bei gleichem Erregerspektrum können aber auch mehrere Patienten im selben Zimmer behandelt werden (Kohortenisolierung).

Räumlichkeit:
- Eine eigene Nasszelle bzw. Toilette mit Waschbecken/Desinfektionsspendern ist erforderlich.
- Bei Kohortenisolierung muss die Zwischenreinigung der Sanitärräume organisiert werden.
- Ausreichend desinfizierbare Arbeitsfläche zur Vor- und Nachbereitung von Material.
- Idealerweise Zimmer mit Schleusenbereich.
- Ausreichende Lagerhaltungsmöglichkeit für den Materialbedarf eines Tages (Bedarfsplanung!)
- Sind Vorhänge, Jalousien o. Ä. im Zimmer angebracht, müssen diese im Rahmen einer Abschlusswischdesinfektion entfernt und gereinigt werden.

Schutzkleidung:
Vor dem Betreten des Isolierzimmers ist Schutzkleidung anzulegen. Die Erfordernisse variieren in Abhängigkeit vom Erregerspektrum. Maßgebliche Orientierung geben die entsprechenden RKI-Richtlinien. Zur Schutzkleidung zählen:
Schutzkittel:
- Langarmige Schutzkittel mit festsitzenden Ärmelbündchen, im Rücken zu verschließen.

- Günstig ist eine farbliche Trennung der Schutzkittel für den Isolier- und den restlichen Pflegebereich.
- Schutzkittel müssen bei Kontamination (Durchfeuchtung, sichtbare Verschmutzung) sofort gewechselt werden.

Bei „Feucht-Arbeiten", z.B. Körperwäsche des Patienten, sollte man zusätzlich eine Plastikschürze über dem Schutzkittel tragen.

Vor dem Verlassen des Isolierzimmers wird der Schutzkittel ausgezogen und entsorgt. Schutzkittel können bei korrektem Handling mehrfach für den gleichen Patienten verwendet werden: Die Innenseite wird nach außen gewendet, der Kittel außerhalb des Zimmers im Schleusenbereich aufgehängt. Steht kein Schleusenbereich zur Verfügung, wird der Kittel nach einmaligem Tragen verworfen. Der Schutzkittel darf keinesfalls außerhalb des Patientenzimmers, beispielsweise im Krankenhausflur, aufgehängt werden.

Mund-Nasen-Schutz:
Einen Mund-Nasen-Schutz sollte man anlegen bei:
- Keimbesiedelung im Respirationstrakt bzw. kontaminierten und/oder blutigen Trachealsekreten
- Ausgedehnten Wundinfektionen
- Aerosolbildung
- Spritzwasserentwicklung (Beispiele: Körperwäsche besiedelter Hautareale, Mundpflege mit Zahnbürste, Diskonnektion von Beatmungsschläuchen ...)

Der Mund-Nasen-Schutz ist bei Durchfeuchtung zu wechseln (Herstellerangaben beachten) und vor Verlassen des Patientenzimmers zu verwerfen.

Augenschutz:
Als Augenschutz kann eine Schutzbrille oder ein kombinierter Mund-Nasen-Augenschutz mit Sichtschirm verwendet werden. Sinnvoll ist dies bei Vorgängen, die mit einer potenziellen Verteilung von Körperflüssigkeiten einhergehen. Beispiele:
- Husten
- Endotracheales Absaugen – Verwendung von geschlossenen Absaugsystemen bei beatmeten Patienten, Trachealkanülenträgern!
- Bronchoskopie
- Starke (spritzende) Blutungen

Der kombinierte Mund-Augen-Nasenschutz muss vor Verlassen des Patientenzimmers entsorgt werden. Die Schutzbrille wird nach dem Absetzen wischdesinfiziert.

Haarschutz:

Eine das gesamte Kopfhaar bedeckende Kopfhaube wird bei Keimbesiedelung im Respirationstrakt und bei Vorgängen getragen, die mit einer potenziellen Verteilung von Körperflüssigkeiten einhergehen. Als Beispiele dienen dieselben wie beim Augenschutz.

Arbeitsschuhe:

Wasch- und desinfizierbare Arbeitsschuhe (OP-Schuhe), die im Zimmer verbleiben.

Unterschiede der Kontaktisolation z.b. bei:

- Enteritiserregern: Tragen von Überkittel und Handschuhen
- MRSA: Tragen von Überkittel und Handschuhen und zusätzlich auch chirurgischer Mundschutz und Haube zur Verhinderung der Kolonisation des medizinischen Personals mit MRSA bei Aerosolbildung (Absaugen, Verbandwechsel, Bettwäsche wechseln etc.)
- Der Umfang der erforderlichen Isolierungsmaßnahme wird auf Grundlage der RKI-Richtlinien festgelegt

Händedesinfektion:

Vor dem Betreten und nach dem Verlassen des Patientenzimmers sowie vor und nach jedem Kontakt mit dem Patienten ist eine hygienische Händedesinfektion durchzuführen. Die Händedesinfektion muss bis zu den Ellenbogen erweitert werden, wenn kurzarmige Schutzkleidung bzw. nur eine Plastikschürze verwendet wurde.

Wichtig

Auch nach dem Tragen von Handschuhen ist eine Händedesinfektion unerlässlich!

Handschuhe:

Handschuhe sind grundsätzlich bei (potenziellem) Kontakt mit Körperflüssigkeiten, Sekreten, Ausscheidungen zu tragen. Auch bei allen Tätigkeiten am Patienten und Kontakt mit Zimmer-Inventar in unmittelbarer Umgebung des Patienten wie Nachttisch, Überwachungsgeräte, therapeutische Geräte Handschuhe tragen.

Kontaktpersonen:

- Die Anzahl der betreuenden Kontaktpersonen ist auf ein notwendiges Minimum zu reduzieren

- Anzustreben ist eine 1:1-Betreuung, um die Gefahr von Kreuzinfektionen zu verhindern
- Information über den Infektionsstatus und Verhaltensregeln an externes Personal (KG, Konsiliardienste, Labordienst, Röntgen, Diätassistenten etc.). Es ist anzustreben, dass externes Personal erst nach der Betreuung anderer Patienten die Isolierräume betritt
- Ausführliche Information und Betreuung der Angehörigen

Patiententransport:

Das Handling ist vom Erregerspektrum und Infektionsweg abhängig:
- Bei aerogenem Übertragungsweg und Keimbesiedelung im Respirationstrakt trägt der spontanatmende Patient einen Mundschutz.
- Bei Schmierinfektionen vor dem Transport durchfeuchtete Verbände entfernen und erneuern.
- Bei fäkal-oralem Übertragungsweg vor dem Transport ggf. eine durchfeuchtungsfeste Windel anlegen.
- Bei resistentem Keimspektrum den Patienten vor dem Transport auf eine frische Transportliege umbetten und mit sauberen Tüchern zudecken. Ist dies nicht möglich, wird das Patientenbett vor dem Transport frisch bezogen, das Bettgestell wird wischdesinfiziert, die Betträder werden sprühdesinfiziert.

Wichtig

Die Diagnostikeinheit über den Infektionsstatus des Patienten vorab informieren und eine gute Zeitplanung machen, um Wartezeiten zu vermeiden.

Zimmer- und Oberflächendesinfektion:

- Zimmergrundreinigung durch Reinigungspersonal nach Abschluss anderer Reinigungstätigkeiten. Der Reinigungswagen verbleibt vor dem Zimmer.
- Arbeitsflächen und Geräte müssen 1 x pro Schicht mit einem Flächendesinfektionsmittel gereinigt werden gemäß Hygienestandard der Klinik. Herstellerhinweise zur Einwirkzeit beachten!
- Bei fäkal-oralem Übertragungsweg Wischdesinfektion des WC/Toilettenstuhls nach Benutzung.
- Bettpfannen müssen direkt in geeignete chemisch/thermische Reinigungsmaschinen verbracht werden.
- Patientengeschirr wird ohne Zwischenlagerung in der Stationsküche direkt in die Geschirrspülmaschine verbracht.
- Zur Abschlussdesinfektion wird das Zimmer komplett ausgeräumt.

- Alle sich im Zimmer befindlichen Materialien und Geräte sind als kontaminiert anzusehen und müssen wischdesinfiziert oder in entsprechende Desinfektionslösung eingelegt werden.
- Strenge Beachtung der Einwirkzeit ist erforderlich.
- Einmalartikel werden verworfen. Beachten: Lagerhaltung idealerweise nur für einen Tag!
- Nicht benötigtes Sterilgut wird einer erneuten Sterilisation zugeführt.

Materialentsorgung:

- Bei der einfachen Kontaktisolierung sind Wäsche und Abfallmaterialien meist der Entsorgungsgruppe B zuzuordnen. Das bedeutet, dass nur innerhalb der Klinik Maßnahmen zum Infektionsschutz ergriffen werden müssen.
- Für das praktische Handling ist der Hygienestandard der jeweiligen Klinik ausschlaggebend.
- Wäsche und Müllsäcke werden üblicherweise mit der Doppelsackmethode verpackt, d.h., dass die Säcke in einen zweiten Sack gepackt werden, der von außen wischdesinfiziert wird.
- Abfall- und Wäschesäcke verbleiben bis zur Abholung im Zimmer, kein Zwischenlagern im Krankenhausflur.

Respiratorische Isolation (strikte Isolation)

Unter dem Begriff der respiratorischen Isolation sind Maßnahmen subsummiert, die eine Verbreitung von Infektionskrankheiten verhindern, die über infektiöse respiratorische Sekrete übertragen werden. In der Mehrzahl der Fälle werden dies Patienten mit offener Lungen-Tbc sein. Isolierzimmer für respiratorische Isolation sollten an ein Unterdrucksystem angeschlossen sein und sich idealerweise in räumlicher Entfernung zu Pflegeeinheiten mit immunsupprimierter Klientel befinden.

Personen, die das Zimmer betreten müssen, tragen eine Feinstaubmaske nach FFP-2-Standard. Für Patienten mit multiresistenter Tbc werden Masken nach FFP-3-Standard empfohlen, oder Masken, die der US-amerikanischen „high risk (N95)"-Klassifikation entsprechen (Abb. 2). Je nach Erreger gelten weitergehende Isolationsmaßnahmen; in den meisten Fällen ist zusätzlich das Tragen von Überkittel und Handschuhen angezeigt. Wird eine Feinstaubmaske für Patienten mit Tbc verwendet, wenn diese sich zu Untersuchungen außerhalb des Zimmers aufhalten müssen, so ist unbedingt darauf zu achten, dass diese Masken kein Ausatemventil besitzen (vor allem bei FFP-3-Masken). Dieses Ventil dient bei Gebrauch durch Personal dazu, den Atemwiderstand zu vermindern, würde aber logischerweise bei Gebrauch durch den Patienten keinerlei Filterwirkung aufweisen! Daher dürfen in diesen Fällen für den Patienten nur Feinstaubmasken ohne Ausatemventil benutzt werden. Zur Not reichen hier auch chirurgische

OP-Masken aus, wenn diese eng anliegen. Die Tabelle 1 gibt den Durchlassgrad verschiedener Infektionsschutz-Masken wieder. Die Angabe der Filterklassen erfolgt gemäß DIN EN 149. Die Schutzmaßnahmen können bei Tbc (sofern keine multiresistente Tbc vermutet wird) 2–3 Wochen nach Therapiebeginn beendet werden, bei anderen Erregern je nach klinischem Verlauf.

Tab. 1: Durchlassgrad verschiedener Infektionsschutz-Masken. S bedeutet, dass diese Masken gegen „soluble" Partikel schützen, nicht gegen ölige Aerosole. Ölige Aerosole spielen in der Medizin keine Rolle.

Maskenklasse	Maximaler Filterdurchlass	Geeignet für	Beispiele
OP-Mundschutz	>20 % (je nach Dichtsitz und Fixierung)	Operationen mit mäßig hohen Anforderungen an die Keimarmut. Eigenschutz bei Tätigkeiten mit Spritzgefahr und Freisetzung von Aerosolen	– endotracheale Absaugung – Betreuung von MRSA-Patienten *Pflegerischer Umgang mit folgenden Infektionen:* – Diphtherie – A-Streptokokkeninfektion – Meningokokkenmeningitis
FFP-1-S	20 %	Filtration von Grobstaub	Schutz gegen Staubpartikel (Baustellen)
FFP-2-S	6 %	Schutz gegen Aerosole bei Infektionen mit pulmonalen Erregern der Risikogruppe 3	Umgang mit Patienten mit offener Lungen-Tbc
FFP-3-S	3 %	Schutz gegen Aerosole bei Infektionen mit pulmonalen Erregern der Risikogruppe 3, die zudem antibiotikaresistent sind	Umgang mit Patienten mit offener Lungen-Tbc durch multiresistente *Mycobacterium-tuberculosis*-Stämme

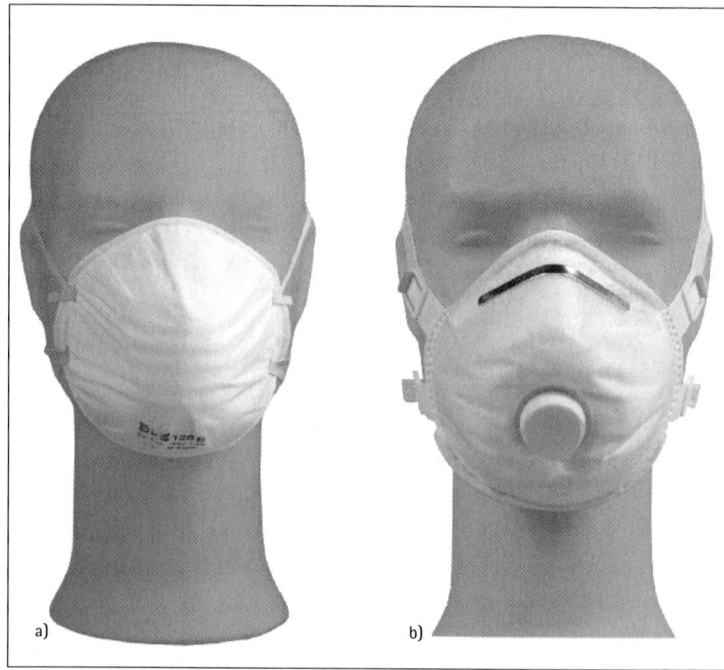

Abb. 2: Beispiele von Feinstaubmasken zum Schutz vor respiratorisch übertragbaren Infektionen: a) ohne Ventil; b) mit Ventil.

Umkehrisolation

Bei der Umkehrisolation, auch Schutzisolierung genannt, wird der Patient vor Keimen aus seiner Umwelt geschützt. Abhängig von der Grunderkrankung, ist eine Unterbringung in einem Isolierzimmer mit Schleuse oder einer Sterilbetteinheit (Life Island) nötig. Das Ziel ist der Schutz des Patienten in der Phase der Abwehrschwäche durch:

• Keimreduktion in der Umgebung des Patienten (Zimmer).

• Reduktion körpereigener Keime des Patienten zur Verhinderung endogener Infektionen.

• Frühzeitiges Erkennen und Therapie von Infektionen.

Für die Behandlung eines Patienten in einem Isolierzimmer mit Schleuse bedeutet dies:

- *Alle Personen*, die das Zimmer betreten, müssen entsprechende Schutzmaßnahmen ergreifen: Gründliche Händedesinfektion ist selbstverständlich, ebenso Tragen von Mundschutz, z.B. bei neutropenischen Patienten. Die eintretenden Personen müssen gesund sein! Das Tragen eines Mundschutzes bei grippalem Infekt ist nicht ausreichend!
- Bei Patienten mit besonders langer Neutropenie, wie z.B. Knochenmarktransplantierten oder auch bei Schwerstverbrannten, umfasst die Umkehrisolation zusätzlich das Tragen eines Kittels, einer Haube und von Handschuhen.
- Alle Materialien und Geräte, Patientenwäsche, auch Patienteneigentum wie Lesestoff o.Ä. müssen vor dem Einschleusen chemisch/thermisch desinfiziert oder sterilisiert werden.
- Tägliche Zimmergrundreinigung, Oberflächenwischdesinfektion mindestens 1 x pro Schicht.
- Keine Blumen oder Topfpflanzen im Zimmer!
- Körperwaschungen mit desinfizierenden Zusätzen.
- Abhängig vom Krankheitsbild: Antiseptische Mundspülungen, Darmdekontamination.
- Laufende Krankenbeobachtung im Hinblick auf Infektentstehung/Temperaturkontrollen/Laborkontrollen/individuelles Beschwerdebild des Patienten.
- Patientenabfall/Wäsche ist ohne Besonderheiten zu entsorgen.

Die Behandlung eines Patienten in einer Sterilbett-Einheit umfasst zusätzlich:

- Filterung der Raumluft.
- Speziell desinfiziertes Einzelzimmer mit eigener Nasszelle/Toilette.
- Eingeschleustes Material in ausschließlich sterilisiertem Zustand.
- Der Patient sollte in einem Zustand sein, der weitgehende Selbstständigkeit ermöglicht um Personenkontakt so weit als möglich zu minimieren.
- Sterile Schutzkleidung bei Betreten des Zimmers.
- Kontakt zu Besuchern erfolgt über Sichtfenster und Sprechanlage.
- Keimfreie Ernährung.

Diese extreme Form der Isolierung erfordert vom Patienten Toleranz und psychische Stabilität. Die Betreuung dieser Patienten verlangt vom therapeutischen Team neben der fachlichen auch ein hohes Maß an sozialer Kompetenz.

Vollständige Isolation bzw. Komplettisolation

Unter Komplettisolation versteht man die räumliche getrennte Unterbringung von Patienten mit hochkontagiösen Erregern in Schleusenzimmern, die von Bereichen mit erhöhtem Infektionsschutz entfernt liegen. Die Isolierungsmaßnahmen entsprechen im Wesentlichen denen der Kontaktisolierung, allerdings sind gesonderte Vorschriften zur Schutzbekleidung, Materialentsorgung, Desinfektion zu beachten. Weiterhin gilt strengste Indikationsstellung für externe Diagnostik (Patiententransporte mit potenzieller Keimverbreitung, Desinfektionsproblematik in diagnostischer Funktionseinheit). Zusätzlich gilt:

- Strikte Minimierung der Personenkontakte.
- Impfstatus der Kontaktpersonen überprüfen.

Idealerweise entsprechen die baulichen Voraussetzungen den Hygieneanforderungen gemäß RKI-Richtlinie. Stichwort-Auszüge:

- Frei von Durchgangsverkehr.
- Separater Zugang für eine Patientenaufnahme unter Umgehung der Allgemeinen Patientenaufnahme.
- Besuchersprechanlage, Sichtfenster.
- Materialversorgung ohne Betreten des Infektionsbereiches möglich.
- Ein-/Zweibettzimmer mit Nasszelle und Waschbecken für jeden Patienten, Badewanne mit Dusche, eigene Toilette, Spül- und Desinfektionseinrichtungen.
- Schleuse mit Waschbecken, Desinfektionseinrichtung, Schutzkleidung muss hygienisch aufbewahrt werden können.
- Infektiöses Material muss zur Entsorgung so verpackt werden, dass eine Keimausbreitung ausgeschlossen ist.

Bei Patienten mit hochkontagiösen oder gefährlichen Erregern sind zu tragen:

- flüssigkeitsdichter Überkittel (hilfsweise Plastikschürze über normalem Stoff-Überkittel)
- Überschuhe
- doppelte Handschuhe
- Feinstaubmaske (FFP-3-Standard)
- Schutzbrille
- Haube
- Wenn die Abfälle bei entsprechenden Erregern unter die Biogefahrstoffverordnung fallen, nur Einmalartikel verwenden.

In jüngster Zeit haben allerdings viele Kliniken flexible Isolationsmaßnahmen eingeführt, die je nach Erreger und Krankheitsbild angepasst werden können. Eine Lösung zur Umsetzung in die Praxis ist die Kennzeichnung der Zimmertür

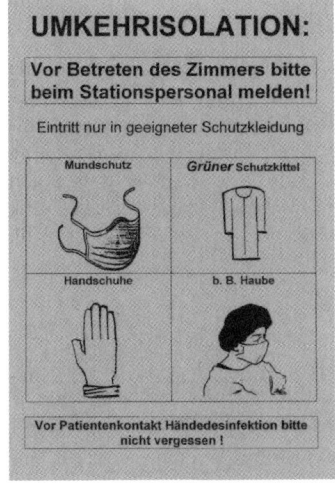

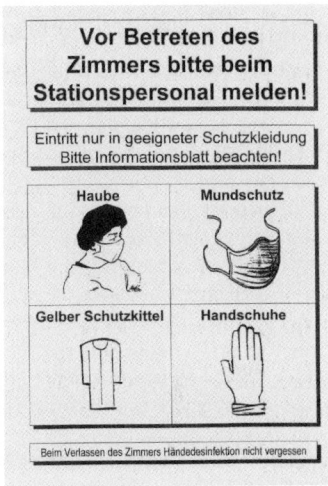

a)   b)

Abb. 3: Beispiele für Informationstafeln für a) Umkehrisolation und b) Isolation bei kontagiösen Erregern für die Tür des Krankenzimmers.

mit entsprechenden Schildern, auf denen die notwendigen Isolationsmaßnahmen mit Symbolen gekennzeichnet sind. Auf diesen Schildern können die bei Bedarf ggf. unter Mithilfe der Hospitalhygiene und/oder der Infektiologie festgelegten Isolationsmaßnahmen angekreuzt bzw. durchgestrichen werden. Es ist zweckmäßig, die Arbeitsblätter zu den verschiedenen Isolationsformen in Folie einzuschweißen und damit wischdesinfizierbar und wiederverwendbar zu machen (Abb. 3). Die notwendige Isolationsform wird für jeden Patienten mit einer übertragbaren Infektion jeweils individuell festgelegt.

Bei allen Isolationsmaßnahmen muss immer berücksichtigt werden, dass dies für den Patienten eine erhebliche psychische Belastung darstellt, die aus der Stigmatisierung und der Beschränkung der Bewegungsfreiheit resultiert. Aus diesem Grund, sowie wegen des höheren Arbeitsaufwandes für das medizinische Personal, und nicht zuletzt wegen der hohen Kosten müssen Isolationsmaßnahmen gut indiziert sein.

Praktische Durchführung der Isolation

Überkittel verbleiben im Zimmer und können bei sorgfältigem Wechsel mehrfach innerhalb eines Tages wiederverwendet werden, bevor sie gewechselt werden müssen. Dies gilt nur, sofern sie nicht sichtbar kontaminiert sind. Beim Wechsel ist peinlich darauf zu achten, dass Innen- und Außenseite nicht verwechselt werden. Wenn dies durch entsprechende Kennzeichnung nicht gewährleistet werden kann, dann den Kittel besser nur einmal gebrauchen. Aus Gründen des Umweltschutzes und der Müllbegrenzung sowie aus finanziellen Gründen zieht die Mehrzahl der Kliniken waschbare Stoff-Überkittel (zweckmäßig in verschiedenen Farben, je nach Isolationsart) vor.

Bei den meisten Erregern, wegen denen üblicherweise isoliert wird, liegt der Grund in der Verhinderung der Ausbreitung von Resistenzen (Paradebeispiel: MRSA, ESBL-Erreger) und nicht in der Gefährdung des Pflegepersonals oder der gesunden Allgemeinbevölkerung. Für Erstere kann die Wäsche wie andere Klinikwäsche in üblicher Weise in der Wäscherei gewaschen werden.

Mundschutz, Haube und Handschuhe sind Einmalartikel und werden bereits im Patientenzimmer in Abfallbehälter entsorgt. Dieser und anderer Müll aus dem Patientenzimmer kann bei Erregern wie MRSA in den normalen Klinikmüll entsorgt werden und muss nicht verbrannt oder autoklaviert werden.

Entsorgung von Müll und Infektionswäsche bei hochinfektiösen Erregern

Spezielle, hochkontagiöse oder für das medizinische Personal und die Allgemeinheit gefährliche Erreger wie z.B. Ebola oder Milzbrand unterliegen weitergehenden Bestimmungen bezüglich Umgang mit Wäsche, Müll und auch Probenmaterial. Diese Bestimmungen sind in der „Biostoffverordnung" und der „EWG-Richtlinie über den Schutz der Arbeitnehmer gegen Gefährdung durch biologische Arbeitsstoffe bei der Arbeit (90/679/EWG)" niedergelegt (Tab. 2). Entsprechendes Material, das mit Patienten, die an diesen Infektionen leiden, in Verbindung gekommen ist, muss nach den in den Regelungen festgelegten Bestimmungen entsorgt werden; in diesen Fällen sollten dann zweckmäßigerweise soweit wie möglich Einmalartikel benutzt werden.

Je nach Gefährdungspotenzial werden in den o.g. Bestimmungen die einzelnen Erreger in 4 Gruppen eingeteilt. Für Erreger der Risikogruppen 3 und 4 müssen mehr oder weniger weitgehende Auflagen eingehalten werden, um ein Freisetzen der Erreger sicher zu verhindern. Nur Wäsche und Müll von diesen Patienten gelten als Infektionswäsche bzw. Infektionsmüll und müssen in entsprechend gekennzeichneten Behältern oder Säcken vor dem Waschen desinfiziert bzw. als Müll verbrannt werden. Hierfür gelten spezielle Vorschriften, die in jedem Krankenhaus in Zusammenarbeit mit der Krankenhaushygiene und der Hausverwaltung organisatorisch umgesetzt werden müssen. Zur Vermeidung von unnötigen Kosten und Aufwand (die Entsorgung von Infektionsmüll und Infektionswäsche ist teuer!) sollen diese Richtlinien unbedingt beachtet und nur für die wirklich gefährlichen Erreger angewendet werden.

Tab. 2: Auswahl von für die klinische Praxis relevanten Erregern, die der Biostoffverordnung aus dem Jahr 1999 und der EWG-Richtlinie 90/679 unterliegen.

Erreger	Gefährdungsstufe
Bacillus anthracis	3
Brucella spp.	3
Burkholderia spp.	3
Chlamydia psittaci	3
Coxiella burnetii	3
EHEC – *E. coli*	3
Mycobacterium tubercolosis, leprae, africanum, bovis	3
Rickettsien	3
Salmonella typhi	3
Shigella dysenteriae	3
Yersinia pestis	3
Lassa-, Ebola-Virus	4
LCM-Virus	3
Hantaan-Virus (außer Puumala-Virus)	3
Krim-Kongo-Fieber	3
Hepatitis-E-Virus	3
Dengue-Virus	3
Affenpocken-Virus	3
Tollwut-Virus	3
Prionen	3
Coccidioides immitis	3

Es sei an dieser Stelle nochmals betont: Die hygienische Händedesinfektion ist sehr wichtig! Sie muss nach dem Verlassen des Zimmers, in dem ein Patient mit einer übertragbaren Infektion behandelt wird, auf jeden Fall durchgeführt werden – unabhängig vom Ausmaß der ergriffenen Hygienemaßnahmen. Entsprechende Desinfektionsmittelspender sind gut erreichbar vorzuhalten!

Besucher

Umkehrisolation und Isolationsmaßnahmen bei hochinfektiösen Erkrankungen gelten selbstverständlich auch für die Besucher.

Am häufigsten wird im Krankenhaus jedoch wegen multiresistenten Keimen (MRSA etc.) isoliert. Der Sinn dieser Isolationsmaßnahmen besteht *nur* in der Verhinderung der Kontamination bzw. Kolonisation des medizinischen Personals, um die Weiterverbreitung dieser schwieriger zu behandelnden Erreger im Krankenhaus zu vermeiden. Per se geht jedoch von MRSA, gramnegativen Keimen mit ESBL etc. *keine unmittelbare Gefahr* im Sinne einer höheren Virulenz und einer akuten Gefährdung von gesunden Personen aus. Schließlich wird ein mit multiresistenten Erregern kolonisierter Patient auch ohne weitere Isolationsmaßnahmen nach Hause entlassen!

Eigentlich müssten Besucher von Patienten, die im Krankenhaus wegen multiresistenter Erreger isoliert sind, *keinen* Überkittel, Handschuhe, Maske etc. tragen und sich lediglich nach dem Besuch die Hände gründlich waschen und desinfizieren. Allerdings erweist sich das in der Praxis kaum praktikabel und aus Gründen der Vereinheitlichung des Zugangs zum Zimmer eines Patienten mit multiresistenten Erregern (z.B. MRSA) werden in den meisten Kliniken Kittel und Handschuhe auch für Besucher vorgeschrieben. Den Besuchern, die in der Regel medizinische Laien sind, muss der Sinn und der Umfang der Isolationsmaßnahmen im Krankenhaus (ggf. mehrfach) genau erklärt werden, und ebenso, weshalb *keine* Isolation mehr notwendig ist, wenn der Patient entlassen wird. Bitte auf keinen Fall (!) den Angehörigen erklären, dass der Patient „.... einen ganz schlimmen Erreger ..." habe, und dass deshalb die Isolation durchgeführt werden muss: Dadurch besteht die Gefahr, dass der Patient nach seiner Entlassung „geächtet" wird.

Infektionen bei immunsupprimierten Patienten; Infektionsprophylaxe – allgemeine Informationen

Die moderne Medizin muss eine wachsende Zahl an immunsupprimierten Patienten behandeln. Hierzu zählen Patienten nach Organ- und Knochenmarktransplantation, Patienten unter chronischer immunsuppressiver Therapie wegen rheumatischen oder Autoimmunerkankungen, Patienten mit HIV-Infektion und AIDS, und, mit Einschränkungen, letztlich auch die Extreme des Lebens, unreife Frühgeborene und Greise.

Übertragung

Nur zum kleineren Teil werden Infektionen, welche sich bei diesen Patienten entwickeln, durch von außen kommende Erreger verursacht, sondern es handelt sich eher um Reaktivierungen von latenten Erregern im Körper, wie z.B. Zytomegalie-Virus, Varizella-zoster-Virus, *Pneumocystis carinii (jiroveci)* oder Tuberkelbakterien, um nur einige zu nennen. Infektionen, welche praktisch nur bei Patienten mit Immundefekt vorkommen, werden auch als opportunistische Infektionen bezeichnet.

Symptome

Nicht immer lösen Infektionen bei Immunsupprimierten Fieber als typisches Infektionssymptom aus, da die zur Immunsuppression eingesetzten Medikamente (z.B. Kortikosteroide) auch die Freisetzung der Zytokine verringern, die Fieber verursachen. Daher kann bei Immunsuppression auch nur z.B. eine Organdysfunktion auf eine Infektion hinweisen. Die oft geringe Symptomatik zu Beginn einer Infektion bei Immunsuppression darf nicht darüber hinwegtäuschen, dass diese Infektionen sich dann innerhalb von kurzer Zeit verschlechtern und ein lebensbedrohliches Bild hervorrufen können.

Die Lunge ist bei Immunsupprimierten das Organsystem, welches bei weitem am häufigsten von infektiösen Komplikationen betroffen ist, gefolgt von Haut, Gastrointestinaltrakt und Blutstrom.

Etliche der opportunistischen Infektionen können Symptome hervorrufen, die auch bei nicht-immunkompromittierten Patienten vorkommen, aber bei diesen durch ganz andere Erreger hervorgerufen werden. Ein Beispiel hierfür ist die interstitielle („atypische") Pneumonie, die bei Immunsupprimierten z.B. durch *Pneumocystis carinii* oder CMV ausgelöst werden kann. Die „übliche" Behandlung einer interstitiellen, bzw. „atypischen" Pneumonie bei Normalpersonen hat allerdings keinerlei Wirkung auf viele der opportunistischen Erreger einer atypischen Pneumonie bei Immunsupprimierten, so dass diese Erreger bei „üblicher" Therapie nicht behandelt würden, was die betroffenen Patienten rasch in eine lebensbedrohliche Lage bringen kann.

Diagnostik

Eine große Anzahl an verschiedenen Erregern kommt für Infektionen bei immunsupprimierten Patienten in Frage, so dass diese niemals alle empirisch behandelt werden können. Daher kommt der ausführlichen und exakten Infektionsdiagnostik ein hoher Stellenwert zu, wobei ggf. Material zur Infektionsdiagnostik bei diesen Patienten invasiv (z.b. durch Bronchoskopie und BAL oder durch Biopsie) gewonnen werden muss.

Therapie

Die antiinfektive Therapie sollte so gezielt wie möglich erfolgen, ausgerichtet an den mikrobiologischen Befunden.

Hygiene

In vielen Fällen, z.b. bei Patienten mit HIV-Infektion, sind im Allgemeinen keine besonderen hygienischen Maßnahmen zu treffen. Ausnahmen hiervon bilden Infektionskrankheiten wie TBC, generalisierter Herpes zoster oder andere Infektionen, die nicht nur bei eingeschränkter Reaktivität des Immunsystems, sondern auch bei Gesunden eine Infektion hervorrufen können. Bei Auftreten solcher Erkrankungen müssen die Patienten in Isolation gepflegt werden.

Bei schwerem Immundefekt, z.b. bei Knochenmarktransplantation oder anderer Therapie mit voraussichtlich langfristigem, schwerem Immundefekt benötigt der Patient eine Umkehrisolation zu seinem eigenen Schutz.

Pflege

Insgesamt gehört zur korrekten und effektiven Diagnostik und Therapie von Infektionen bei immunsupprimierten Patienten viel Erfahrung mit der Grunderkrankung und den assoziierten infektiösen Komplikationen, weshalb solche Patienten in spezialisierten Zentren behandelt werden sollten.

Teil I: Infektionskrankheiten von A bis Z

AIDS

siehe HIV, S. 85

Aktinomykose

Unter einer Aktinomykose versteht man eine langsam progrediente, chronische Infektion mit *Actinomyces*-Bakterien, nicht selten als Koinfektion mit anderen Erregern auftretend. Die Endung „-mykose" weist in diesem Fall aber nicht auf eine Pilzinfektion hin. *Actinomyces spp.* kommen physiologischerweise in geringer Konzentration im Mund, Genitaltrakt und Colon vor. Infektionen mit *Actinomyces spp.* können sich in allen Regionen des Körpers bilden unter der wesentlichen Voraussetzung einer Verletzung/Schädigung der Schleimhaut-Barriere, sind aber am häufigsten in der Orofazialregion.

Übertragung

Es handelt sich um eine Infektion durch endogene *Actinomyces-Flora*, die sich (selten) nach einer Verletzung der lokalen (Schleimhaut-)Barrieren im orofazialen, gastrointestinalen oder urogenitalen Bereich entwickelt.

Symptome

Das Erscheinungsbild einer Aktinomykose entspricht einer Weichteilinfektion mit derber, langsam progredienter, relativ schmerzarmer, lokaler, destruierender Infiltration. Die klinische Präsentation kann zunächst durchaus mit einem lokal infiltrierenden malignen Prozess verwechselt werden. z.T. bilden sich eiternde Fisteln oder „kalte" Abszesse aus.

Diagnostik

Actinomyzeten sind grampositive anaerobe Stäbchen, die in Kultur nur langsam wachsen. Die mikrobiologische Diagnostik ist schwierig und muss unter der klinischen Verdachtsdiagnose explizit angefordert werden. Neben *Actinomyces spp.* können in den Läsionen auch andere auf Schleimhäuten residierende Bakterien vorkommen. Charakteristisch ist die Histologie mit sog. „Drusen", verzweigten Abszessen, die gelbliche „Schwefelkörnchen" enthalten (= eng gepackt liegende Erreger), das Ganze umgeben von einem dichten Bindegewebe und Entzündungszellen.

Therapie

Entgegen der klinischen Präsentation kann die Aktinomykose allein mit antibiotischer Therapie geheilt werden; radikale Chirurgie ist nicht erforderlich. *Actinomyces spp.* sind gegen eine Reihe von Antibiotika gut empfindlich. Daher ist die sorgfältige mikrobiologische Diagnostik vor Antibiotikatherapie und/oder ggf. invasiver Chirurgie essenziell. Mittel der Wahl für *Actinomyces spp.* stellt Penicillin dar, wirksam sind aber auch viele andere Antibiotika, z.B. Tetrazykline oder Clindamycin. Wichtig ist bei ausgedehnten Läsionen die *initial* hoch dosierte i.v.-Therapie (20–30 Mio. I.E. Penicillin G für 2–6 Wochen, dann Penicillin V p.o. für bis zu 12 Monate (!). Ggf. begleitende Erreger müssen in das Therapiekonzept integriert werden, z.B. würde sich für viele der Mischinfektionen eine Amoxicillin/β-Laktamase-Inhibitor-Kombination anbieten.

Hygiene

Hygienische Händedesinfektion vor/nach Betreuung des Patienten.

Sekundärinfektionen am venösen Zugang bei der ggf. langen i.v.-Antibiotikatherapie verhindern: aseptische Verbandstechnik beim Wechseln zentralvenöser/periphervenöser Zugänge. Idealerweise werden Transparentverbände zur sicheren Beurteilung der Punktionsstelle verwendet.

Keine Meldepflicht.

Pflege

Auf ein angemessenes patientenadaptiertes Schmerzmittelregime achten.

Bei Befall der Orofazialregion:

- Ggf. Parotitisprophylaxe/Mundpflege betreiben bei unzureichendem Speichelfluss, ausgelöst durch mangelnde, weil schmerzhafte Kautätigkeit.
- Patientenangepasstes Kostangebot (ggf. Weichspeisen, ggf. Sondenernährung).

Anthrax

siehe Milzbrand, S. 124

Amnion-Infektionssyndrom

Das Amnion-Infektionssyndrom (Chorioamnionitis) betrifft nur 1–2 % der normalen, zeitgerechten Schwangerschaften, tritt aber in bis zu 25 % der Schwangeren mit vorzeitiger Wehentätigkeit auf. Komplizierend zur Infektion kommt meist eine Unterbrechung der Wehentätigkeit hinzu. Es besteht bei dieser Infektion von Fruchtwasser und Uterus akute Lebensgefahr sowohl für die Mutter als auch das Kind.

Übertragung

Bei einem Teil der Fälle handelt es sich um lokale vaginale Flora, die Infektionen per kontinuitatem verursacht, wie z.b. Streptokokken der Gruppe B, anaerobe vaginale Flora, Mykoplasmen oder *Gardnerella*; dies ist insbesondere bei vorzeitiger Wehentätigkeit/vorzeitigem Blasensprung der Fall.

Alternativ kann es zum Amnion-Infektionssyndrom durch hämatogene Übertragung kommen. In diesem Fall werden typischerweise Enterokokken, *E. coli* oder andere Darmkeime gefunden, selten Listerien.

Symptome

Trübes, übelriechendes Fruchtwasser ist pathognomonisch, aber nicht immer vorhanden, praktisch immer jedoch ein pathologisches CTG. Die Mutter weist meist Fieber und Schüttelfrost auf, benötigt Sauerstoff.

Diagnostik

Kultur von Fruchtwasser und Blutkulturen von Mutter und Kind.

Therapie

Sofortige Entbindung und empirische antibiotische Therapie für die Mutter und das Neugeborene, z.B. mit Ampicillin/β-Laktamase-Inhibitor-Kombination oder einer anderen, in Schwangerschaft und Stillzeit anwendbaren Breitspektrum-Antibiotika-Kombination mit Aktivität für die o.g. Erreger. Zur Prophylaxe des Amnion-Infektionssyndroms sind vaginale Abstriche in den Wochen vor Entbindung und ggf. antibiotische Behandlung bei pathologischer Flora sinnvoll.

Hygiene

Bei großen Mengen infizierter Amnionflüssigkeit muss eine entsprechende Wischdesinfektion des Kreißsaales vorgenommen werden, bevor dieser wieder benutzt werden kann.

Pflege

In dieser Konstellation besteht ein großes Risiko für eine Pneumonie beim Neugeborenen, entsprechende Überwachung ist angezeigt.

Respiratorische Überwachung auf einer pädiatrischen Intensivstation.

Periphere Sauerstoffüberwachung, ggf. O_2-Gabe, ggf. Beatmung.

Atemtherapeutische/Atemgymnastische Therapie.

Geeignete Maßnahmen zur Sekretmobilisierung treffen.

Amöbenruhr/Amöbiasis

Die Amöbenruhr ist eine parasitäre Durchfallerkrankung durch *Entamoeba histolytica*, die meist in tropischen Ländern bei mangelnder Trinkwasser-Hygiene erworben wird. In einem Teil der Fälle entsteht ein Leberabszess durch die Amöben, was sich zu einem bedrohlichen Krankheitsbild entwickeln kann.

Übertragung

Fäkal-oral, kontaminiertes Wasser. Die Inkubationszeit beträgt Tage bis Wochen; bis zur Ausbildung eines Leberabszesses können viele Monate vergehen.

Symptome

Heftige, z.T. blutig-schleimige Durchfälle („Himbeergelee-artig"), praktisch immer Hämoccult-positiv, begleitet von Bauchkrämpfen und Tenesmen, Fieber. Bei der Endoskopie können Ulzera in der Darmschleimhaut gefunden werden.

Komplikation: Entwicklung eines Leberabszesses mit z.T. mehrmonatiger Latenz bei unter 10 % der Infizierten (bei Kindern häufiger). Bei V.a. Amöbiasis oder Schmerzen im Oberbauch nach Tropenaufenthalt daher immer Sonographie.

Diagnostik

Mikroskopischer Nachweis von Amöben im frischen (noch warmen!) Stuhl, d.h., die Probe muss rasch ins Labor transportiert werden!

Bei extraintestinalen Manifestationsformen ist die Amöben-Serologie praktisch immer positiv.

Ggf. Punktion von Abszessen, die charakteristischerweise steril sind (auch mikroskopisch keine Amöben). Die Drainage von Amöben-Abszessen ist für die Heilung nicht erforderlich (Resorption nach antibiotischer Therapie).

Therapie

Metronidazol 3 x 750 mg p.o./Tag für 5–10 Tage. In der Behandlung der intestinalen bzw. extraintestinalen Formen der Amöbiasis wird dieselbe Dosis angewendet.

Cave: Darmlumenformen von *E. histolytica* werden durch Metronidazol *nicht* sicher abgetötet und benötigen eine zusätzliche Eradikationstherapie mit Paromomycin oder Diloxanid-Furoat 3 x 500 mg über 7–10 Tage. (Diloxanid-Furoat ist in Deutschland nicht zugelassen, über internationale Apotheken zu beziehen.)

Hygiene

Unter in Deutschland üblichen Hygienestandards besteht minimale Infektionsgefahr. Im Krankenhaus sollte der Patient eine eigene Toilette zur Verfügung haben, die nach Entlassung des Patienten desinfiziert wird.

Pflege

Den Patienten auf die hygienische Händereinigung/-desinfektion nach dem Toilettenbesuch hinweisen.

U.U. ausgeprägte diarrhoeische Flüssigkeitsverluste. Es besteht die Gefahr von Kollapsneigung (kontrollierte Mobilisation!) durch Dehydratation/Elektrolytverschiebung. Daher auf ausreichende Flüssigkeitszufuhr/Elektrolytsubstitution achten.

Wegen der besseren Überwachungsmöglichkeit des Stuhlgangs (Beschaffenheit, Menge, Häufigkeit) und des einfacheren Probenabnahme-Handlings empfiehlt es sich, eine Bettpfanne auch als WC-Aufsatz zu verwenden.

Appendizitis

siehe Peritonitis, S. 141

Arthritis (septische)

Der Begriff „septische" Arthritis bezeichnet eine bei Gelenkverletzung (z.B. Trauma, operativer Eingriff, Punktion) durch Keimverschleppung oder „spontan" durch hämatogene Streuung in das Gelenk aufgetretene bakterielle Infektion eines Gelenkes.

Am häufigsten sind degenerativ veränderte, künstliche und/oder chronisch entzündete Gelenke betroffen. In diesen Fällen besteht u.U. die schwierige Entscheidung zwischen „Entzündung im Rahmen der Grunderkrankung" und „Entzündung wegen Infektion".

Symptome

Rötung, Schwellung, Überwärmung, Funktionsverlust des Gelenkes.

Diagnostik

Punktion des Gelenkes, makroskopische Analyse des Punktates (trübe Synovialflüssigkeit, bei Blutbeimengung „Schokoladenbrühe" ist charakteristisch für eine bakterielle Infektion).

Zellzahlbestimmung:

Zellzahl im Gelenkpunktat	spricht für ...
< 1000 Zellen/µl	reaktiver Erguss
1000–50.000 Zellen/µl	nichtinfektiöse Arthritis, z.B. im Rahmen von rheumatischen Erkrankungen, evtl. reaktive Arthritis
> 50.000 Zellen/µl	septische Arthritis

Mikrobiologische Untersuchungen sind obligat: sehr häufig wird *Staphylococcus aureus* nachgewiesen.

Therapie

Das zur Initialtherapie ausgewählte Antibiotikum sollte gute Staphylokokken-Wirksamkeit besitzen und i.v. gegeben werden (z.B. Cephalosporin der 1. oder 2. Gruppe); ansonsten nach Antibiogramm. In der Regel ist eine Arthroskopie oder Eröffnung des Gelenkes mit Spülbehandlung notwendig.

Bei der septischen Arthritis besteht immer das Risiko des bleibenden Gelenk(knorpel)schadens, wenn nicht rasch adäquat behandelt wird.

Hygiene

Sorgfältige Hygiene beim Verbandwechsel. Isolierung des Patienten ist nicht notwendig, außer wenn ein multiresistenter Keim nachgewiesen wurde.

Pflege

Ruhigstellung, Hochlagerung, Kühlung des Gelenkes, regelmäßiger Wechsel der Umschläge bzw. Kühlelemente. Überwachung der Durchblutung der betroffenen Extremität!

Häufig stärkste Gelenkschmerzen, daher auf ausreichend dosiertes Schmerzmittelregime achten.

Aspergillose

Die Aspergillose ist eine Infektion durch Schimmelpilze, meist der Lunge, evtl. auch anderer Organsysteme, die nur bei Neutropenie oder schwerer Störung der zellulären Immunität (z.B. durch Immunsuppressiva nach Organtransplantation) auftritt.

Übertragung

Ubiquitäres Vorkommen der *Aspergillus-Sporen*, besonders in Erde und an Pflanzen. Daher ist die Expositionsprophylaxe (siehe unten) essenziell für gefährdete Personen: Keine Gartenarbeiten oder sonstiger Kontakt mit Erde, Bauschutt etc. für Patienten nach Organtransplantation, keine Blumen, Topfpflanzen etc. im Zimmer bei Patienten in der Neutropenie. Für Hochrisikopatienten nach Knochenmarktransplantation spezielle Räume mit ultra-fein gefilterter Luftzufuhr (HEPA-Filter).

Symptome

Unproduktiver Husten, Fieber.

Diagnostik

Röntgenbild, besser CT: typische Höhle mit „Pilzball" im Zentrum
Aspergillus-Antigen im Blut (setzt sorgfältig arbeitendes Labor für verwertbare Ergebnisse voraus)
Aspergillus-Kolonien aus z.b. BAL-Flüssigkeit können hinweisend sein, sind aber nicht beweisend.

Therapie

Amphotericin B, liposomales Amphotericin B, Echinocandine (Caspofungin, Micafungin), neuere Azole (Voriconazol, evtl. Itraconazol). Einen wichtigen Bestandteil der Therapie stellt – sofern möglich – die Verbesserung des Immunstatus dar. Ggf. nachfolgend notwendige weitere immunsuppressive Chemotherapie sollte nur unter prophylaktischer *Aspergillus*-Therapie durchgeführt werden.

Hygiene

Von Erkrankten geht kein unmittelbares Übertragungsrisiko aus.
Den wichtigsten Aspekt stellt die Expositionsprophylaxe für Risikopatienten dar! Für Patienten mit zellulärem Immundefekt (nach Organ- oder allogener Knochenmarktransplantation, chronische Einnahme von hoch dosierten Immunsuppressiva wegen Autoimmun-Erkrankung oder nach aggressiver Chemotherapie) und/oder Neutropenie: *keine* Gartenarbeiten oder Kontakt mit Erde, Bauschutt etc.; keine Blumen, Topfpflanzen oder Ähnliches im Zimmer.
Für Hochrisikopatienten nach Knochenmarktransplantation spezielle Räume mit HEPA-gefilterter Luftzufuhr und Umkehrisolation.

Pflege

Gefährdete Patienten sollten bei *Baumaßnahmen jeder Art* im Krankenhaus beim Verlassen des Krankenzimmers, z.B. für Untersuchungen wie Röntgen, Sonographie etc. eine Feinstaubmaske (FFP-2-Maske) tragen, wie zum Schutz vor Tbc-Exposition gebräuchlich (ein chirurgischer Mundschutz ist *nicht ausreichend und wirkungslos*, da zu große Poren!). Der Patient kann eine Feinstaubmaske mehrfach wiederverwenden, sofern sie nicht durchfeuchtet wurde.
Falls erforderlich:
Geeignete Maßnahmen zur Sekretmobilisation treffen.
Fiebersenkende physikalische Maßnahmen.
Sauerstoffgabe und Überwachung.

Besucher- und Patienteninformation: Information über ungeeignete „Mitbringsel" wie Blumen, Topfpflanzen, Kuscheltiere.

Bissverletzungen (durch Mensch oder Tier)

Übertragung

Bissverletzungen durch Tier oder Mensch sind *grundsätzlich* als mikrobiell kontaminiert anzusehen.

Symptome

Entzündungssymptome wie Schmerz, Rötung, Schwellung, Funktionseinschränkung etc.; evtl. erst im Verlauf von 1–2 Tagen auftretend.

Diagnostik

Gelegentlich sind Tierbisse durch multiresistente Erreger kontaminiert (häufiger Gebrauch von Antibiotika in der Tiermast!), daher ist die mikrobiologische Untersuchung bei eiternden Wunden wichtig.

Erwartet wird bei infizierten Bisswunden primär immer eine aerob/anaerobe Mischflora, u.a. mit Streptokokken, Staphylokokken, *Pasteurella*, bei Katzen auch *Bartonella*. Auch gramnegative Erreger kommen vor.

Therapie

Außer im Gesicht werden Bissverletzungen chirurgisch eher *nicht* primär verschlossen wegen hohem Risiko der Wundinfektion.

Ruhigstellung, Kühlung, Hochlagerung der verletzten Extremität.

Jede Bissverletzung sollte eine Antibiotikaprophylaxe erhalten, z.B. mit Amoxicillin/β-Laktamase-Inhibitor oder Clindamycin/Fluorochinolon für 1–2 Tage.

Bei Infektionszeichen trotz Prophylaxe ggf. chirurgisches Debridement erforderlich, die Notwendigkeit zur stationären Aufnahme und i.v.-Therapie muss geprüft werden.

Hygiene

Die Möglichkeit der Übertragung von ungewöhnlichen oder multiresistenten Erregern durch Tiere muss beachtet werden, dann Kontaktisolation.

Engmaschige Verbandswechsel zur Wundkontrolle.

Pflege

Bei Tierbissen sollte wegen des Risikos der Entwicklung eines -> **Tetanus** der Tetanusimpfstatus beachtet bzw. abgefragt und das Risiko der Übertragung von -> **Tollwut** beurteilt werden. Die verletzte Extremität ruhig stellen, kühlen und hochlagern.

Schmerzmittelregime überwachen.

Bei Bissverletzungen im Gesicht: Je nach Lokalisation der Bissverletzung und resultierender physiologischer Funktionseinschränkung: Mund-, Nasen-, Augenpflege (Parotitis-, Sinusitis-, Konjunktivitisprophylaxe); angepasstes Kostangebot (ggf. Weichkost, ggf. Sondennahrung).

Borreliose

Die Borreliose ist für Zentraleuropa und die USA („Lyme-Krankheit") die bedeutendste, durch Zecken übertragene Infektion. Sie kommt praktisch überall in den gemäßigten Breiten der nördlichen Hemisphäre vor. Die Durchseuchung der Zecken mit Borrelien beträgt regional unterschiedlich bis über 30 %.

Übertragung

Die Übertragung der Borreliose erfolgt durch Zecken der Gattung Ixodes („Holzbock"), wobei die Zecke 24–72 h saugen muss, bis es zur Übertragung kommt, da sich die Borrelien im Vordarm der Zecken aufhalten. Nach einer Blutmahlzeit vermehren sich die Borrelien und verbreiten sich dann in der Zecke einschließlich der Speicheldrüsen. Im Gegensatz dazu erfolgt die Übertragung der -> **FSME** zwar durch dieselben Zecken, allerdings rascher, da sich die FSME-Viren bereits primär in den Speicheldrüsen der Zecken aufhalten. Sucht man Gebiete auf, in denen mit Zecken gerechnet werden muss (Waldrand, Gebüsch, Garten), sollte man am Abend die Haut sorgfältig absuchen. Vorhandene Zecken sollten dann möglichst rasch sachgerecht entfernt werden: Mit spitzer Pinzette oder der Faden-Technik am Kopf des Tieres angreifen und das Tier herausziehen. Der Patient muss angehalten werden, die Stichstelle für ca. 4 Wochen täglich auf das Auftreten einer „Wanderröte" (Erythema chronicum migrans) zu untersuchen. Es besteht keine Indikation zur Untersuchung der entfernten Zecke auf Borrelien.

Symptome

Die Borreliose ist eine in manchen Fällen chronisch verlaufende Infektion durch ein schraubenförmiges Bakterium (Spirochäte; *Borrelia burgdorferi*), das durch Zecken übertragen wird. Die klinischen Manifestationen können den gesamten

Körper betreffen und werden nach dem zeitlichen Auftreten in 3 verschiedene
Stadien eingeteilt:

1. Stadium: *Akute Borreliose*: Ø 7–14 Tage nach Zeckenstich
   Wanderröte: Langsam im Durchmesser zunehmende Rötung um die Stichstel-
   le (Erythema chronicum migrans)
2. Stadium: *Subakute Borreliose*: Wochen bis Monate nach Zeckenstich
   Auftreten der Wanderröte an verschiedenen Körperstellen (multiples Erythe-
   ma migrans)
   Umschriebene Rötung und Schwellung von Weichteilen (z.B. Ohrläppchen)
   (Lymphadenosis cutis benigna); (Borrelienlymphozytom)
   Karditis, ggf. mit AV-Block
   Polyneuroradikulitis Bannwarth (Neuroborreliose)
3. Stadium: Chronische Borreliose: Monate nach Zeckenstich
   Meningoenzephalitis
   Arthritis (meist der Kniegelenke)
   Atrophie des subkutanen Fettgewebes, besonders an den Extremitäten (Akro-
   dermatitis atrophicans (Herxheimer))

Diagnostik

Die Borreliose ist in erster Linie eine klinische Diagnose. Diese ist bei der variablen
Symptomatik oft schwierig. Die derzeit zur Verfügung stehende Serologie ist per
se nicht aussagefähig und kann nur in Zusammenschau mit den klinischen
Symptomen richtig interpretiert werden, wozu Erfahrung mit dem Krankheitsbild
gehört. *Allein* eine positive Borrelienserologie bedeutet *keineswegs* die Diagnose
einer Borreliose oder gar eine Indikation zur Behandlung mit Antibiotika.

Bei Verdacht auf eine Neuroborreliose sollte eine Liquoruntersuchung mit
Vergleich der Liquor- und Serumtiter erfolgen.

Leider wird wegen häufiger Fehlinterpretation der Serologie die Borreliose
derzeit in Deutschland weit überdiagnostiziert und übertherapiert.

Therapie

Die Therapie der Borreliose ist abhängig vom Stadium. Indikationen zur primär
oralen Therapie mit Doxycyclin, Ampicillin oder Cefuroxim-Axetil stellen die
Manifestationen der Stadien I und II mit Ausnahme der akuten Neuroborreliose und der Karditis mit AV-Block III dar, und ebenso die Arthritis und die Acro-
dermatitis des Stadiums III. Die akute Neuroborreliose, die chronische Borrelien-
meningoencephalitis und die Karditis mit AV-Block III stellen Indikationen für
eine primär intravenöse Behandlung mit Ceftriaxon oder Cefotaxim dar. Die
Therapiedauer beträgt in allen Fällen mindestens 14 (bis 21) Tage.

Wiederholte, ggf. sogar mehrfach wiederholte orale und/oder intravenöse Antibiotikatherapie-Zyklen sollten *unterbleiben*, da die Patienten hiervon in der Regel nicht profitieren und sich bei solchen Patienten unter den Beschwerden nicht selten andere Erkrankungen verstecken, welche sachgerecht diagnostiziert und ganz anders behandelt werden müssen (z.B. rheumatische Erkrankungen). Selten können durch Borrelien Autoimmunprozesse angestoßen werden, diese bedürfen der Abklärung und Therapie durch Spezialisten.

Hygiene

Keine Übertragung von Mensch zu Mensch, keine Isolation notwendig.

Pflege

Symptomatische Linderung der Beschwerden bei Arthritis durch Antiphlogistika. Gelenke in Schonstellung lagern und kühlen. Kühlelemente regelmäßig erneuern. Bei Schmerzäußerung des Patienten Schmerzmittel beim Arzt anfordern. Bei Gesichtslähmung besonders auf Augenpflege achten, z.B. Salbeneinlage, Augen abdecken, ggf. Uhrglasverband, falls der Patient die Augen nicht schließen kann.

Bronchitis; akute Bronchitis; akut exazerbierte Bronchitis

Bei der Exazerbation einer chronischen Bronchitis oder einer eigenständigen akuten Bronchitis handelt es sich häufig um die Manifestation eines unspezifischen viralen Infektes der oberen Luftwege. Nicht selten kommt es nachfolgend zu einer bakteriellen Superinfektion, da die Schleimhaut durch die virale Infektion geschädigt wurde. Insbesondere bei vorgeschädigtem Bronchialsystem (z.B. Nikotinabusus, Stäube) kann auch primär eine bakterielle Infektion vorliegen. In diesen Fällen führt die Infektion zur Exazerbation einer chronisch-obstruktiven Lungenerkrankung (COPD).

Übertragung

Infektionen durch respiratorische Viren werden durch Tröpfchen oder mit den Händen weitergegeben, die Inkubationszeit beträgt ca. 2 Tage. Bakterielle (Super-)Infektionen stammen meist aus der Rachenflora, u.a. Pneumokokken, *Haemophilus, Moraxella*.

Symptome

Ein trockener (unproduktiver) Husten weist eher auf eine virale Infektion hin. Eitriger Auswurf, Verfärbung bzw. Änderung der Sputumbeschaffenheit bei COPD kann ein Hinweis auf eine bakterielle Infektion sein. Bei vorgeschädigter Schleimhaut haben viele der betroffenen Patienten auch bei einer banalen Infektion Dyspnoe.

Diagnostik

Ggf. ist die Abgrenzung von Infektionen der tiefen Atemwege (-> **Pneumonie**) erforderlich durch z.b. Rö-Thorax. Eine mikrobiologische Untersuchung wird meist nur bei Risikopatienten oder bei Therapieversagen erforderlich.

Therapie

Unspezifische Therapie durch Inhalation, ggf. Broncholytika.
    Falls notwendig, Antibiotikatherapie mit z.b. Amoxicillin, Amoxicillin/ β-Laktamase-Inhibitor, Makrolid oder evtl. Fluorochinolon der Gruppe 3 oder 4.

Hygiene

Keine besonderen Vorschriften.

Pflege

Bei Dyspnoe Sauerstoffgabe; Höhe der zu applizierenden Sauerstoffkonzentration mit dem Arzt abklären. Atemunterstützende Lagerung (Unterstützung der Atemhilfsmuskulatur).
    Kontrollierte Flüssigkeitssubstitution zur Viskositätsverbesserung des Sekretes, jedoch unter Ein- und Ausfuhrkontrolle bei Vorliegen weiterer pulmonaler, kardialer oder renaler Begleiterkrankungen.
    Sekretolytika.
    Atemtherapie durch Physio- bzw. Atemtherapeuten, ggf. Drainagelagerung zur Sekretmobilisation, ggf. endotracheales Absaugen bei unproduktivem Hustenstoß oder mangelhafter Sekretmobilisation, ggf. manuelle Vibrationsmassage oder Einsatz von Vibrationsmassage-Geräten.
    Atemstimulierende Massagetechniken.
    Wenn vom Patienten als angenehm empfunden: Brustwickel (mild warmer Feucht-Wickel oder mit stimulierendem durchblutungsförderndem Zusatz).

Wenn vor Beginn der Antibiotikatherapie eitriges Sputum abgehustet werden kann, dann in sterilem Becher auffangen und nach Rücksprache mit dem Arzt zur mikrobiologischen Untersuchung einsenden. Nur Material aus den tiefen Atemwegen einsenden! „Spucke", die der „folgsame" Patient bei trockenem/unproduktivem Husten abgibt, ist diagnostisch wertlos!

Brucellose

Die Brucellose ist eine in Deutschland praktisch ausgerottete Zoonose. Sie kommt allerdings noch in den Mittelmeer-Anrainer-Staaten von Spanien bis in die Türkei vor („Maltafieber", M. Bang). Pro Jahr werden regelmäßig eine Reihe von Fällen durch Touristen importiert.

Übertragung

Die Übertragung erfolgt vorwiegend durch nicht pasteurisierte Milch und daraus hergestellte Milchprodukte (Ziegenkäse!) oder andere, nicht ausreichend erhitzte tierische Nahrungsmittel.

Symptome

Nach einer variablen Inkubationszeit von einer bis mehreren Wochen findet sich Fieber, z.T. undulierend, Abgeschlagenheit und Krankheitsgefühl, Lymphadenopathie und Hepatosplenomegalie, asymmetrische Arthritis und wechselnde Arthralgien. Es kann zu Osteomyelitis und Endokarditis durch den Erreger kommen.

Diagnostik

Die Diagnose wird in der Regel aus der Serologie gestellt. Eine Anzüchtung des Erregers kann aus dem Blut oder aus betroffenem Gewebe erfolgen.

Das mikrobiologische Labor muss über den Verdacht informiert werden, da die Kulturen hoch kontagiös sind und die Gefahr einer Laborinfektion besteht!

Therapie

Doxycyclin und Rifampicin, evtl. Doxycyclin und Aminoglykosid, Fluorochinolone und Rifampicin. Bei Kindern Cotrimoxazol +/– Aminoglykosid. Lange Behandlungsdauer von 6–8 Wochen!

Prophylaxe: Genuss von nicht pasteurisierten Milchprodukten vermeiden.

Hygiene

Meldepflicht!
Vorsicht im Labor wg. hohem Risiko der Laborinfektion. Die Infektion wird nicht direkt von Mensch zu Mensch übertragen; daher keine Isolationsmaßnahmen erforderlich.

Pflege

Auf ausreichend Flüssigkeit achten. Ggf. fiebersenkende Maßnahmen ergreifen (z.B. Wadenwickel).

Candidiasis

siehe Soor, S. 169

Chlamydien

Chlamydien sind kleine, gramnegative, intrazelluläre Erreger. Drei unterschiedliche Spezies rufen beim Menschen charakteristische Infektionen hervor:

C. pneumoniae	Atypische Pneumonie (bei jüngeren Personen)
C. psittaci	Papageienkrankheit (atyp. Pneumonie, bei engem Kontakt mit Vögeln)
C. trachomatis	a) Urethritis, Zervizitis, Lymphogranuloma inguinalis b) Trachom, Einschlusskörperchenkonjunktivitis (versch. Serogruppen!)

Übertragung

C. pneumoniae	Tröpfcheninfektion
C. psittaci	Staub von Vögeln (Papageienvögel werden nach Infektion zu 10 % Dauerausscheider!)
C. trachomatis	a) Urethritis: Genitalsekrete b) Trachom: Schmierinfektion (Hände); Fliegen, die Sekrete aufnehmen

Symptome

C. pneumoniae muss erwogen werden als häufiger Erreger von tiefen Atemwegsinfektionen und atypischer Pneumonie bei Jugendlichen und jungen Erwachsenen, *C.* psittaci bei Atemwegssymptomen bei Vogel-(Papageien-)Haltern. Beide können daneben noch eine Reihe von weiteren, unspezifischen, nicht-respiratorischen Symptomen hervorrufen.

C. trachomatis ist der häufigste sexuell übertragene Erreger, weit verbreitet. Beim Mann ruft er eine nur in einem kleineren Teil der Infizierten symptomatische Urethritis (seltener Epididymitis, Prostatitis) hervor, bei Frauen eine meist asymptomatische Urethritis und Zervizitis. Seltener kann es bei Frauen zu Infektionen der Eileiter oder des kleinen Beckens kommen, was als häufige Ursache für Intrauteringraviditäten vermutet wird.

Andere Serogruppen von *C. trachomatis* rufen das Trachom hervor: eine chronische, mit Vernarbung einhergehende und schließlich zur Blindheit führende Konjunktivitis, die in tropischen Regionen verbreitet ist.

Diagnostik

Serologie, PCR und Immunfluoreszenz für *C. pneumoniae* und *C. psittaci*; PCR und typisches klinisches Bild für Infektionen mit *C. trachomatis*.

Therapie

Mittel der Wahl für Chlamydien ist Doxycyclin, wirksam sind auch Makrolide und Fluorochinolone (vorzugsweise der Gruppe 4). Bei Chlamydien-Urethritis muss immer der Sexualpartner mitbehandelt werden, sonst „Ping-Pong-Infektion"!

Für das Trachom besitzt die (lokale) Antibiotikatherapie nur einen begrenzten Stellenwert, hinzu kommt plastische Chirurgie am Lid und Hygienemaßnahmen zur Eindämmung der Endemie.

Hygiene

Die Psittakose ist in Deutschland *meldepflichtig*!

Pflege

Bei Trachompatienten:

Regelmäßige, sorgfältige Entfernung der Sekretionen aus dem entzündeten Auge und korrekte Entsorgung, um eine Weiterverbreitung der Infektion über Schmierinfektionen oder durch Fliegen zu unterbinden.

Bei Patienten mit respiratorischen Chlamydien-Infektionen:
Pflegerische Maßnahmen zur Unterstützung der respiratorischen Funktionen:
-> siehe **Bronchitis, Pneumonie**

Cholangitis, Cholezystitis

Infektionen der Gallenwege zählen zu den häufigen intraabdominellen Infektionen. Prädisponierend sind Konkremente in der Gallenblase oder in den ableitenden Gallenwegen (mit Obstruktion).

Übertragung

Infektionen durch endogene Flora, häufig polymikrobiell, im Wesentlichen Darmflora (gemischt grampositiv/gramnegativ, aerob/anaerob, Sprosspilze).

Symptome

Schmerzen im rechten Oberbauch, häufig kolikartig, verbunden mit Ikterus/Erhöhung von Bilirubin, alkalischer Phosphatase (fast immer!), evtl. auch von Transaminasen. Systemische Infektionszeichen wie Fieber, Schüttelfrost; Leukozytose, Anstieg des CRP.

Diagnostik

Durch geeignete Bildgebung (Sonographie, MRCP, notfalls CT) muss ein Überblick über die Gallenwege gewonnen werden: Steine? Obstruktion? Entzündungszeichen? An spezifisch mikrobiologischer Diagnostik ist bei Fieber die Entnahme von Blutkulturen zu empfehlen.

Therapie

Bei aufgestauten Gallenwegen muss bei Infektionssymptomen so rasch wie möglich eine Drainage durch ERCP, notfalls per PTCD, angelegt werden. Bei Cholezystitis muss unmittelbar die Indikation zur chirurgischen Intervention geprüft werden. Viele Antibiotika-Kombinationen können zur Behandlung von Gallenwegsinfektionen gegeben werden, z.B. Ampicillin/β-Laktamase-Inhibitor-Kombinationen, Cephalosporine der Gruppe 2 oder 3a in Kombination mit Metronidazol, Fluorochinolone, in schweren Fällen (Cholangiosepsis) Piperacillin/β-Laktamase-Inhibitor-Kombinationen oder ein Carbapenem.

Hygiene

Keine speziellen Maßnahmen, außer bei multiresistenten Keimen: Kontaktisolation (s. S. 2)

Pflege

In den Gallenwegen liegende Drainagen müssen ggf. mehrfach täglich mit steriler physiologischer Kochsalzlösung angespült werden, um eine Verstopfung und Reokklusion zu vermeiden. Dabei Beachtung der üblichen Antisepsis!

Krankenbeobachtung: Veränderung des Hautkolorits? Gelbfärbung der Skleren? Bierbrauner Urin? (-> u.U. Hinweis auf Verschlussikterus, Bilirubinanstieg).

Bei Auftreten von Pruritus (heftiges Hautjucken, durch Gallensäuren verursacht): milde rückfettende Waschsubstanzen und Hautpflegelotionen verwenden, ggf. Antihistaminika.

Schmerzmittelregime mit dem Arzt absprechen, insbesondere bei Auftreten von Koliken.

Cholera

Die Cholera ist eine der klassischen „Seuchen", die historisch häufig zu Zeiten von Krisen mit Flüchtlingsströmen in Epidemien auftrat und dabei jeweils viele Opfer forderte. Sie wird durch ein gramnegatives Bakterium hervorgerufen: *Vibrio cholerae.*

Übertragung

Klassische fäkal-oral übertragene Infektion, die auf mangelnde Hygiene hinweist (Kontakt von Fäkalien mit Trinkwasser); sie tritt in der Regel in Epidemien auf. In Bangladesh ist die Cholera endemisch.

Symptome

Schwerste, „reiswasserartige" Diarrhoen, verbunden mit Fieber und abdominellen Koliken. Rasche Dehydratation des Patienten. Ursache ist ein Toxin, das von den Erregern gebildet wird.

Diagnostik

Nachweis des Erregers *(Vibrio cholerae)* aus dem Stuhl.

Therapie

Wichtigste Maßnahme ist die Substitution der exzessiven Flüssigkeitsverluste. Dies kann oral geschehen, wenn der Patient noch trinken kann (WHO-Lösung!), ansonsten i.v. mit z.b. Ringer-Laktat-Lösung.

WHO-Rehydratationslösung (oral):

3,5 g NaCl	
+ 1,5 g KCl	auf 1 Liter Wasser
+ 2,5 g NaHCO$_3$	
+ 20 g Glukose	

Antibiotika, wie z.b. Doxycyclin, Cotrimoxazol oder Fluorochinolone verkürzen den Verlauf und die Ausscheidungszeit, sind ggf. wichtig zur Eindämmung von Epidemien.

Hygiene

Strenge Kontaktisolation des Patienten. Bettwäsche und Bekleidung zur „Infektionswäsche". In Deutschland ist *Verdacht, Erkrankung und Tod meldepflichtig!*

Weltweit: Wichtigste Prophylaxe ist strikte Trennung von Trinkwasser und Abwasser/Fäkalien, um so sauberes Trinkwasser zu gewährleisten.

Pflege

Extrem wichtig für das Überleben des Patienten ist die ausreichende, bilanzierte Substitution von Flüssigkeit, oral und/oder intravenös, je nach Zustand des Patienten. Die Rehydratation soll innerhalb von 2–4 h erreicht werden.

Kreislaufkontrolle, in der Akutphase auch kardiales Monitoring (wg. Kaliumverlusten).

Ausgeprägte diarrhoeische Flüssigkeitsverluste: Gefahr von Kollapsneigung durch Dehydratation/Elektrolytverschiebung. Daher auf ausreichende Flüssigkeitszufuhr und Elektrolytüberwachung und -substitution achten.

Patienten sind auch nach dem Akutstadium häufig sehr geschwächt (Mobilisation in Anwesenheit einer Pflegekraft!).

Patientenbeobachtung: Die exakte Patientenbeobachtung hat hier essenziellen Charakter, da der Patient durch die extremen Flüssigkeitsverluste in kürzester Zeit in einen Volumenmangelschock geraten kann. Hinweise für weiteren Flüssigkeitsbedarf können sein (Kombination jeweils mehrerer Faktoren):

• Schwacher Hautturgor
• Trockene Schleimhäute
• Erhöhte Pulsfrequenz und schwach-fliehende Pulsqualität

- Erniedrigter zentralvenöser Venendruck
- Konzentrierte rückläufige Urinausscheidung (idealerweise Urinstundenglas in der Akutphase)
- Durstgefühl des Patienten

Bilanzierte Einfuhr- und Ausfuhrkontrolle.

Hygienische Unterweisung des Patienten bezüglich Händereinigung/-desinfektion nach dem Toilettenbesuch.

Wegen der besseren Überwachungsmöglichkeit des Stuhlgangs (Beschaffenheit, Menge, Häufigkeit) und des einfacheren Probenabnahme-Handlings, empfiehlt es sich, eine Bettpfanne auch als WC-Aufsatz zu verwenden.

Hygienische Unterweisung von Besuchern (Kontaktisolation).

Eine patientenbezogene pflegerische 1:1-Betreuung ist dringend anzustreben!

Clostridium-difficile-Kolitis

siehe Pseudomembranöse Kolitis, S. 152

Creutzfeldt-Jakob-Erkrankung/nvCJD

Die Creutzfeldt-Jakob-Erkrankung (CJD) ist eine neuartige Infektionskrankheit: Nicht Bakterien, Pilze, Parasiten oder Viren, sondern abnorm gefaltete Eiweißmoleküle (Prionen) sind die Erreger. Diese Eiweißmoleküle können gleiche, jedoch „normal" gefaltete Proteine in eine andere Konformation (räumliche Anordnung) bringen und sie damit in ebenfalls infektiöse Proteine umwandeln. Im Verlauf dieser besonderen Art von Infektion kommt es zur Ablagerung der varianten Moleküle im zentralen Nervensystem und so zu einer neurodegenerativen Erkrankung.

Übertragung

Der genaue Übertragungsweg ist unklar. Für sehr ähnlich verlaufende Erkrankungen wie das Gerstmann-Sträussler-Scheinker-Syndrom ist eine Vererbung wahrscheinlich. Für die neue Variante der CJD (nvCJD) wird davon ausgegangen, dass die Übertragung durch den Konsum von BSE-kontaminiertem Rindfleisch erfolgen kann, für Kuru (in Neuguinea) durch den rituellen Verzehr des Gehirns von an der Erkrankung Verstorbenen.

Symptome

Rasch progredienter Verfall des Intellekts und der Persönlichkeit, Ataxie.

Diagnostik

Nachweis einer spongiösen Enzephalopathie (schwammartige Umformung der Hirnsubstanz) im CCT oder MR, Nachweis der spezifischen Proteinablagerungen in der Hirnbiopsie.

Therapie

Keine spezifische Therapie bekannt: symptomatisch; Pflege.

Hygiene

Meldepflicht für Verdacht, Erkrankung und Tod!
Problematisch ist die Desinfektion von medizinischen Instrumenten und Geräten, da die *übliche Dampf- oder thermische Desinfektion gegenüber Prionen wirkungslos ist!*

Auf keinen Fall dürfen für die Reinigung von Endoskopen oder anderen wiederaufbereitbaren Instrumenten die üblichen Desinfektionsmittel auf Alkohol- oder Aldehydbasis verwendet werden, da diese die Inaktivierung von Prionen sogar noch erschweren. Ist die Diagnose einer Creutzfeldt-Jakob-Erkrankung vor einer endoskopischen Untersuchung bekannt, und kann diese Untersuchung <u>nicht</u> vermieden werden, so soll das Endoskop nur mit Wasser gespült und nach Rücksprache mit dem Robert-Koch-Institut (Berlin) zentral zur Reinigung eingesandt werden. Wenn die Diagnose erst gestellt wird, nachdem die Endoskopie bereits durchgeführt wurde und das Endoskop ggf. bereits herkömmlich gereinigt und desinfiziert wurde, bleibt in der Regel nur die Beseitigung des Instruments, da eine definitive Desinfektion der Prionen dann nicht mehr möglich ist.

Analoges gilt für andere Geräte, insbesondere für Material wie Elektroden für die neurologische Diagnostik, die direkt mit Nervengewebe in Kontakt kommen. Hier müssen unbedingt Einwegmaterialien verwendet werden.

Bei der Pflege der Patienten kommen nur die Standard-Hygienemaßnahmen zur Anwendung, eine Isolation ist nicht erforderlich. Bettwäsche kann normal in die Wäscherei, Geschirr etc. normal in die Küche gegeben werden. Das Tragen von Überkitteln und Handschuhen wird bei pflegerischen Verrichtungen empfohlen, bei denen es zum Kontakt mit Schleimhäuten oder Körperflüssigkeiten kommen kann.

Bei Kontamination einer Fläche mit z.B. Liquor soll diese Kontamination durch Wischdesinfektion mit 2,5 % Na-Hypochlorid-Lösung beseitigt werden.

Gegenstände und Instrumente (Einwegmaterial verwenden, wo immer möglich!), die mit Liquor oder infizierten Geweben kontaminiert wurden, müssen in den Infektionsmüll entsorgt werden.

Bei der Kontamination der Haut oder der Schleimhäute von medizinischem Personal ausgiebiges Spülen und Desinfizieren der Haut mit 0,5 % Na-Hypochlorid-Lösung (nicht für Schleimhäute oder Auge geeignet!!).

Bei einer Nadelstichverletzung mit z.B. einer kontaminierten Liquorpunktionsnadel übliche Maßnahmen wie bei einer -> **Nadelstichverletzung**, Desinfektion aber mit 0,5 % Na-Hypochlorid statt alkoholhaltigem Desinfektionsmittel. Eine Postexpositionsprophylaxe ist nicht möglich.

Pflege

Allgemeine pflegerische Maßnahmen bei moribunden Patienten, Linderung der Symptome. Ist der Tod eines Creutzfeldt-Jakob-Patienten absehbar, so sollten die erforderlichen hygienischen Maßnahmen (Verpackung der Leiche in speziellem Plastiksack etc.) sowie der notwendige Abtransport zur Verbrennung mit dem zuständigen Amtsarzt rechtzeitig abgesprochen werden.

Dengue-Fieber

Das Dengue-Fieber ist eine in tropischen und subtropischen Ländern weit verbreitete, u.U. schwer verlaufende Virusinfektion. Das Dengue-Virus ist mit dem -> **Gelbfieber**-Virus verwandt. Es existieren 4 verschiedene Denguevirus-Serotypen. Die Übertragung erfolgt durch Aedes-Moskitos, die vorwiegend in den Stunden der Morgen- und Abenddämmerung stechen. Eine Häufung der Fälle findet sich in der Regenzeit, da dann für die Entwicklung der Moskitos genügend Wasserlachen zur Verfügung stehen.

Jedes Jahr werden in Deutschland einige tausend Fälle von Dengue-Fieber bei Rückkehrern von Tropenreisen diagnostiziert.

Übertragung

Dengue-Virus wird nur durch die Aedes-Moskitos übertragen; da diese Vektoren in subtropischen und tropischen Regionen, aber nicht in Deutschland vorkommen, besteht hierzulande kein Risiko.

Symptome

Nach einer Inkubationszeit von ca. einer Woche abrupter Beginn mit hohem Fieber, schweren Muskel- und Gelenkschmerzen, starken Kopfschmerzen. Im Verlauf der Erkrankung kann ein konfluierendes, makulopapulöses Exanthem auftreten, das die Handflächen und Fußsohlen ausspart. Abdominelle Beschwerden, Übelkeit und Erbrechen können ebenso vorkommen wie erhöhte Leberwerte. Kinder erkranken in der Regel weniger schwer als Erwachsene.

Nach überstandener Infektion klagen viele Betroffene noch wochenlang über Müdigkeit und Abgeschlagenheit.

Diagnostik

Die Klinik und die Reiseanamnese geben den Hinweis für die Diagnose, die serologisch bestätigt werden kann.

Therapie

Es ist keine wirksame Therapie bekannt; es existiert (noch) keine Schutzimpfung.

Hinweis

Bei überstandener Infektion mit einem der 4 Virustypen besteht für die betreffende Person bei Infektion mit einem der 3 anderen Virustypen ein höheres Risiko für einen schweren Verlauf. Unter den 4 Serotypen wird gegenseitig bei einer jeweiligen Infektion nur eine partielle Immunität induziert. Bedingt durch immunologische Effekte bei den durch die erste(n) Infektion(en) partiell immunen Personen können die folgenden Infektionen mit den übrigen Serotypen dann schwerer verlaufen (Dengue-Schock-Syndrom; Dengue-hämorrhagisches Fieber).

Hygiene

Zur Prävention wird zu Repellentien, d.h. Insekten-abwehrenden Sprays und Lösungen (Wirkstoffe z.B. DEET oder Bayrepel [in Autan neu®]) geraten sowie zum Einsatz von Moskitonetzen.

Pflege

Linderung der Symptome, z.B. durch:
- Physikalische Maßnahmen zur Fiebersenkung
- Flüssigkeitssubstitution bei hohen Körpertemperaturen
- Antihistaminhaltige Salben bei juckendem Exanthem auftragen.
Krankenbeobachtung im Hinblick auf Leberbeteiligung: verändertes Hautkolorit? Gelbfärbung der Skleren?

Diabetischer Fuß

Unter dem „diabetischen Fuß" versteht man eine Infektion des durch diabetische Mikroangiopathie geschädigten und nach Verletzungen schlecht heilenden Gewebes bei Diabetikern in fortgeschrittenen Stadien ihrer Erkrankung. Dies betrifft meist die Füße/Zehen, daher der Name.

Übertragung

Die bakterielle Besiedelung des nekrotischen oder schlecht durchbluteten Gewebes erfolgt durch lokal, z.B. im Schuh vorhandene Erreger. Charakteristisch sind u.a. *S. aureus* oder *Pseudomonas,* aber auch andere gramnegative Erreger, Enterokokken und Streptokokken; auch Anaerobierinfektionen (-> **Gasbrand)** sind möglich.

Symptome

Chronische ulzerierende Infektion der Zehen und/oder des Vorfußes, nicht selten durch banale Bagatellverletzungen ausgelöst.

Diagnostik

Der makroskopische Aspekt, zusammen mit der Diabetes-Anamnese, ist diagnostisch. Abstriche oder besser abgetragenes Nekrosematerial sind zur mikrobiologischen Diagnostik notwendig.

Röntgenbild zum Ausschluss einer Osteomyelitis oder von Lufteinschlüssen bei V.a. Anaerobierinfektion (dann auch „Knistern" bei Betastung!)

Angiographie oder ggf. andere Diagnostik der Gefäßsituation zur Überprüfung von Optionen zur Verbesserung der Perfusion ist essenziell zum Erhalt der Extremität.

Therapie

Je nach Ausdehnung und Erfolg der Antibiotikatherapie muss geprüft werden, ob eine chirurgische Therapie notwendig ist. Falls eine Verbesserung der Perfusion durch PTA, Stent oder Bypass möglich ist, sollten diese Optionen wahrgenommen werden, da davon evtl. der Erhalt der Extremität abhängt.

Antibiotikatherapie: abhängig von der Ausdehnung des Prozesses oral oder i.v. In schweren Fällen ist unbedingt eine mikrobiologische Diagnostik erforderlich. Orale Therapie: z.B. Amoxicillin/Clavulansäure, Clindamycin/Ciprofloxacin, evtl. Monotherapie durch Fluorochinolon der Gruppe 3 oder 4.

I.v. Therapie: Breitspektrum-Antibiotika, z.B. Piperacillin/β-Laktamase-Inhibitor. Vancomycin bei MRSA oder E. faecium; andere Reserveantibiotika ggf. bei multiresistenten Erregern nach Antibiogramm.

Hygiene

Bei den meist multimorbiden Patienten mit wiederholtem Aufenthalt in Krankenhäusern muss die Möglichkeit der Besiedelung/Infektion mit multiresistenten Erregern (MRSA!) in Erwägung gezogen werden, daher ist die mikrobiologische Diagnostik wichtig. Bei geplanter Aufnahme sollten Abstriche am besten noch vor dem stationären Aufenthalt angefertigt werden, damit bei der Aufnahme bereits bekannt ist, ob der Patient multiresistente Keime mit sich trägt oder nicht. Im positiven Fall muss der Patient stationär nach den üblichen Hygienerichtlinien (Einzelzimmer etc.) isoliert werden.

Pflege

Die *Vermeidung von Druckstellen ist essenziell wichtig*, daher sollten Diabetiker weich bettendes, dem Fuß Halt gebendes Schuhwerk tragen, evtl. Spezialanfertigung oder bettende Einlagen. Die Patienten sollten angewiesen werden, die Fußpflege *nicht selbst durchzuführen*. Hier besteht ein Verletzungsrisiko, bedingt durch die Polyneuropathie, mit der Gefahr einer nachfolgenden Infektion. Die Fußpflege sollte von einer professionellen Pflegekraft durchgeführt werden.

Warmhalten der Extremität günstig, z.B. durch dicke Wollsocken ohne Schürrand, lockere Wattewickel. Aber: *keine Wärmflasche* auf betroffene Extremitäten legen! Durch eine Störung der Oberflächen- und Tiefensensibilität und der Gefäßregulation besteht die Gefahr der Verbrennung und Hautschädigung.

Kontrolle der Gefäßsituation: Extremitäten warm, rosig – kühl, livide? Fußpulse tastbar? Wenn vorhanden: Dopplersonographie-Gerät zur Pulsdarstellung.

Antithrombosestrümpfe, Kompressionsverbände zur Thromboseprophylaxe nur nach Rücksprache mit dem ärztlichen Dienst.

Peinlich genaue Überwachung der Extremitäten auf Bildung von (weiteren) Druckstellen. Bei fortgeschrittener Mikroangiopathie, häufig in Verbindung mit einer peripher arteriellen Verschlusskrankheit ist dies trotz gezielter Dekubitusprophylaxe nicht immer erreichbar.

Weichlagerung, ggf. Freilagerung, Mikrolagerung mit engen Wechselintervallen bei Bettlägerigkeit.

Bei bestehenden Druckstellen mit Nekrosenbildung: konkretes Wundmanagement mit dem ärztlichen Dienst absprechen.

Diphtherie

Früher gefürchtete Infektion der oberen Luftwege durch *Corynebacterium diphtheriae*: ein grampositives, plumpes Stäbchenbakterium, das ein Toxin bildet, welches für seine Pathogenität verantwortlich ist.

Durch verbreitete Impfung war die Diphtherie in Deutschland lange Zeit verschwunden. Diphtherie ist aber in vielen Teilen der Welt leider noch endemisch (ehem. GUS-Staaten, Afrika, Indien). Durch Zuwanderung aus diesen Regionen und verstärkte Reisetätigkeit von nicht ausreichend geimpften Einheimischen wurden in den vergangenen Jahren auch in Deutschland wieder einige Diphtheriefälle gesehen. Dabei kommen derzeit Wundinfektionen durch *C. diphtheriae* häufiger vor als als die klassische Rachendiphtherie.

Übertragung

Tröpfcheninfektion, bei Wunddiphtherie auch Schmierinfektion, die Inkubation ist kurz mit 2–7 Tagen.

Symptome

Rachendiphtherie	Grauweißliche, festhaftende Beläge im Rachen (Pseudomembranen), über die Tonsillen hinausgehend, welche beim Abheben bluten (Differenzialdiagnose: Tonsillitis, Mononukleose) Charakteristischer süßlicher Geruch
Wunddiphtherie	Ulzerierende/nekrotisierende Hautveränderungen (Differenzialdiagnose: Kala-Azar, Sporotrichose)
Toxische Myokarditis, Polyneuritis	Wirkungen des Diphtherie-Toxins (zytotoxisch, neurotoxisch): ST-Streckenveränderungen, Ausbildung von Herzblöcken, Herzinsuffizienz, sensorische und motorische Störungen

Todesfälle an Diphtherie durch Verlegung der Atemwege durch Pseudomembranen oder durch Herzinsuffizienz bei toxischer Myokarditis (Letalität 5 (–25) %).

Diagnostik

Rachenabstrich vom Rand der Pseudomembranen, nach Ablösung am Rand.

anti-Diphtherie-Titer im Serum	Schutz
< 0,01 I.E./ml	Kein Schutz
0,01–0,1 I.E./ml	Minimaler Schutz
0,1–1 I.E./ml	Sicherer Schutz
> 1 I.E./ml	Langzeitschutz

Therapie

Bei manifester Diphtherie antibiotische Therapie mit Penicillin G 10–20 Mio. I.E./Tag i.v. (evtl. Makrolide, Clindamycin oder Moxifloxacin) für 10 Tage
und
Antitoxin (aus Notfalldepots) 20.000–100.000 I.E. je nach Schwere der Erkrankung (Pferdeserum, allergische Reaktionen möglich!)

Es existiert eine allgemein empfohlene Impfung (zusammen mit Tetanus: TD/Td), allerdings sind bei einem beträchtlichen Teil der Bevölkerung wegen allgemeiner „Impfmüdigkeit" die Impftiter so niedrig, dass *bei vielen Erwachsenen kein ausreichender Impfschutz* mehr gewährleistet ist!

Hygiene

Meldepflicht für Verdacht, Erkrankung und Tod an Diphtherie!

Respiratorische Isolation des Patienten für 10–14 Tage, d.h. Pflege mit Handschuhen, Überkittel, Mundschutz und Haube. Speisen auf Einweg-Geschirr servieren oder sorfältige Vordesinfektion von normalem Geschirr, bevor dieses in die Küche zur Reinigung zurückgehen kann. Bettwäsche und Kleidung zur Infektionswäsche, mit Körpersekreten kontaminierte Materialien in den Infektionsabfall.

Aufhebung der Isolation nach 3-malig negativen Abstrichen im Abstand von jeweils 2 Tagen, dann Schlussdesinfektion des Zimmers.

Kontaktpersonen mit Impfschutz: Rachenabstrich und prophylaktische antibiotische Therapie.

Kontaktpersonen ohne sicheren Impfschutz: Rachenabstrich und prophylaktische antibiotische Therapie und Isolation für 7 Tage und Impfung.

Wiederzulassung zu Schule etc. nach Abklingen der klinischen Symptome und 3-malig negativem bakteriologischem Befund.

Pflege

Nur Pflegekräfte mit sicherem Impfschutz dürfen in die Pflege eines an Diphtherie Erkrankten involviert sein! Pflegerische 1:1-Betreuung muss gewährleistet sein.

Geeignete Zimmer mit Schleuse zur Materialvor- und Nachbereitung verwenden.

Mundpflege mit antiseptischer Lösung, Einmalzahnbürsten verwenden (Schutzbrille oder Mundschutz mit Sichtschirm verwenden).

Bettruhe, Monitoring von Kreislauf und Atmung.

Überwachung der Atmung: Die Atemnot führt häufig zu Unruhe und Todesangst. Beruhigende Betreuung ist erforderlich, ggf. medikamentöse Dämpfung.

Zunehmende Schluckbeschwerden, inspiratorischer Stridor können Hinweise auf eine beginnende Verlegung der Atemwege geben, aber auch eine zunehmende Schläfrigkeit, ausgelöst durch O_2-Mangel und/oder CO_2-Anstieg.

Noch in der Spätphase (4.–8. Woche) können Lähmungen der Atem- und Atemhilfsmuskulatur auftreten.

Ggf. Intubation/Tracheotomie zur Sicherstellung der Atmung.

Kardiales Monitoring/Vitalzeichenüberwachung.

Ggf. physikalische Maßnahmen zur Temperatursenkung.

Geeignetes Kostangebot (Weichkost, ggf. Sondennahrung).

Ausreichendes Schmerzmittelregime bei starken Schluckbeschwerden.

Krankenbeobachtung:
- Krupp-Husten -> Kehlkopfbeteiligung?
- Schluckstörungen -> Gaumensegelparese?
- Visusminderung -> Lähmung der Augen-Akkomodationsmuskeln?
- Neurologie/Motorik -> Paresen/Plegien der Beine, seltener Arme?
- Hautzustand -> Haut-/Schleimhautblutungen?
- Ausscheidung -> Oligurie/Anurie?
- Bewusstseinslage -> Unruhe, Agitiertheit, Panikzustände?

Patientenangepasste Unterstützung: Diphtherie-Patienten (häufig Kinder!) haben ein ausgeprägtes, der Klinik entsprechendes Schwäche- und Krankheitsgefühl. Eine adäquate Unterstützung der ATLs ist erforderlich.

Prophylaxen: Bettruhe ist meist länger erforderlich, daher muss auf angemessene Prophylaxen gemäß Klinikstandard geachtet werden.

Divertikulitis

siehe Peritonitis, S. 141

Dreitagefieber (Exanthema subitum, Roseola infantum)

Eine der klassischen, mit Exanthem verlaufenden viralen Kinderkrankheiten, hervorgerufen durch das humane Herpesvirus-6 (HHV-6). Die Erkrankung hinterlässt eine lebenslange Immunität.

Übertragung

Tröpfcheninfektion. Die Inkubationszeit beträgt 5–15 Tage. Das Virus persistiert in Lymphozyten und wird rezidivierend mit dem Speichel ausgeschieden.

Symptome

3 (–5)-tägiges, hohes (> 40 °C), abrupt einsetzendes Fieber. Mit Entfieberung bildet sich bei einem Teil der Betroffenen ein charakteristisches, makulopapulöses Exanthem aus, das Gesicht bleibt ausgespart. Andere erkranken nur mit Fieber.

In der Regel unkomplizierter Verlauf. Da das Virus nach der Primärinfektion latent im Körper bleibt, kann es bei sehr schwer Immunkompromittierten im späteren Leben zur Reaktivierung von HHV-6 mit Krankheitserscheinungen (rezidivierende Fieberschübe, Enzephalitis, Enteritis, evtl. Exanthem) kommen. Bei diesen Patienten kommt es unter HHV-6-Reaktivierung auch häufiger zur CMV-Reaktivierung und zu Pilzinfektionen.

Diagnostik

Häufig wird nur nach klinischen Gesichtspunkten diagnostiziert. Für unklare Erkrankungen stehen Serologie und PCR (Letztere nur für spezielle Fragestellungen!) zur Verfügung. In Speziallabors ist die Virusanzüchtung möglich.

Therapie

In der Regel symptomatisch! Die schwere HHV-6-Infektion bei Immunkompromittierten kann mit Ganciclovir oder Foscarnet behandelt werden. Aciclovir ist unwirksam.

Hygiene

Keine Meldepflicht. Übliche hygienische Verhaltensregeln sind ausreichend; bei Kontakt: Mundschutz. Für HHV-6 besteht keine Postexpositionsmöglichkeit.

Pflege

Schwangere sollten primär keinen Kontakt mit Patienten haben, die an einer Infektion mit Exanthem leiden!
Fiebersenkende Maßnahmen.
Ausreichendes Flüssigkeitsangebot bei hohen Temperaturen.
Bei Juckreiz ggf. Antihistaminika.

Ebola

siehe hämorrhagische Fieber, S. 67

Endokarditis

Die bakterielle Infektion der Herzklappen und des Endokards („Herzinnenhaut") wird als Endokarditis bezeichnet. Dabei unterscheidet man die akute Endokarditis von der mehr subakuten/protrahierten Verlaufsform der *Endocarditis lenta*. Beide Formen unterscheiden sich erheblich in Symptomatik, Mikrobiologie und Prognose.

Übertragung

Die *akute E.* kann spontan auftreten, aber auch von einem anderen Fokus (infizierter ZVK, Abszess) auf die Herzklappe(n) streuen, insbesondere wenn es sich dabei um Kunstklappen oder sonst anatomisch veränderte Klappen handelt. Der häufigste Erreger der akuten E. ist *S. aureus.*

Die *E. lenta* wird häufig durch Erreger, welche die Mundschleimhaut und Zahnfleischtaschen besiedeln, hervorgerufen; am häufigsten durch Streptokokken der Viridans-Gruppe, Enterokokken oder *S. bovis*, oder gramnegative Bakterien der HACEK-Gruppe, selten Q-Fieber.

Symptome

Akute E.: abrupter Beginn mit Fieber, Schüttelfrost, schwerem Krankheitsgefühl, evtl. Ausbildung von kleineren (Roth spots, Splinter-Hämorrhagien) oder größeren (Janeway-Lesions, Apoplex) septischen Embolien, relativ rasche Entwicklung einer schweren Klappen- und damit Herzinsuffizienz, neues Herzgeräusch. *E. lenta:* uncharakteristischer, schleichender Beginn mit Leistungsknick, leichtem (abendlichem) Fieber, Appetit- und Gewichtsverlust, glasstecknadelkopfgroßen, hellroten, schmerzhaften Hautherden (Osler'sche Knötchen), Auftreten eines neuen Herzgeräusches.

Diagnostik

Anamnese (häufig „klassischer Verlauf", aber nicht selten wochenlang als „verschleppter grippaler Infekt" fehlgedeutet!), gründliche klinische Untersuchung auf klassische Endokarditis-Zeichen, transthorakale und transösophageale Echokardiographie, evtl. CCT bei Apoplex durch sept. Embolus.

Allgemein gilt für die Endokarditis, dass wegen der potenziell lebensbedrohlichen Erkrankung und der lange notwendigen i.v.-Therapie *alle Anstrengungen* unternommen werden müssen, um den auslösenden Erreger zu identifizieren, damit die Therapie so optimal wie möglich gestaltet werden kann.

Da einige der *Endokarditis-Keime sehr langsam wachsen, ist es notwendig, das mikrobiologische Labor über den Verdacht zu informieren und zu bitten, die Blutkulturen für mindestens 14 Tage zu bebrüten!*

Akute Endokarditis: Wegen in der Regel höherer Bakterienkonzentration im Blut ist die Abnahme von ca. 3 aerob/anaeroben Blutkultur-Paaren ausreichend, danach rascher Therapiebeginn wichtig.

Endocarditis lenta: Bei in der Regel bereits wochenlangem Verlauf und geringerer Bakterienkonzentration im Blut hat man mehr Zeit für die Diagnostik: Abnahme von mehreren (4–6) aerob/anaeroben Blutkultur-Paaren im Verlauf von 24 h, bei stabilem Patienten kann u.U. auch 1–2 Tage auf das Ergebnis der mikrobiologischen Untersuchung gewartet werden. Bestimmung einer Q-Fieber-Serologie.

Die Endokarditis durch Enterokokken oder *S. bovis* ist nicht selten assoziiert mit Neubildungen im GI-Trakt (Polypen, Karzinome): Abklärung GI-Trakt erforderlich.

Therapie

Die Therapie der Endokarditis muss für alle Antibiotika (außer Rifampicin) *grundsätzlich i.v.* erfolgen!

Akute Endokarditis: Hier ist eine optimale Staphylokokken-Aktivität erforderlich: z.b. durch Flucloxacillin oder Cephalosporin der Gruppe 1 oder 2 in Kombination mit Rifampicin oder Gentamicin (Spiegelkontrollen bei Gentamicin obligat!). Bei MRSA oder Methicillin-resistenten Koagulase-negativen Staphylokokken: Vancomycin in Kombination mit Rifampicin oder Gentamicin. Therapiedauer: 6 Wochen (Kombination). Die akute Endokarditis benötigt nicht selten den kardiochirurgischen Klappenersatz, therapeutisch problematisch und prognostisch ungünstig ist die Kunstklappenendokarditis.

Endocarditis lenta: Für die Endokarditis durch viridans-Streptokokken: Penicillin G (6 x 5 Mio. I.E./Tag) für 4 Wochen, in Kombination mit Gentamicin für die ersten 14 Tage empfohlen.

Für die Enterokokken-Endokarditis: Ampicillin 5 x 3 g i.v./Tag + Gentamicin (bei Ampicillinresistenz: Vancomycin) für 6 Wochen, häufig Klappenersatz notwendig.

Bei unklarem Erreger oder V.a. HACEK-Organismen: Ceftriaxon 2 g i.v./Tag + Gentamicin (plus evtl. Vancomycin).

Hygiene

Keine, außer bei multiresistenten Erregern (MRSA; -> Multiresistente Keime)

Pflege

Bei akuter Endokarditis engmaschige Überwachung (Intensivstation) mit Monitoring der Atmungs-und Kreislaufparameter wegen der Möglichkeit der rasch progredienten Klappendestruktion mit u.U. akuter kardialer Dekompensation.

Flüssigkeitsbilanzierung.

Spezielle Überwachung und Krankenbeobachtung gemäß gewählter Therapieform (z.B. Antiarrhythmika).

Körperliches Belastungstraining des Patienten im weiteren Verlauf an die Gesamtklinik angepasst.

Antithrombosestrümpfe oder entsprechender Venenkompressionsverband ergänzend zur gewählten antiembolischen Therapie.

Häufig starker Nachtschweiß bei nur subfebrilen Temperaturen -> Wäschewechsel.

Endometritis

siehe Infektionen des weiblichen Genitale, S. 94

Endophthalmitis

Die Endophthalmitis ist eine meist bakteriell, gelegentlich durch Pilze verursachte Infektion des Augeninneren. Die Erreger können auf hämatogenem Weg ins Auge gelangen, viel häufiger tritt eine Endophthalmitis aber nach operativen Eingriffen am Auge auf. Es besteht immer die unmittelbare Bedrohung des Augenlichtes.

Übertragung

Keimverschleppung durch OP, hämatogen.

Symptome

Schmerzen im Auge, konjunktivale Injektion, Visusverminderung/verschwommenes Sehen.

Diagnostik

Punktion des Augeninneren, Kultur und PCR.

Therapie

Die Therapie der Endophthalmitis beruht auf 3 Prinzipien:
- Operative Revision
- Breitspektrum-Antibiotikatherapie systemisch, z.B. Vancomycin + Ceftriaxon oder Vancomycin + Ceftazidim, +/- Fluconazol für Pilze und/oder lokale Antibiotikaapplikation (Vancomycin + Amikacin)
- Kortikosteroide zur Begrenzung der Inflammationsreaktion.

Hygiene

Keine besonderen Maßnahmen.

Pflege

Augenpflege:
- Sekrete auffangen, Verkrustung und Austrocknung des Auges verhindern.
- Intervall der Salben-, Tropfeneinlage nach ärztlicher Absprache.
- Ggf. Uhrglasverband bei mangelndem Lidschluss (Lidschwellung ist wahrscheinlich).

Starke Augenschmerzen -> auf ausreichendes Schmerzmittelregime achten.
Lichtscheu -> ggf. Räumlichkeiten abdunkeln.
Angemessene Unterstützung bei den ATLs (u.U. massive Visusverminderung!).

Enteritis, Gastroenteritis, Enterokolitis, Kolitis, Reisediarrhoe, Salmonellose

Unter dem Begriff „Gastroenteritis" wird hier ein sehr heterogenes Krankheitsbild zusammengefasst, auf das die Symptome „Übelkeit, Erbrechen, Durchfall" zutreffen, das aber abhängig vom Erreger und der individuellen Disposition von der leichten „Magenverstimmung" oder der unkomplizierten Reisediarrhoe bis zur -> Cholera-ähnlichen Symptomatik mit schwerster Exsikkose reichen kann.

Enterotoxigene *E.-coli*-Stämme sind für die Mehrzahl der unkomplizierten Episoden einer Reisediarrhoe verantwortlich.

Übertragung

Durchwegs fäkal-oral. Je nach Infektion sind unterschiedliche Erregermengen für die Übertragung notwendig, so z.B. für eine Salmonellen-Enteritis ca. 10^6 Erreger, was für eine Infektion eine „Zwischenkultur" ohne Kühlung in entsprechenden Lebensmitteln (Tiramisu, Kartoffelsalat etc.) voraussetzt, während für die Shigellose und für Enteritis-Viren einige wenige Erreger (Schmierinfektion!) zur Übertragung ausreichen. Bei Patienten mit Magensäure-Blockade reichen auch weit geringere Salmonellen-Keimzahlen für eine Infektion!

Symptome

Übelkeit, Erbrechen, Durchfall nach variabler, Erreger-abhängiger Inkubationszeit und mit variablem Erreger-abhängigem Verlauf.

Die Inkubationszeiten für die häufigsten Erreger (enteropathogene *E. coli*, Enteritis-Salmonellen, Shigellen, Enteritis-Viren) liegen zwischen 1 und 5 Tagen.

Abzugrenzen von einer Infektion ist die Lebensmittelvergiftung, die durch Toxine vermittelt wird (z.B. Staphylokokken-Exotoxin in verdorbenen Fleischwaren) und heftige Übelkeit mit Erbrechen und Durchfällen bereits nach 2–4 h bewirkt, wobei diese Symptomatik nur wenige Stunden andauert.

Ebenfalls abzugrenzen ist die -> **pseudomembranöse** Kolitis durch *C. difficile*, die als nosokomiale Infektion anzusehen ist und in einer eigenen Rubrik abgehandelt wird.

Shigellen und Shiga-Toxin-bildende *E. coli* können insbesondere bei Kindern das lebensbedrohliche Krankheitsbild des hämolytisch-urämischen Syndroms hervorrufen. Dabei handelt es sich um ein einige Tage nach der Durchfallerkrankung auftretendes Nierenversagen (oft mit Dialysepflichtigkeit) und schwerer Hämolyse.

Diagnostik

Bei leichteren, in der Regel ambulant behandelten Fällen ist eine mikrobiologische Diagnostik entbehrlich. Immer mikrobiologisch abgeklärt werden müssen Infektionen, die eine Gemeinschaft oder Institution betreffen. Ein Zeichen für eine schwere Enteritis ist Blut im Stuhl, was häufig bei der Shigellose (Shigellen-Ruhr), aber auch gelegentlich bei schweren Salmonellosen beobachtet wird und als Indikation zur antibiotischen Therapie gewertet werden kann (sofern kein hämolytisch-urämisches Syndrom vorliegt).

Therapie

Die Therapie der infektiösen Enteritis verfolgt verschiedene Ziele:
• Besserung der Übelkeit und des Erbrechens
• Ausgleich der Elektrolyt- und Flüssigkeitsverluste
• Spezifisch antibiotische Therapie nur bei schweren Verläufen unter Abwägung: Eine Shigellose sollte antibiotisch behandelt werden (z.B. mit Fluorchinolonen), eine unkomplizierte Salmonellen-Enteritis dagegen nicht. Eine Salmonellose bei z.B. einem immunkompromittierten oder älteren Patienten stellt jedoch ebenfalls eine Indikation zu antibiotischer Therapie dar, die in erster Linie mit Fluorchinolonen erfolgen sollte, da nicht selten Bakteriämien bei diesen Patienten vorliegen!

Hygiene

Ein im Krankenhaus behandelter Patient mit Enteritis und Durchfall sollte ein Einzelzimmer, zumindest eine eigene Toilette erhalten, die nach Entlassung des Patienten desinfiziert wird. Die Pflege erfolgt in Kontaktisolation (Überkittel, Handschuhe).

Bei Salmonelleninfektionen Beginn mit Überwachungskulturen zum Nachweis der Beendigung der Erregerausscheidung mit Beginn der Normalisierung des Stuhlgangs, für andere Erreger erst 3 Tage nach Beendigung einer evtl. Antibiotikatherapie.

Meldepflichtig sind Patienten, die bei ihrer Arbeit mit Lebensmitteln umgehen sowie Ausbrüche infektiöser Enteritis in Gemeinschaftseinrichtungen.

Ein Patient, der an einer infektiösen Enteritis leidet und bei seiner Arbeit üblicherweise mit Lebensmitteln in Kontakt kommt, darf diese Arbeit erst wieder ausüben, wenn die Erregerausscheidung nachweisbar aufgehört hat (Kontrollen durch das Gesundheitsamt oder den Hausarzt).

Wiederzulassung zu Schulen bei Shigellose nach Heilung und 3fach negativer Stuhlkultur, bei Salmonellen nach Normalisierung des Stuhlgangs.

Pflege

Ausgeprägte diarrhoeische Flüssigkeitsverluste: Gefahr von Kollapsneigung durch Dehydratation/Elektrolytverschiebung. Daher auf ausreichende Flüssigkeitszufuhr/Elektrolytüberwachung und -substitution, insbesondere bei älteren Menschen und Kindern achten (Exsikkose -> Verwirrtheitszustände).

Patienten sind auch nach dem Akutstadium häufig sehr geschwächt (Mobilisation in Anwesenheit einer Pflegekraft!).

Patientenbeobachtung: Hinweise für weiteren Flüssigkeitsbedarf können sein (Kombination jeweils mehrerer Faktoren):

- Schwacher Hautturgor
- Trockene Schleimhäute
- Erhöhte Pulsfrequenz und schwach-fließende Pulsqualität
- Erniedrigter zentralvenöser Venendruck
- Konzentrierte rückläufige Urinausscheidung
- Durstgefühl des Patienten
- Bilanzierte Ein- und Ausfuhrkontrolle.

Den Patienten auf hygienische Händereinigung/-desinfektion nach dem Toilettenbesuch hinweisen.

Wegen der besseren Überwachungsmöglichkeit des Stuhlgangs (Beschaffenheit, Menge, Häufigkeit) und des einfacheren Probenabnahme-Handlings empfiehlt es sich, eine Bettpfanne auch als WC-Aufsatz zu verwenden.

Hygienische Unterweisung von Besuchern (Kontaktisolation, Besuchertoiletten).

Enzephalitis

Infektion des zentralen Nervensystems durch Viren, Bakterien, Pilze oder Parasiten. Häufig liegt eine Immunsuppression zugrunde.

- Virale Enzephalitis:
  ohne Immunkompromittierung:
  häufig: Enteroviren, Herpes simplex, FSME
  mit Immunkompromittierung:
  häufig: Zytomegalie-Virus, BK- und JC-Virus
- Bakterielle Enzephalitis:
  – durch Streuung bei Endokarditis oder Sepsis -> **Herdenzephalitis**, Hirnabszess
  – bei speziellen Erregern, z.B. Spirochäten (Lues, Borreliose), Listerien

• Parasitäre Enzephalitis:
Toxoplasmose (-> **Abszesse**), meist nur bei *schwerem Immundefekt* wie bei AIDS oder nach Knochenmarktransplantation

Übertragung

Der Übertragungsweg ist abhängig vom Erreger bzw. vom ggf. zwischengeschalteten Vektor (z.b. Zecken für die -> **FSME**). Bei den Erregern, die bei Immundefizienten auftreten, handelt es sich dagegen meist um Reaktivierungen von latenten Infektionen, die nach einer Erstinfektion im Organismus verblieben sind (Zytomegalie-Virus, Toxoplasmose, JC-Virus, u.a.).

Symptome

Fieber, Kopfschmerz, meningeale Reizung/Meningismus, Lichtscheu, Verwirrtheit, Wesensveränderung, Merkstörungen, Krampfanfall, Schwäche, umschriebene neurologische Ausfälle, Erbrechen, Apathie bis Koma etc.

Diagnostik

Bei neurologischem Defizit: Bildgebung des ZNS, dann, sofern kein Hirndruck: Liquordiagnostik. Die Befundkonstellation bei viraler Enzephalitis zeigt eine mittlere Zellzahl von bis zu ca. 1000/µl, mäßig erhöhtes Eiweiß und normale Liquorglukose. Die Herpesenzephalitis zeigt eine charakteristische bitemporale Läsion in der Kernspin-Untersuchung des Schädels.

Bei immundefizienten Patienten kann der Liquorbefund völlig normal sein (z.B. Toxoplasmose bei AIDS). Bei entsprechendem klinischem Verdacht ist daher z.B. auch ein HIV-Test indiziert.

Therapie

Die Therapie ist je nach Erreger verschieden, daher kommt der Diagnostik erhebliche Bedeutung zu. Enzephalitiden durch Enteroviren oder FSME sind nicht therapeutisch beeinflussbar (außer durch supportive Therapie), d.h. die therapeutischen Optionen beschränken sich
• bei Herpes simplex auf Aciclovir,
• bei Zytomegalie (nur bei Immunkompromittierten!) auf Ganciclovir und Foscarnet,
• bei Toxoplasmose (nur bei Immunkompromittierten!) auf Pyrimethamin und Sulfadiazin oder Pyrimethamin und Clindamycin,
• bei JC-Virus (nur bei Immunkompromittierten!) auf Cidofovir.

Bei Immunkompromittierten ist, wo möglich, die Verbesserung des Immunstatus wichtig, z.b. durch antiretrovirale Therapie bei AIDS.

Hygiene

Eine Übertragung von Mensch zu Mensch kommt nur bei Enteroviren in Betracht. In diesen Fällen sind Isolationsmaßnahmen (Kontaktisolation für mindestens 1 Woche nach Beginn der Symptomatik) sinnvoll. Das Zimmer muss anschließend desinfizierend gereinigt werden, Wäsche in die Infektionswäsche.

Pflege

Wichtig ist die supportive Therapie: Überwachung der Vitalfunktionen, Schutz vor Aspiration durch Anheben des Oberkörpers, Abdunkeln des Zimmers bei Lichtscheu etc.

Krankenbeobachtung:
- auf Hirndruckzeichen (Symptomkombinationen!):
  - Kopfschmerzen
  - Erbrechen (schwallartig)
  - Bradykardie („Druckpuls")
  - Vigilanzminderung, Bewusstseinsstörungen
  - Pupillenveränderung (verzögerte/ausbleibende Reaktion auf Lichteinfall, Anisokurie)
- auf Veränderungen im Bereich:
  - Motorik (Paresen, Plegien, Reflexmotorik)
  - Sprache
  - Bewusstsein, Vigilanz
  - Sensibilität

Bei neurologischer Verschlechterung:
Vitalzeichen-Monitoring.
Atmungsüberwachung -> Blutgasanalyse-Status -> frühzeitige Intubation/Beatmung zur Sicherstellung eines geeigneten O_2-/CO_2-Verhältnisses.
Flüssigkeitsbilanzierung.
Hirndruckprotektion (Basic: Anhebung des Oberkörpers um mindestens 30°, dadurch als weiterer Effekt Aspirationsschutz).
Ggf. Hirndruck-Monitoring.

Patientensicherheit: Das Krankheitsbild ist häufig von Verwirrtheitszuständen und motorischer Unruhe begleitet. Daher:
- Hilfen geben, zur persönlichen, zeitlichen, örtlichen Orientierung

- Sturzprävention bei Bettfluchttendenzen
- Sicherung von zu- und ableitenden Kathetern, Sonden und Drainagen.

Allgemeine Pflege:
Fiebersenkende Maßnahmen.
Angemessene Unterstützung bei den ATLs.
Schmerztherapie bei Kopfschmerzen.
Bei längerer Bettruhe Prophylaxen gemäß den Klinikstandards.
Krankengymnastik im weiteren Verlauf. Unter Umständen langwierige Rehabilitation bei neurologischer Defektheilung.

Epididymitis

siehe Infektionen des männlichen Genitale, S. 93

Erysipel

siehe Hautinfektionen (bakteriell), S. 74

Erythema infectiosum

siehe Ringelröteln, S. 161

Exanthema subitum (Roseola)

siehe Dreitagefieber, S. 47

Flöhe

siehe Haut-Parasitosen, S. 76

FSME; Frühsommermeningoenzephalitis

Die FSME ist neben der Borreliose in Zentraleuropa die zweite klinisch bedeutsame Zecken-übertragene Infektionskrankheit. Anders als die Borreliose, die in ganz Europa zu finden ist, kommt die FSME nur regional vor. Die Hauptrisikogebiete liegen in Süddeutschland (Baden-Württemberg und Bayern) sowie in Österreich, entlang der Flusstäler.

Übertragung

Im Gegensatz zur Borreliose, die erst übertragen wird wenn die Zecke lange gesaugt hat (>> 24 h), wird FSME rascher übertragen, da das Virus sein Reservoir in den Speicheldrüsen der Zecken besitzt. Daher sollten Zecken so schnell wie möglich sachgerecht entfernt werden: Mit spitzer Pinzette oder der Faden-Technik am Kopf des Tieres angreifen und das Tier herausziehen.

Symptome

Nur ein kleiner Teil der Personen, die von einer FSME-infizierten Zecke gestochen werden, erkrankt auch tatsächlich. In den meisten dieser Fälle bleibt es nach einer Inkubationszeit von ca. 5–14 Tagen bei einem unspezifischen fieberhaften Infekt. Bei ca. 10 % dieser Patienten kommt es nach ca. einer weiteren Woche zu erneutem Fieber und nun enzephalitischer Symptomatik mit neurologischen Ausfällen, die aber wiederum nur in ca. 10 % der Fälle bleibend sind oder sehr selten zum Tod führen.

Kinder unter 12 Jahren erkranken, wenn überhaupt, dann nur sehr mild.

Diagnostik

Serologie (FSME-IgM) und PCR aus dem Liquor.

Therapie

Symptomatisch, keine spezifische Therapie bekannt. Es existiert eine Impfung, die mittlerweile wieder für alle Altersgruppen (auch für Kinder) mit guter Verträglichkeit zur Verfügung steht. Geimpft werden sollten alle Personen, die sich in FSME-Risikogebieten häufig in Wald und Flur aufhalten. Die Impfung sollte im Winter vorgenommen werden.

Die postexpositionelle FSME-Hyperimmunglobulingabe wird *nicht* mehr empfohlen, da es im Fall einer wirklichen FSME-Infektion durch immunologische Phänomene sogar eher zu nachteiligen Effekten kommen kann.

Hygiene

Keine besonderen Maßnahmen.

Pflege

Allgemeine supportive Therapie bei -> **Enzephalitis** (Ruhe, Abschirmung etc.).

Furunkel

siehe Hautinfektionen (bakteriell), S. 74

Gasbrand

Der Gasbrand ist eine heutzutage seltene Infektion durch *Clostridium perfringens* (oder andere *Clostridium spp.*), grampositive anaerobe sporenbildende Stäbchenbakterien. Diese Infektion kommt praktisch nur in traumatisiertem, durch Schmutz (Erde) kontaminiertem, schlecht durchblutetem oder nekrotischem Gewebe vor (diabet. Fuß, schwere AVK). Die Pathogenese beruht im Wesentlichen auf den gewebsschädigenden Toxinen, die von den Clostridien produziert werden.

Übertragung

Clostridien-Sporen sind ubiquitär in hoher Anzahl in frischer Erde zu finden. Als weiteres, evtl. bedeutenderes Reservoir gilt der Gastrointestinaltrakt.

Symptome

Die Symptomatik entwickelt sich rasch, innerhalb von Stunden, charakteristischerweise wenige Tage nach der Verletzung. Es kommt zunächst zu einer heftigen Schmerzhaftigkeit, dann zu rasch progredienter Schwellung und zu livider Verfärbung des betroffenen Körperareals, verbunden mit hohem Fieber, evtl. Schüttelfrost, schwerem Krankheitsgefühl und Schock. Bei Palpation ist das charakteristische „Knistern" von Gaseinschlüssen im betroffenen Gewebe zu spüren. Etwas später können sich hämorrhagische Blasen an der Haut über dem betroffenen Körperareal bilden sowie eine dünnflüssige bräunlich-hämorrhagische Absonderung.

Diagnostik

Die Verdachtsdiagnose muss aufgrund der klinischen Präsentation rasch gestellt werden, da unmittelbare Lebensgefahr für den Patienten besteht. Die Diagnostik hat unmittelbar zu erfolgen und umfasst ein Röntgenbild (ggf. CT) des betroffenen Bereiches zur Dokumentation des Gaseinschlusses im Gewebe, bzgl. Mikrobiologie Blutkulturen und Gewebsabstriche. Diese müssen für anaerobe Kultur angesetzt werden. Erste Hinweise für einen Gasbrand können bei entsprechender Klinik aus dem Nachweis von grampositiven Stäbchen im Grampräparat abgeleitet werden. Differenzialdiagnostisch ist die -> **nekrotisierende Fasziitis** abzugrenzen.

Therapie

Die Therapie umfasst die *notfallmäßige* OP mit radikaler Entfernung allen nekrotischen Gewebes, evtl. tägliche Nachresektionen, bei Bedarf Fasziotomie und/oder Amputation. Antibiotisch wird klassisch hoch dosiert Penicillin G (6 x 5 Mio. I.E./Tag) empfohlen. Experimentelle Studien weisen auf eine verbesserte Wirksamkeit von Kombinationen aus Penicillin G und Clindamycin oder Metronidazol hin, so dass dies in der klinischen Praxis ebenfalls erwogen werden kann. Ungeklärt ist nach wie vor der Stellenwert von *hyperbarer Sauerstofftherapie.* Der Einsatz dieser Therapie sollte allerdings *nicht* dazu führen, dass notwendige chirurgische Maßnahmen aufgeschoben werden.

Die Letalität ist abhängig von der Ausdehnung des Prozesses ca. 25 %.

Hygiene

Keine Meldepflicht!

Patientenpflege mit Überkittel und Handschuhen (Kontaktisolation).

Eine alkoholische Händedesinfektion ist *nicht ausreichend,* da es sich um einen sporenbildenden Keim handelt. Daher: Nach Kontakt mit einem Patienten mit Gasbrand unbedingt Händewaschen, um (seltene) nosokomiale Infektionen zu vermeiden.

Bei Verlegung des Patienten aus dem Zimmer abschließende Wisch-Desinfektion mit einem Aldehyd-haltigen Desinfektionsmittel.

Pflege

Auf ausreichendes Schmerzmittelregime achten.

Auf Sepsiszeichen achten (Temperaturanstieg mit/ohne Zentralisation, Bewusstseinseintrübung, rückläufige Harnproduktion, evtl. Blutungsneigung).

Kontrollpalpation wundnaher Hautareale auf Gasbildung (Krepitation).

Kontrollinspektion wundnaher Hautareale auf Schwellung, livide Verfärbung. Temperatursenkende Maßnahmen.

Gastritis

Eine Gastritis im medizinischen Sinn ist eigentlich eine Infektion durch das schraubenförmige, das saure Milieu liebende Bakterium *Helicobacter pylori*. Ein großer, mit dem Alter ansteigender Teil der Bevölkerung (ca. 20 % im Alter von 15 Jahren, ca. 30 % im Alter von 25 Jahren) ist mit *H. pylori* besiedelt, so dass dies keinen grundsätzlich pathologischen Befund darstellt.

Übertragung

Der Mensch ist der einzige Wirt für *H. pylori*. Die Übertragung erfolgt durch kontaminierte Umwelt (Nahrung, Wasser). Es gibt Hinweise dafür, dass einzelne *H. pylori* in der Mundhöhle vorkommen können und damit eine Übertragung auch z.B. über Speichel möglich ist.

Symptome

Meist keine; evtl. Magendrücken, Unverträglichkeit von Speisen, Aufstoßen (= „Dyspepsie").

Deutlich erhöhtes Risiko für Magen- und Duodenal-Ulzera (praktisch kein Duodenal-Ulkus ohne *H.-pylori*-Nachweis!), erhöhtes Risiko für Magen-Ca und Magen-Lymphom, relativer Schutz dagegen vor Enteritis-Erregern (!).

Diagnostik

Endoskopie, Biopsie, daraus entweder histologischer Nachweis der Bakterien oder Urease-Schnelltest aus der gesamten Biopsie. Die Kultur aus der Biopsie ist möglich, aber aufwändig und wird nur im Rahmen von Studien oder bei Persistenz trotz ggf. mehrfacher Therapie versucht.

Therapie

Verschiedene Kombinationstherapien sind gebräuchlich, alle werden über 7 Tage gegeben:
- „french triple": Clarithromycin 2 x 500 mg + Amoxicillin 2 x 1000 mg + Protonenpumpeninhibitor 2 x 20-40 mg
- „italian triple": Metronidazol 2 x 500 mg + Clarithromycin 2 x 250 mg + Protonenpumpeninhibitor 2 x 20-40 mg

- Andere Kombinationen: Metronidazol 2 x 500 mg + Amoxicillin 2 x 1000 mg + Protonenpumpeninhibitor 2 x 20–40 mg

Primäre Resistenz gegen Metronidazol in bis zu 30 %, gegen Clarithromycin in bis zu 5 %, daher wird in jüngster Zeit Metronidazol-freien Regimen (z.B. „french triple") der Vorzug gegeben. Die Indikation zur *H.-pylori*-Eradikationstherapie ist nur bei entsprechender Symptomatik, wie Ulkusleiden oder allenfalls florider Gastritis mit Beschwerdesymptomatik indiziert, die asymptomatische Besiedelung soll *nicht* behandelt werden.

Hinweis

Es ist nicht sicher erwiesen, dass Patienten mit pos. *H.-pylori*-Status bei Gabe von ulzerogenen Medikamenten wie nichtsteroidalen Antirheumatika von einer prophylaktischen Eradikation profitieren. Bei jüngeren Patienten und/oder langfristig notwendiger Behandlung mit NSAID oder ASS kann dies jedoch erwogen werden.

Hygiene

Keine besonderen Maßnahmen.

Pflege

Leichte Schonkost anbieten, Patienten nach Speisenunverträglichkeiten befragen.
Bei starkem Erbrechen auf Blutbeimengungen achten.
Bei Absetzen von Teerstuhl weitere Diagnostik (Endoskopie bei V.a. blutende Ulzerationen) veranlassen.

Gastroenteritis

siehe Enteritis, S. 52

Gelbfieber

Durch Stechmücken übertragbare Virusinfektion, die in Ländern des tropischen Afrika und Südamerika endemisch ist.

Übertragung

Durch Stechmücken in endemischen Gegenden (Zentral- und Westafrika, Mittelamerika, Südamerika) mit einer Inkubationszeit von 2–10 Tagen.

Symptome

In ca. $^2/_3$ der Fälle milder Verlauf mit Symptomen wie bei schwerem grippalem Infekt, ca. einwöchige Erkrankungsdauer.

In $^1/_3$ der Fälle sehr schwerer Verlauf, zweigipfliger Fieberverlauf mit hohem Fieber, zweiwöchige Krankheitssymptome wie bei -> **hämorrhagischem Fieber**.

Differenzialdiagnose: -> **Ebola**, -> **Lassa**, -> **Dengue-Fieber**, -> **Malaria**

Diagnostik

PCR aus dem Blut, Serologie in Speziallabors.

Hygiene

Meldepflicht!

Blut des Patienten ist in den ersten Krankheitstagen noch infektiös, daher besteht Ansteckungsrisiko bei Nadelstichverletzungen, Kontakt mit Blut bzw. im Labor. Schutzvorkehrungen sollten bei der Pflege des Patienten ergriffen werden mit (evtl. doppelten) Handschuhen, Mundschutz, Augenschutz, Haube, flüssigkeitsdichtem Überkittel, Überschuhen.

Patienten mit schwerem hämorrhagischem Gelbfieber sollten idealerweise in einem der Zentren für hochinfektiöse Infektionen (-> **hämorrhagische Fieber**) gepflegt werden. Die Verlegung eines Patienten dorthin darf nur per Krankenwagen erfolgen, der speziell für den Transport von hochinfektiösen Patienten ausgerüstet ist.

Pflege

Eine Impfung, die in Deutschland nur durch speziell zugelassene Impfzentren erfolgen darf, ist für die Reise in bestimmte Länder vorgeschrieben (Impfvorschriften von Konsulaten oder Reiseberatungsstellen erfragen). Die einmalige Impfung gibt eine Immunität für mindestens 10 Jahre.

Die Gelbfieberimpfung ist eine aktive Impfung mit einem attenuierten Erreger; sie darf daher Patienten mit Immundefekt *nicht* verabreicht werden.

Maßnahmen zur Temperatursenkung.

Ausreichendes Flüssigkeits-/Elektrolytangebot.

Ausreichend Schmerzmittelgabe (Oberbauchschmerzen, häufig Kopfschmerzen).
Geeignete Maßnahmen gegen Übelkeit und Erbrechen.
Patienten sind kreislauflabil -> Kollapsgefahr bei Mobilisation.
Patientenbeobachtung:

- mögliche Leberbeteiligung (Gelbfärbung der Skleren? Ikterus? Schleimhautblutungen?)
- mögliche Nierenbeteiligung (Oligurie? Anurie?)

Geschlechtskrankheiten; sexuell übertragene Infektionen

Die wichtigsten Geschlechtskrankheiten sind:

Gonorrhoe („Tripper")	*Neisseria gonorrhoae*
Lues, Syphilis	*Treponema pallidum*
Urethritis, Zervizitis, Lymphogranuloma venereum	*C. trachomatis;* siehe -> „Chlamydien"
Trichomoniasis	*Trichomonas vaginalis*

Vorwiegend durch sexuellen Kontakt werden jedoch auch weitere Infektionen, wie Hepatitis B oder HIV übertragen, diese zählen jedoch nicht zu den Geschlechtskrankheiten im eigentlichen Sinn.

Übertragung

Durch sexuellen Kontakt über Genitalsekrete auf Schleimhäute, vorwiegend des Genitaltraktes (je nach sexueller Praktik); Lues kann auch durch Sekrete auf ungeschützte Haut übertragen werden.

Inkubationszeiten:

Gonorrhoe („Tripper")	3–5 Tage
Lues, Syphilis	Stadium I: 10–90 Tage Stadium II: Wochen Stadium III: Jahre (nach Latenzzeit)
Chlamydieninfektion	7–14 Tage
Trichomoniasis	1–4 Wochen

Symptome

Gonorrhoe („Tripper")	eitriger Ausfluss aus der Harnröhre/Zervix
Lues, Syphilis	Stadium I: Ulkus mit hartem Randwall im Genitalbereich, hochinfektiös! Stadium II: Generalisiertes, feinfleckiges Exanthem, Lymphadenopathie, Allgemeinsymptome Stadium III: späte Neurosyphilis, kardiovaskuläre Syphilis, Gummen
Chlamydieninfektion Lymphogranuloma venereum	„nicht-gonorrhoeische" Urethritis, Zervizitis, häufig symptomfrei
Trichomoniasis	übel („fischartig") riechender Ausfluss aus Urethra, Vagina, Irritation der Schleimhäute, nicht selten ohne wesentliche Beschwerden. Infektion bleibt jahrelang bestehen!

Diagnostik

Gonorrhoe („Tripper")	direkter Abstrich auf Spezialmedium, PCR-Sonde, Direktpräparat + Gramfärbung
Lues, Syphilis	Serologie: TPHA, VDRL, FTA-abs-IgG/-M
Chlamydieninfektion Lymphogranuloma venereum	PCR
Trichomoniasis	Direktpräparat

Therapie

Gonorrhoe („Tripper")	Penicillin; in Deutschland bis 20 % Resistenz (in Asien bis 100 %). Ciprofloxacin (in Asien bis 20 % Resistenz). Ceftriaxon 250–500 mg i.v. oder i.m. als Einzeldosis, bei Frauen Wiederholung nach einer Woche. Wegen häufiger Ko-Infektion mit Chlamydien probatorische Therapie mit Doxycyclin empfohlen (s.u.)
Lues, Syphilis	Penicillin Mittel der Wahl! Stadium I, II: Benzathin-Penicillin 2,4 Mio. I.E./Woche für 3 Wochen Stadium III: 6 x 5 Mio. I.E. Penicillin G i.v./Tag für 14 Tage Bei Penicillinallergie Doxycyclin oder Ceftriaxon (weniger sicher wirksam!)
Chlamydieninfektion Lymphogranuloma venereum	Doxycyclin 200 mg/Tag für 7 Tage
Trichomoniasis	lokale (Vaginal-Ovula) oder systemische Therapie mit Metronidazol

Speziell die Therapie der Lues ist bei gleichzeitigem Immundefekt (HIV-Infektion, AIDS!) erheblich langwieriger und komplizierter (-> **Spezialliteratur!**)

Hygiene

Meldepflicht für Syphilis (nicht namentlich, die Meldung geht direkt an das Robert-Koch-Institut, nicht an das örtliche Gesundheitsamt).

Da Geschlechtskrankheiten gelegentlich auch über kontaminierte Toilettensitze übertragen werden können, soll der Patient über Toilettenhygiene aufgeklärt werden und angewiesen werden, den Sitz nach Benutzung mit einem alkoholischen Desinfektionsspray zu desinfizieren.

Pflege

Die Möglichkeit der zusätzlichen Übertragung anderer sexuell übertragbarer Infektionen mit längerer Inkubationszeit wie HIV oder Hepatitis B muss beachtet werden!

Bei Geschlechtskrankheiten immer den Sexualpartner des Patienten mitbehandeln, sonst Gefahr der „Ping-Pong-Infektion".

Grippe

siehe Influenza, S. 98

Hämorrhagische Fieber (Ebola, Lassa)

Hämorrhagische Fieber werden in den Tropen oder Subtropen erworben und präsentieren sich bei Reiserückkehrern (Ausnahme: Laborunfälle). Der Reiseanamnese ist daher besondere Beachtung zu schenken. Die klinische Differenzialdiagnose ist schwierig, da Erfahrung mit diesem Krankheitsbild selbstverständlich nicht vorausgesetzt werden kann. Die mikrobiologische Diagnostik ist wegen der hohen Sicherheitsauflagen Speziallaboratorien vorbehalten. Auch die Patienten sollten, soweit irgend möglich und Transportmöglichkeit gegeben ist, in den dafür eingerichteten Isolierstationen in Berlin, Leipzig, Frankfurt oder München behandelt werden. Der Transport ist nur auf dem Landweg zulässig. Die dazu benutzten Fahrzeuge müssen speziell ausgerüstet sein und komplett desinfiziert werden können.

Übertragung

Durch engen, ungeschützten Kontakt mit erkrankten Personen. Die Epidemiologie ist noch nicht völlig geklärt. Reiseanamnese!

Symptome

Nach 5–10 Tagen plötzlich hohes Fieber, Gelenk- und Muskelschmerzen, Konjunktivitis, Kopfschmerz, Verwirrtheit, am 3. Fiebertag Hämorrhagien in der Regel aus den Schleimhäuten (blutige Diarrhoe)
   Differenzialdiagnosen: Gelbfieber, Dengue-hämorrhagisches Fieber, Influenza, Malaria tropica.

Diagnostik

PCR.
   Bei entsprechendem Verdacht muss das klinisch-chemische und das mikrobiologische Labor informiert werden! Denn automatische Analyse-Geräte, die eine Vielzahl von Proben prozessieren (Multianalyzer, automatische Blutkultur-Schränke etc.) dürfen auf keinen Fall kontaminiert werden, da von deren Einsatzfähigkeit die Funktionsfähigkeit eines großen Teils des Krankenhauses abhängt.

Das klinisch-chemische Labor soll für solche Notfälle ein eingeschränktes Laborprogramm als „Trockenchemie" (Teststreifen etc.) vorhalten. Die mikrobiologische Diagnostik darf nur in Labors der Sicherheitsstufen 3 oder 4 vorgenommen werden.

Mikrobiologische Proben dürfen nicht auf dem Post- oder Luftweg, sondern nur mit Kurier per Auto unter Beachtung der Verpackungsvorschriften (mehrfache Sicherheitsverpackung) versandt werden.

Therapie

Symptomatisch, keine spezifische Therapie bekannt. Letalität bis 90 %.

Hinweis

Es empfiehlt sich, für jedes Krankenhaus einen mit Notaufnahme, Klinikhygiene, klinisch-chemischem Labor und Mikrobiologie abgestimmten Alarmplan für hämorrhagische Fieber, SARS, o.ä. hochinfektiöse Erkrankungen vorzubereiten und aktuell zu halten.

Die Aufnahme eines Patienten mit einer hochinfektiösen Infektion löst regelhaft ein enormes Interesse der „Sensationspresse" aus. Der Umgang mit Vertretern der Presse und die weitergegebenen Informationen müssen gut überlegt werden; dabei ist streng abzuwägen zwischen dem Interesse der Öffentlichkeit an Information und dem Schutz der Intimsphäre des Patienten und der Schweigepflicht für medizinisches Personal.

Hygiene

Meldepflicht für Verdacht, Erkrankung und Tod!

Komplette Isolation des Patienten. Pflege in *komplettem* Körperschutz mit durchfeuchtungsresistenter Kleidung, Feinstaubmasken mit FFP-3-Standard, Schutzbrille, Haube, doppelten Handschuhen, Überschuhe (Einwegartikel). Der komplette Müll muss als Biogefahrstoff entsorgt werden (Sterilisation, Verbrennung). Die Vorschriften zur Verpackung und zum Versand der Proben sind einzuhalten.

Beobachtung von Kontaktpersonen auf die Entwicklung von Fieber!

Pflege

Geeignete Zimmer mit Schleuse zur Materialvor- und -nachbereitung verwenden.
Vitalzeichen-Monitoring.
Für Linderung der Symptome sorgen:
• Temperatursenkende Maßnahmen
• Ausreichendes Schmerzmittelregime
• Konjunktivitisprophylaxe
Vorsichtige Mund-, Nasenpflege (keine Zahnbürste verwenden, Gefahr von
Schleimhautläsionen).
Schleimhautreizende Anlage von Drainagen (Dauerkatheter, Magensonde,
Darmrohr ...) nur nach Absprache mit dem Arzt.

Hantavirus-Infektion

Verschiedene Varianten dieses RNA-Virus sind in unterschiedlichen Regionen
weltweit verbreitet und rufen regional differente Krankheitsbilder hervor (siehe
Symptome). Es handelt sich um eine Zoonose mit Nagetieren als Hauptreservoir.
Die Schwere der Erkrankung ist interindividuell sehr verschieden, nur ein geringerer Teil der Infizierten (ca. 10 %) erkrankt mit dem Vollbild.

Übertragung

Die Übertragung erfolgt durch Kontakt mit Ausscheidungen von Nagetieren
(Ratten, Mäuse etc.), auch über kontaminiertes Wasser (offene Gewässer, Klär-
anlagen) oder Inhalation von zu Staub zerfallenem, infiziertem Kot. Die Inkubationszeit beträgt ca. 2–3 Wochen.

Symptome

Die in Europa endemischen Hantavirus-Stämme (Puumala-Virus) rufen im Vollbild der Erkrankung eine fieberhafte Erkankung mit interstitieller Nephritis und
transientem Nierenversagen (Nephropathia epidemica) hervor. Die Erkrankung
wird von unspezifischen Allgemeinsymptomen (Kopfschmerz, abdomineller
Schmerz) begleitet, die Letalität ist gering.
  Virusstämme, die in Asien verbreitet sind, rufen schwerere Symptome hervor:
Hier kann das Nierenversagen durch hämorrhagische Symptome und Schock
mit Letalität um 5 % kompliziert sein. Die Rekonvaleszenzphase ist lang.

Die schwerste Manifestation der Hantavirus-Infektion ist das „Hantavirus-pulmonale-Syndrom", das im Süden der USA und in Südamerika vorkommt und durch eine fulminante interstitielle Pneumonie mit Lungenödem und hoher Letalität gekennzeichnet ist.

Diagnostik

Serologie, evtl. PCR oder Antigennachweis aus dem Urin.

Therapie

Evtl. Versuch mit Ribavirin, in frühen Stadien von „Hantavirus-pulmonalem-Syndrom" oder „Hantavirus hämorrhagischem Fieber mit Nierenversagen". Ansonsten supportiv, ggf. Intensivtherapie.

Hygiene

Meldepflicht!
Ausscheidungen von Patienten sind infektiös! Kontaktisolation zur Vermeidung von Schmierinfektionen.
   Abschließende Desinfektion von Zimmer und Nasszelle/Toilette.

Pflege

Kreislaufüberwachung.
Ausscheidungsüberwachung/Flüssigkeitsbilanzierung.
Temperatursenkende Maßnahmen.
   Patienten sind kreislauflabil (Dysfunktion des Gefäßtonus) -> Kollapsneigung bei Mobilisation.
U.U. Photophobie -> Räume abdunkeln.
   Ausreichendes Schmerzmittelregime beachten (Kopf-/Gliederschmerzen, abdominelle Schmerzen).
   Patienten mit Nierenversagen müssen engmaschig bilanziert werden. Sie können nach wenigen Tagen der oligurischen Niereninsuffizienz rasch in die polyurische Phase übertreten.
   Unterweisung des Patienten über Hygienemaßnahmen nach Toilettenbesuch (Händereinigung, Händedesinfektion).

Hämolytisch-urämisches Syndrom

Das hämolytisch-urämische Syndrom ist ein lebensbedrohliches Krankheitsbild, das durch eine Infektion mit Shiga-Toxin-bildenden Coli-Bakterien (meist *E. coli* O 157) hervorgerufen wird. Diese Coli-Bakterien haben die Fähigkeit zur Produktion dieses Toxins von Shigellen-Stämmen übernommen. Die Resorption des Toxins führt bei einem Teil der infizierten Personen, insbesondere bei Kindern zur Schädigung des Endothels und nachfolgend zur Verbrauchskoagulopathie mit Nierenversagen und Hämorrhagie.

Shiga-Toxin-bildende Coli-Stämme sind bei Rindern und anderen Nutztieren verbreitet und werden mit dem Kot ausgeschieden, d.h. es handelt sich um eine Zoonose.

Übertragung

Die Übertragung erfolgt durch fäkal verunreinigte Nahrungsmittel (z.B. durch asymptomatisch ausscheidende Tiere oder auch Menschen, Milchprodukte, ungenügend erhitztes Fleisch etc.). Die Inkubationszeit beträgt wenige Tage, wenige (ca. 100) Keime sind für eine Infektion ausreichend.

Symptome

Zunächst ist die Erkrankung durch eine Enteritis-Symptomatik mit schwerer, wässriger, z.T. blutiger Diarrhoe gekennzeichnet. In einer zweiten Phase, nach Besserung der Diarrhoe, kann in einem Teil der Personen das hämolytisch-urämische Syndrom auftreten mit oligurischem Nierenversagen, Verbrauchskoagulopathie, Thrombopenie und evtl. neurologischen Störungen.

Diagnostik

Stuhlkultur auf Spezialnährböden, Nachweis der Toxinbildung über PCR. Klinisch durch Nachweis von Thrombozytopenie, sehr ausgeprägter Leukozytose, Verbrauchskoagulopathie, Fragmentozyten im Blut, zusammen mit anderen Allgemeinsymptomen, die auf eine Störung der Kapillarperfusion hinweisen (neurolog. Störungen etc.) bei vorausgegangener Durchfallserkrankung.

Therapie

Eine antibiotische Therapie sollte wegen potenzieller Verschlimmerung der Symptomatik nicht durchgeführt werden. Therapie der Wahl ist die Plasmapherese, die täglich, über die Normalisierung der Thrombozyten hinaus, fortgesetzt werden sollte.

Hygiene

Meldepflicht!
Strikte Kontaktisolation von Erkrankten. Die Ausscheidung von Shiga-Toxin-bildenden *E. coli* kann nach der Infektion symptomfrei über Monate erfolgen. Überwachungskulturen sind erforderlich. Für Ausscheider keine Arbeit in Lebensmittel verarbeitenden Betrieben!

Pflege

Patienten mit akutem hämolytisch-urämischen Syndrom benötigen in der Regel eine Überwachung und Therapie auf der Intensivstation.
Vitalmonitoring, evtl. kreislaufunterstützende Therapie.
Respiratorische Überwachung/O_2-Therapie/Beatmung.
Volumen-/Elektrolytsubstitution.
Ggf. gerinnungssubstituierende Therapie/Transfusionstherapie.
Ggf. Nierenersatztherapie.
Siehe auch -> **Enteritis.**

Harnwegsinfektionen (untere, obere): Zystitis, Pyelonephritis

Aus anatomischen Gründen (deutlich kürzere Harnröhre) sind Frauen durch Harnwegsinfekte viel häufiger betroffen als Männer, bei denen Harnwegsinfekte ohne urologische Anomalien eine Rarität darstellen.

Übertragung

Es handelt sich in den allermeisten Fällen um eine aszendierende Infektion, daher auch vorwiegend „fäkales" Keimspektrum (*E. coli*, Enterokokken, *Proteus* etc.). Sollte *S. aureus* nachgewiesen werden, so kann dies als Hinweis auf eine hämatogene, deszendierende Infektion gewertet werden und der Patient sollte auf mögliche Ursachen einer *S.-aureus*-Bakteriämie untersucht werden.

Symptome

Dysurie, Pollakisurie, Druck im Unterbauch, leichtes Fieber. Bei höherem Fieber, Schüttelfrost und Schmerzen im Nierenlager an Pyelonephritis denken.
Einige Frauen entwickeln regelmäßig nach dem Koitus einen Harnwegsinfekt (Honeymoon-Zystitis), bedingt durch ein bei diesen Patientinnen sehr leichtes Anhaften von Bakterien auf Harnwegs-Epithelien.

Diagnostik

Die unkomplizierte Zystitis der Frau benötigt keine mikrobiologische Diagnostik, sondern es kann direkt ein empirischer Therapieversuch gestartet werden. Bei jedem Harnwegsinfekt bei Männern und beim Rezidivinfekt der Frau bzw. bei fehlendem Ansprechen auf empirische Therapie Uricult aus Mittelstrahlurin, bei Pyelonephritis Uricult und Blutkulturen.

Therapie

- Unkomplizierte Zystitis:
  z.B. Cotrimoxazol 2 x 960 mg p.o./Tag („forte"-Tbl.) oder Amoxicillin 3 x 1 g p.o./Tag oder Ciprofloxacin 2 x 250 mg p.o.
  Therapiedauer: bei Frauen 3–5 Tage, bei Männern immer mindestens 7–10 Tage.
- Pyelonephritis:
  z.B. Amoxicillin-β-Laktamase-Inhibitor-Kombination (z.B. Augmentan®) 3 x 2,2 g i.v., oder Ciprofloxacin 2 x 500 mg i.v. oder p.o., ansonsten nach Antibiogramm.
  Therapiedauer: 14 Tage.
- Honeymoon-Zystitis: prophylaktische Einnahme einer Dosis eines Antibiotikums nach dem Geschlechtsverkehr. Langfristig problematisch wegen Resistenzentwicklung, aber dieses Beschwerdebild ist ansonsten eine therapeutische (und schließlich psychosomatische!) Crux.

Asymptomatische Harnwegsinfektionen finden sich häufig vor allem bei älteren, adipösen Frauen. Diese müssen nicht behandelt werden. Asymptomatische Harnwegsinfektionen sollen nur bei Schwangeren und bei immunkompromittierten Patienten konsequent behandelt werden.

Hygiene

Keine besonderen Maßnahmen, außer bei multiresistenten Erregern.

Pflege

Patienten mit Harnwegsinfekt sollen viel Flüssigkeit zu sich nehmen.

Patientenhinweis: Bestehen keine Gründe für eine Flüssigkeitsrestriktion, Flüssigkeitszufuhr bis ein heller, klarer, sediment- und geruchsfreier Urin ausgeschieden wird.

Bei Dysurie zusätzliche Gabe eines Spasmolytikums.

Bei Unterbauchbeschwerden kann Wärmezufuhr (z.b. feuchtwarme Bauchkompressen) lindernd wirken.

Hautinfektionen (bakteriell): Erysipel, Impetigo, Phlegmone, Furunkel

Die klassischen Weichteilinfektionen der Haut werden durch β-hämolysierende Streptokokken und *S. aureus* hervorgerufen:

Streptokokken der Gruppen A–S	Erysipel
	Impetigo
	Phlegmone
S. aureus	Furunkel, Karbunkel
	eitrige Wundinfektionen

Übertragung

S. aureus kommt bei bis zu 30 % der Menschen als Keim der residenten, normalen Hautflora vor. Streptokokken kommen ebenfalls als normale Flora der Mundhöle vor, dabei handelt es sich jedoch nicht um diejenigen Stämme, welche Weichteilinfektionen verursachen.

Prädisponierend für Infektionen der Haut sind kleine Verletzungen der Hautintegrität wie z.B. Risse, Fußpilz, oder Bagatell-Infektionen (Follikulitis) häufig in Verbindung mit lokalen Perfusionsstörungen und verminderter lokaler Immunität, z.B. bei Diabetes mellitus.

Symptome

- Erysipel: rasch progrediente Infektion der oberflächlichen Hautschichten
- Impetigo: eitrige Infektion der Haut („honiggelbe" Kruste), vor allem bei Kindern, im Gesicht
- Furunkel, Karbunkel: einschmelzende Infektion
- Phlegmone: flächige Infektion.

Diagnostik

Die Weichteilinfektionen der Haut weisen typische klinische Aspekte auf und können so diagnostiziert werden. Bei üblicherweise durch *S. aureus* hervorgerufenen Infektionen evtl. Mikrobiologie sinnvoll (Abstrich) zum Ausschluss von MRSA bei Risikopatienten.

Therapie

Die Therapie richtet sich nach dem aufgrund der klinischen Präsentation wahrscheinlichsten Erreger. Die Erysipel und Impetigo hervorrufenden Streptokokken der Gruppen A–S in Deutschland sind normalerweise hoch empfindlich auf Penicillin, weshalb dies für diese Infektionen Mittel der Wahl darstellt: Penicillin G 4 x 2,5 Mio. I.E. i.v./Tag bis 3 Tage nach Entfieberung bzw. je nach Lokalaspekt. Reserveantibiotika sind Cephalosporine der Gruppe 1–3a, evtl. Clindamycin oder Vancomycin.

Für die durch *S. aureus* hervorgerufenen Infektionen kommt klassisch ein Staphylokokken-wirksames Penicillin (Flucloxacillin), alternativ Cephalosporine der Gruppe 1 oder 2, evtl. Clindamycin und für MRSA Vancomycin in Frage. Einschmelzende Abszesse sollen durch Inzision drainiert werden.

Hygiene

Peinlich genaue Händedesinfektion. Generelles Tragen von Handschuhen, besonders bei Personen mit Risiko für MRSA (chronische Wunden, multiple Krankenhausaufenthalte, Altersheim-Bewohner). Bei diesen prädisponierten Personengruppen empfiehlt sich ein gezieltes MRSA-Screening zum Verdachtsausschluss.

Bei Impetigo dürfen Kinder erst nach klinischer Heilung wieder in den Kindergarten bzw. in die Schule.

Pflege

Ruhigstellung (auf Thromboseprophylaxe achten!).
Hochlagerung der betroffenen Extremität.
Kühlung/kühlende Umschläge.

Haut-Parasitosen: Läuse, Skabies, Flöhe, Zecken

Diese Parasitosen der Haut treten unter unhygienischen Bedingungen auf und
sind in vielen Ländern der Welt weit verbreitet.

Übertragung

- Läuse, Skabies, Flöhe: direkter (Haut-)Kontakt mit infiziertem Patienten über
  infizierte Kleidungsstücke
- Die Skabies ist sehr kontagiös bei Hautkontakt; Gefahr für das Pflegepersonal! Handschuhe!
- Zecken: Aufenthalt am Waldrand, im Gestrüpp, im Garten.

Symptome

Alle Parasitosen der Haut jucken, bei Zecken allerdings erst, wenn das Tier bereits viele Stunden in der Haut steckte. Juckreiz, Rötung an der Stichstelle.

Läuse	Charakteristische „Nissen" an den Haaren des Kopfes oder im Genitalbereich
Skabies	Charakteristische Gänge in der Haut, extremer Juckreiz
Flöhe	Flohstiche: typische kleinfleckige, gruppierte Blutungen
Zecken	Rötung an der Einstichstelle, evtl. Schmerz. Eine meist < 1 cm große, ortsständige, bei oder früh nach der Entfernung der Zecke auftretende Rötung als Reaktion auf den Stich muss vom Erythema migrans, der -> **Borreliose** Stadium I abgegrenzt werden. Das Erythema migrans ist eine wandernde, ringförmige Rötung mit zentraler Abblassung, die meist eher spät (ca. 1 Woche nach Entfernung der Zecke) auftritt.

Diagnostik

Der makroskopische Aspekt ist in den meisten Fällen diagnostisch. Evtl. mikroskopische Untersuchung.

Therapie

Läuse	Lindan, Pyrethrin oder Permethrin-haltige Lotionen bzw. Shampoos, Anwendung nach Gebrauchsanweisung des Präparates, evtl. wiederholt
Skabies	Benzylbenzoat oder Lindan-haltige Lotionen bzw. Salben
Flöhe	Reinigung der Kleidungsstücke, evtl. Lindan-haltige Lösungen
Zecken	Entfernung der Zecke mit einer spitzen Pinzette oder speziellen Zecken-Pinzetten durch Fassen direkt oberhalb der Haut. Der Hinterleib der Zecke darf dabei nicht gequetscht werden!

Hygiene

Ausbrüche von Läusen, Flöhen, Skabies in einer Gemeinschaftseinrichtung sind *meldepflichtig*.

Bei Patienten im Krankenhaus ist Einzelzimmer und Kontaktisolation nicht vorgeschrieben, aber oft sinnvoll. Mit Flöhen kontaminierte Wäsche muss zur Kochwäsche oder Infektionswäsche mit thermischer Desinfektion.

Es wird geraten, alle Mitglieder einer betroffenen Familie bzw. Lebens- oder Wohngemeinschaft zu behandeln.

Auch Wäsche, Toilettenartikel, Kämme, Textilien in der Wohnung müssen gereinigt und desinfiziert werden.

Wiederzulassung zu Kindergarten, Schule etc. nach Behandlung und Abheilung der betroffenen Hautherde; bei Lausbefall mit Attest des Amtsarztes (in verschiedenen Ländern unterschiedlich geregelt).

Pflege

Symptomatisch Juckreiz-stillende Mittel.

Hepatitis A, B, C, D, E

Diese Viren stellen die klassischen Erreger der infektiösen Hepatitis dar. Daneben können auch andere bakterielle (Leptospiren etc.) oder virale (Zytomegalie-Virus, Epstein-Barr-Virus) Erreger eine Begleithepatitis (neben anderen Symptomen) hervorrufen.

- Das Hepatitis-A-Virus ist der klassische Erreger der infektiösen epidemischen Hepatitis.
- Das Hepatitis-E-Virus macht ein Erkrankungsbild, das klinisch dem der Hepatitis A ähnelt. Lediglich Schwangere erkranken sehr schwer, nicht selten mit letalem Ausgang.
- Das Hepatitis-D-Virus ist ein defektes Virus, welches das Hepatitis-B-Virus (chronische Hepatitis B oder zeitgleiche akute Hepatitis B) als „Hilfe" zur Vermehrung benötigt. Es induziert bei primärer Ko-Infektion mit Hepatitis B eine besonders schwere Hepatitis bzw. bei Superinfektion einer bestehenden chronischen Hepatitis B einen ggf. schweren entzündlichen Schub der Hepatitis.

Übertragung

	Übertragungsweg	Inkubationszeit
Hepatitis A, E	fäkal-oral, häufig bei Aufenthalten in Ländern mit geringem hygienischem Standard. Hepatitis A fast weltweit verbreitet; Hepatitis E in Indien, Südamerika	3–6 Wochen
Hepatitis B, C	Blut, Blutprodukte, sexueller Kontakt, Nadelstich- und Schnittverletzungen	1–4 Monate
Hepatitis D	Blut, Blutprodukte, sexueller Kontakt	2 Monate

Hepatitis-A-, -E- und auch Hepatitis-B-Viren sind in der Umwelt lange infektiös.

Symptome

Ikterus, Entfärbung des Stuhls, Fieber, Übelkeit, Inappetenz, Krankheitsgefühl, Schmerzen im rechten Oberbauch wegen Leberkapsel-Spannung. Ca. 70 % der Patienten mit akuter Hepatitis B und fast alle Patienten mit akuter Hepatitis C entwickeln keinen Ikterus!

Laborchemisch: Erhöhung von Bilirubin, LDH, GOT und GPT, mäßig erhöhte Entzündungsparameter. Bei schwerem Verlauf (vor allem Hepatitis B) Einschränkung der Lebersyntheseparameter (Gerinnung, Faktor V, Albumin), in einem kleinen Anteil der Fälle evtl. Leberausfallkoma. Bei chronischem Verlauf bei Hepatitis B oder C evtl. Zeichen einer Leberzirrhose.

Diagnostik

Serologie, bei negativer Serologie und weiter bestehendem Verdacht PCR (für Hepatitis B, C).

Therapie

- Akute Hepatitis (außer Hepatitis C): symptomatisch.
- Die akuten Hepatitiden A und E heilen in der Regel aus, bei ca. 15 % nach etwas längerem Verlauf von wenigen Monaten.
- Chronische Hepatitis B: Therapie-Indikation für Interferon-α oder Lamivudin 100 mg/Tag p.o. bei chronischer Hepatitis B mit dokumentiertem Verlauf > 6 Monate, hoher HBV-Viruslast und erhöhten Transaminasen. Die Konversion zu anti-HBe oder die Eradikation gelingt in 30–40 %. Keine Interferontherapie bei Patienten mit Zirrhose! Der Erfolg der Therapie mit Lamivudin ist durch eine rasche Resistenzinduktion beschränkt. Seit kurzem steht Adefovir zur Verfügung, ein Nukleotid-Analogon mit Aktivität gegen HBV und nur geringer Resistenzinduktion, ohne Kreuzresistenz zu Lamivudin. Lamivudin und Adefovir können auch bei Patienten mit Zirrhose gegeben werden.
- Akute Hepatitis C: Lediglich die akute Hepatitis C stellt eine gute Indikation zur sofortigen Therapie mit Interferon-α und Ribavirin dar. Die Aussichten auf Eradikation des Hepatitis-C-Virus in einer solchen Situation sind mit > 90 % sehr gut.
- Chronische Hepatitis C: Die Hepatitis C wird meist erst im chronischen Stadium diagnostiziert. Es besteht die Indikation zur Therapie mit Interferon-α und Ribavirin. Abhängig vom HCV-Typ und der Viruslast können vor allem mit den neuen pegylierten Interferonen HCV-Eradikationsraten von ca. 50–80 % (je nach HCV-Typ) erreicht werden. Keine Interferontherapie bei Patienten mit Zirrhose!

Hygiene

*Meldepflichtig sind Verdacht, Erkrankung und Tod an allen **akuten** infektiösen Hepatitiden.*

Kontaktisolation für Patienten mit Hepatitis A, E. Diese Patienten sollten eine eigene Toilette benutzen und auf eine hygienische Händereinigung/-desinfektion nach Toilettenbesuch hingewiesen werden. Patienten mit Hepatitis A und E dürfen nicht im Lebensmittel verarbeitenden Bereich tätig sein. Dabei ist zu berücksichtigen, dass bei diesen Erkrankungen infektiöse Viren noch Wochen nach der Infektion ausgeschieden werden können!

Vorsicht beim Umgang mit Blutprodukten von Patienten mit Hepatitis B, C (-> Nadelstichverletzung).

In Einzelfällen sind Übertragungen von Hepatitis B über Lebensmittel (rohes Fleisch) nach Schnittverletzungen von chronisch Hepatitis-B-infizierten Beschäftigten in der Fleischverarbeitung beschrieben worden.

Wiederzulassung zu Schule etc. bei Hepatitis A frühestens 2 Wochen nach Auftreten der ersten Symptome bzw. 1 Woche nach Beginn des Ikterus. Bei Hepatitis B, C keine Einschränkungen (je nach klinischem Befinden).

Pflege

Patienten benötigen viel Ruhe (anfangs meist Bettruhe, dann schonende Belastung).

Bei bestehender Inappetenz auf ausreichende Ernährung achten (Leberschonkost).

Bei Juckreiz ggf. juckreizstillende Mittel und gute Hautpflege.

Krankenbeobachtung:
- Überwachung der Bewusstseinslage (Ammoniak-Anstieg, hepatisches Koma)
- Foetor hepaticus
- Überwachung auf Gerinnungsstörungen (Blutungen)
- Überwachung der Ausscheidungen (acholischer Stuhl, Bilirubinurie)
- Bei gleichzeitigem Drogenabusus Überwachung auf Entzugssymptome, ggf. Substitution.

Unter Interferon-Therapie ist die regelmäßige Überwachung der Patienten auf Blutbildveränderungen (Leuko- und Thrombopenie) sowie auf psychische Veränderungen (Depression) erforderlich. Diese Nebenwirkungen können zur Dosisreduktion oder zum Abbruch der Therapie führen.

Auf ausreichende symptomatische Therapie unter Interferon-Gabe achten (z.B. Paracetamol).

Herpes simplex

Das *Herpes-simplex*-Virus (HSV) existiert in 2 Varianten: Typ 1 und Typ 2. HSV-Typ-1 ruft hauptsächlich die charakteristischen „Lippenbläschen" hervor, HSV-Typ-2 den *Herpes genitalis*, eine Geschlechtskrankheit. Das *Herpes-simplex*-Virus persistiert in den Nervenzellen im Sinne einer latenten Infektion und wird von dort aus wiederholt reaktiviert.

Neben diesen beiden Orten, an denen Herpes simplex regelhaft gefunden wird, können selten und vor allem bei Immunkompromittierten auch eine Reihe von anderen Organsystemen durch HSV betroffen sein (z.B. Ösophagitis, Enzephalitis).

Übertragung

Die primäre Infektion mit HSV-Typ-1 tritt meist im Kindesalter entweder asymptomatisch oder in Form einer eitrig-ulzerierenden Gingivitis auf; die Übertragung erfolgt durch Tröpfchen oder Kontakt mit Speichel eines Virusträgers mit einer Inkubationszeit von ca. 7 Tagen.

Endogene Reaktivierungen treten häufig in Phasen relativer „Immunschwäche" auf, z.B. bei verschiedenen, auch banalen Infektionen. Manche Personen erleiden sehr häufige, fast regelmäßige Reaktivierungen, z.B. nach Sonnenexposition oder Frauen zum Zeitpunkt der Menstruation.

Bei schwerem zellulärem Immundefekt (AIDS, nach Knochenmarktransplantation) können chronische oder rezidivierende orale (Mukositis) oder genitale Herpes-Infektionen ein besonders unangenehmes und schwer behandelbares Problem darstellen.

Symptome

Die Ausprägung der Symptomatik ist interindividuell sehr verschieden, die Spanne reicht von asymptomatischem Verlauf bis zu schwerer Erkrankung. Die Primärinfektion mit jedem der beiden Typen verläuft in der Regel schwerer als die Reaktivierungen. Diese beginnen mit einem Jucken/Brennen im betroffenen Bereich, schließlich treten die charakteristischen Bläschen mit wasserklarer Flüssigkeit auf, welche z.T. eitrig umgewandelt werden und schließlich ulzerieren. Bei oraler HSV-Infektion finden sich die schmerzhaften Läsionen an den Lippen und an der Wangenschleimhaut, bei *Herpes genitalis* an der Glans penis und am Penisschaft, bzw. an den Labien oder der Portio oder der Vagina, evtl. auch perianal.

Besonders bei chronischen Herpes-Läsionen bei Immunkompromittierten sind diese Ulzera u.U. schwer zu therapieren.

Sehr selten können auch andere Organsysteme durch HSV-Infektionen betroffen sein, u.a. das ZNS (HSV-Enzephalitis, sporadisch auftretend, keine direkte Assoziation zu Immundefekt), sowie die praktisch nur bei schwerem Immundefekt auftretenden HSV-Ösophagitis oder -Enteritis, HSV-Hepatitis oder HSV-Pneumonitis.

Bei HSV-Infektion des Genitalbereiches von Schwangeren ist eine Schnittentbindung zur Verhinderung der Infektion des Neugeborenen indiziert.

Diagnostik

Häufig reicht der makroskopische Aspekt zur klinischen Diagnose aus. Bläscheninhalt und Liquor kann mittels PCR auf das Vorhandensein von HSV untersucht werden.

Für die HSV-Enzephalitis ist der Kernspinbefund mit bitemporalen Läsionen pathognomonisch und rechtfertigt eine empirische Therapie mit Aciclovir.

Therapie

Primärinfektion: Therapie nur bei *Herpes genitalis* mit oralem Aciclovir (5 x 200–400 mg/Tag p.o.) über 5 Tage.

Reaktivierung:

- Oro-labiale HSV-Infektion: topische Therapie mit Aciclovir-Salbe über wenige Tage, wobei mit Salbe nur bei einem frühen Rezidiv behandelt werden darf, d.h. bei Kribbeln/beginnender Rötung. Wenn bereits Bläschen vorliegen (evtl. sogar aufgebrochene), ist die topische Therapie nicht mehr wirksam, es werden im Gegenteil die Viren noch verteilt.
- Genitale HSV-Infektion: Therapie mit oralem Aciclovir (5 x 200–400 mg/Tag p.o.) über 5–7 Tage. Häufige Rezidive (vor allem bei Immundefekt) rechtfertigen eine Suppressionstherapie über Monate.

Alle systemischen, potenziell lebensbedrohlichen Formen der HSV-Infektion benötigen i.v.-Therapie in einer Dosis von 3 x 10–12 mg/kg KG Aciclovir über ca. 2 Wochen.

Hygiene

Beachte die Möglichkeit der Infektion des Nagelbettes, wenn floride Herpes-Läsionen mit ungeschützten Händen berührt werden. Daher: Einhaltung der üblichen Hygienemaßnahmen (Handschuhe).

Keine Isolationsmaßnahmen erforderlich, da meist endogene Infektion.

Pflege

Orale und genitale HSV-Läsionen können sehr schmerzhaft sein, daher ggf. Lokalanästhetika applizieren.

Bei organbezogen auftretenden HSV-Infektionen gelten die jeweiligen Pflege- und Überwachungskriterien für das entsprechende Organsystem.
-> **Enzephalitis**, -> **Pneumonie**.

Herpes zoster, Windpocken (Varizellen)

Das *Herpes-zoster-* bzw. *Varizella-zoster-*Virus (VZV) verursacht zwei Krankheitsbilder: Windpocken und Gürtelrose (Zoster). Windpocken ist das Krankheitsbild als Primärinfektion mit Varizellen, eine häufige Kinderkrankheit. Das VZV persistiert nach der Primärinfektion im Körper in den Spinalganglien und kann von dort aus reaktiviert werden, üblicherweise im Alter oder als Ausdruck einer Schwächung des Immunsystems. Die reaktivierte VZV-Infektion manifestiert sich als Gürtelrose (Zoster).

Übertragung

Tröpfcheninfektion oder Schmierinfektion, hochinfektiös. Nicht-immune Personen können sich an Patienten mit Varizellen oder Zoster infizieren und erkranken immer mit Varizellen, während sich eine immune Person weder an einem Patienten mit Zoster, noch mit Varizellen infizieren kann.

Symptome

Nach einer Inkubationszeit von ca. 14 Tagen beginnen die Varizellen mit hohem Fieber und einem makulösen Exanthem, das sich in rötliche Papeln umwandelt, aus denen sich rasch Bläschen mit charakteristischer zentraler Delle entwickeln. Diese Effloreszenzen jucken stark. Neben der Haut kann auch der behaarte Kopf und die Schleimhäute sowie die Augen betroffen sein. Die Bläschen trocknen unter Krustenbildung ein, doch es bilden sich über einen Zeitraum von mehreren Tagen laufend neue Läsionen, so dass zeitgleich Läsionen in allen Stadien vorliegen („Sternenhimmel"). Patienten mit Immundefekt erkranken schwerer mit mehr Läsionen an der Haut und protrahiertem Verlauf. Bei diesen Patienten können auch Organe wie ZNS und Lunge betroffen werden.

Der Zoster als Ausdruck der endogenen Reaktivierung des VZV kann im späteren Leben auftreten, entweder in Phasen der erworbenen oder Therapie-induzierten Immundefizienz (AIDS, Non-Hodgkin-Lymphome, Chemotherapie, chronische Kortikosteroidtherapie etc.), auch in Phasen von physischem und/oder psychischem Stress, oder (relativ physiologisch) im Senium. Die Hautläsionen sind denen der Varizellen identisch, allerdings üblicherweise auf ein (oder wenige) Dermatom(e) beschränkt; auch das Auge (N. trigeminus) kann betroffen sein. Unter Immunsuppression kann sich ein generalisierter Zoster entwickeln. Der Zoster birgt als Komplikation die postherpetische Neuralgie, ziehende, brennende, sehr unangenehme und auf übliche analgetische Therapie nicht ansprechende Schmerzen.

Diagnostik

Meistens ist der charakteristische makroskopische Aspekt für die Diagnose ausreichend. Aus den Bläschen kann das Virus mittels PCR oder durch Virusisolation nachgewiesen werden. Es existiert eine Serologie, welche die Immunität einer Person nachweisen kann, aber nicht zur Akutdiagnostik geeignet ist.

Therapie

Unkomplizierte Varizellen benötigen keine Therapie.

Patienten mit Zoster sollten immer frühzeitig (erste 3 Tage!) antiviral behandelt werden, da dadurch das Risiko für eine postherpetische Neuralgie gesenkt wird.

Die Therapie erfolgt durch Aciclovir, wobei höhere Dosierungen notwendig sind als zur Therapie der Herpes-simplex-Infektion: 5 x 800 mg Aciclovir p.o. für 7 Tage (alternativ, evtl. teurer: Valaciclovir 3 x 1 g p.o., Famciclovir 3 x 250 mg p.o.). Die Gabe von Kortikosteroiden reduziert das Neuralgie-Risiko zusätzlich.

Für Patienten mit Immundefekt wird die intravenöse Therapie empfohlen: 3 x 10–12 mg/kg KG Aciclovir i.v. für 10 Tage.

Es existiert mittlerweile eine allgemein empfohlene attenuierte Lebend-Vakzine, die auch nicht-immune Personen erhalten sollten, die in die Versorgung von (ggf. nicht-immunen!) Personen mit Immundefekt involviert sind.

Vermutlich ist die Impfung mit dieser Vakzine im mittleren Lebensalter geeignet, die Häufigkeit des Auftretens von Zoster im Alter zu reduzieren.

Hygiene

Patienten mit Herpes zoster sollten ein Einzelzimmer erhalten. Bei großflächigen Läsionen Kontaktisolation. Personen, die keine Immunität gegen *Varizella-zoster*-Virus aufweisen (d.h. keine Windpocken durchgemacht haben), sollten nicht in die Pflege von Patienten mit Zoster oder Varizellen involviert werden. Patienten mit Herpes zoster müssen entfernt von Patienten mit schwerem Immundefekt (z.B. nach Knochenmarktransplantation), insbesondere von immunsupprimierten Kindern untergebracht werden.

Bei Besuchswunsch von Kindern auf Pflegestationen mit (potenziell) immunsupprimierten Patienten, z.b. Intensivstationen, muss abgeklärt werden, ob im persönlichen Umfeld des Kindes Varizellen-Infektionen aufgetreten sind (Kindergarten, Schule …).

Wiederzulassung von Kindern zu Kindergarten, Schule etc. bzw. Zoster-Erkrankten zum öffentlichen Leben frühestens 5 Tage nach Eintrocknen der Effloreszenzen.

Pflege

Zink-Lotion wird zur topischen Therapie der Läsionen von Varizellen oder Zoster empfohlen, da es Juckreiz-stillend und austrocknend auf die Läsionen wirkt.

Temperatursenkende Maßnahmen.

Auf ausreichendes Schmerzmittelregime achten! Ggf. schmerztherapeutisches Konsil anfordern.

Sofern der Patient den Druck von Kleidung, Bettdecke etc. nicht toleriert, Bettbogen o.Ä. zur Druckentlastung ins Bett einlegen.

Bei Augenbeteiligung auf Lidschluss achten, Sekrete entfernen, angemessene Augenpflege.

HIV, AIDS

Die HIV-Infektion und das dadurch ausgelöste erworbene Immunschwäche-Syndrom (AIDS) ist die bedeutendste neue Infektionskrankheit der letzten beiden Jahrzehnte. Sie hat insbesondere in Afrika und Asien, wo die höchste HIV-Durchseuchung mit regional > 30 % der jungen, sexuell aktiven Bevölkerung besteht, erhebliche Auswirkungen auf die Sozialstruktur. Zudem wird durch eine hohe HIV-Durchseuchung wegen der Abwehrschwäche der Betroffenen der Weg für andere Infektionen, wie z.B. die Tuberkulose, bereitet, die wiederum nicht nur HIV-Positive infizieren können.

Gemessen an der globalen Katastrophe ist die soziale Auswirkung von HIV und AIDS in den Industrienationen gering, hier steht das Einzelschicksal im Vordergrund. In den Industrienationen mit gut entwickelten Gesundheitssystemen kann allerdings der Verlauf der HIV-Infektion und damit das Schicksal der Betroffenen durch hochaktive antiretrovirale Therapie günstig beeinflusst werden.

Übertragung

Die Übertragung von HIV erfolgt durch Blut, Blutprodukte und Genitalsekrete; weltweit spielt der (heterosexuelle) Geschlechtsverkehr sicherlich die größte Rolle bei der Übertragung. In Deutschland und Europa ist die HIV-Infektion immer noch weitgehend auf Risikogruppen beschränkt, mit homosexuellen Kontakten als dem führenden Risikofaktor, gefolgt von der Übertragung über kontaminierte Spritzbestecke von i.v. Drogenabhängigen (vor allem in südeuropäischen Ländern).

Das Übertragungsrisiko bei Geschlechtsverkehr mit einem HIV-infizierten Partner beträgt < 0,5 % pro Kontakt, steigt jedoch deutlich an, wenn die Genitalschleimhäute (bzw. die Rektumschleimhaut bei homosexueller Praktik) verletzt und/oder durch andere sexuell übertragbare Infektionen entzündet sind.

Das Risiko der Übertragung von HIV durch eine -> **Nadelstichverletzung** im medizinischen Bereich oder durch „needle sharing" bei Drogenabhängigen liegt bei ca. 0,3 % und ist abhängig von der Viruslast des Übertragenden, vom Grad der Kontamination der Nadel und vom Nadeltyp (Hohlnadel höheres Risiko als chirurgische Nadel).

Symptome

Die Inkubationszeit der HIV-Infektion liegt bei durchschnittlich 3 Wochen (2 Wochen bis wenige Monate). Die akute HIV-Infektion entspricht einem schweren, über 1–2 Wochen andauernden „viralen Syndrom" mit Fieber, Muskelschmerzen, Lymphknotenschwellung, evtl. auch Exanthem. Nach dieser akuten Phase folgt eine Latenzphase von mehreren Jahren, in der die HIV-Infizierten keine Symptome aufweisen. In dieser Phase wird durch andauernde Vermehrung des HIV in T-Helfer-Zellen des Organismus die Anzahl dieser für die Immunregulation essenziellen Zellen vermindert, bis sich nach durchschnittlich 8–10 Jahren ein Immundefekt einstellt. Die T-Helfer-Zellen sind in diesem Stadium meist auf < 200/µl (Normwert: 500–1500/µl) abgefallen. In dieser Phase findet sich häufig eine generalisierte Lymphknotenschwellung und Allgemeinsymptome wie Fieber, Gewichtsverlust, Nachtschweiß. Bei weiterem Fortschreiten des Immundefektes können „opportunistische Infektionen" oder Malignome auftreten, was als „AIDS" bezeichnet wird. Eine Liste der opportunistischen Infektionen und Malignome, die diese Diagnose zulassen, zeigt die Tabelle 3.

Tab. 3: Infektionen und Erkrankungen, welche die Diagnose „AIDS" bei einem HIV-positiven Patienten erlauben.

Infektionen	Neoplasien	Allgemeinsymptome

- Pneumocystis-carinii-(jiroveci)-
  Pneumonie
- Toxoplasmose-Enzephalitis
- Extrapulmonale Kryptokokken-
  Infektion (-> **Meningitis**)
- Tuberkulose
- Atypische Mykobakteriose
- CMV-Retinitis (oder andere
  system. CMV-Infektion)
- Candida-Infektion von Trachea,
  Ösophagus
- Coccidioido-Mykose oder
  Histoplasmose (disseminiert)
- Kryptosporidien- oder Isospora-
  Enteritis (> 1 Monat)
- Chronische Herpes-Infektion
  (> 1 Monat)
- Rezidivierende Pneumonie
- Progressive multifokale
   Leukenzephalopathie
  (JC-, BK-Virus)
- Rezidivierende Salmonellen-
  Sepsis
	- Kaposi-Sarkom
	- Non-Hodgkin-
	  Lymphom, Burkitt-
	  Lymphom
	- Invasives Cervix-
	  Ca
		- Ungewollter
		  Gewichtsverlust
		  > 10 % des Körper-
		  gewichtes
		  +/- Durchfall
		  > 1 Monat
		  +/- weitere Symp-
		  tome wie Nacht-
		  schweiß etc.
		- HIV-Enzephalo-
		  pathie
		- Lymphoide intersti-
		  tielle Pneumonie

Nur zu statistischen Zwecken teilen die amerikanischen Centers for Disease Control (CDC) die HIV-Infektion nach der T-Helferzell-Zahl und der Symptomatik in eine Klassifikation ein (CDC 1993):

		T-Helfer-Zellen/µl		
		>500	200–500	<200
Symptomatik	Asymptomatisch oder akute HIV-Infektion	A 1	A 2	A 3
	Symptomatisch*, aber kein AIDS	B 1	B 2	B 3
	AIDS	C 1	C 2	C 3

* z.B. Soor, Tuberkulose, Gürtelrose etc.

Der Begriff „symptomatisch" beim „Beschwerdebild" der HIV-Infektion bezeichnet Infektionen und Symptome, die auf eine Immunschwäche hinweisen können, jedoch nicht die Falldefinition „AIDS" erfüllen.
Dazu gehören:
Oropharyngeale oder vulvovaginale Candidiasis, Dysplasien und Karzinome in situ der Zervix, „B"-Symptomatik mit Gewichtsverlust von 5–10 %, orale Haarleukoplakie, Herpes zoster über mehrere Dermatome, thrombozytopenische Purpura, Polyneuropathie, bazilläre Angiomatose und andere milde konstitutionelle Symptome (z.B. längere Diarrhoe bis 1 Monat Dauer).
Diese Einteilung beschreibt den schlechtesten, von einem Patienten je erreichten Status und wird *nicht* neu eingeteilt, wenn sich der Zustand des Patienten durch antiretrovirale Therapie verbessert. Die T-Helferzell-Zahl in Kombination mit der Viruslast ist daher viel besser zur Beschreibung des aktuellen immunologischen und virologischen Status eines HIV-Patienten geeignet als die CDC-Einteilung.

Diagnostik

Während der Inkubationszeit kann die HIV-Infektion nur mittels p24-Antigen-Test oder HIV-PCR diagnostiziert werden.
Nach ca. 6 Wochen ist in der Regel der serologische HIV-Test positiv (ELISA als empfindlicher, aber weniger spezifischer „Suchtest", Western-Blot-Test als spezifischer, aber aufwändiger „Bestätigungstest"). Dieser muss im Fall der Positivität durch eine zweite, unabhängige Blutentnahme vom Patienten bestätigt werden, bevor die Diagnose „HIV-positiv" gestellt werden darf (Ausschluss von Verwechslungen!).
Zur Einschätzung des Grades und der zu erwartenden Dynamik des Immundefektes sollen bei jedem HIV-positiven Patienten in ca. 3-monatlichen Abständen die Zahl der T-Helfer-Zellen und die Viruskonzentration im Blut bestimmt

werden. Dabei gibt die T-Helferzell-Zahl den aktuellen Grad des Immundefektes und die Viruskonzentration die Dynamik der Entwicklung des Immundefektes an.

Therapie

Seit ca. 1996 die hochaktive antiretrovirale Therapie als Kombination von mindestens 3 synergistisch antiretroviral wirkenden Präparaten verbreitet eingesetzt wurde, hat sich die Prognose der HIV-Infektion in Ländern, in denen diese Therapieformen zur Verfügung stehen, deutlich verbessert. Auch werden opportunistische Infektionen heutzutage nur noch selten beobachtet, und zwar häufiger als Symptom, das zur Erstdiagnose HIV bzw. AIDS führt, denn als Komplikation bei bereits bekannt HIV-positiven Patienten.

Für die hochaktive antiretrovirale Therapie stehen heutzutage knapp 20 verschiedene Präparate mit 4 verschiedenen Wirkprinzipien zur Verfügung bzw. kurz vor der Zulassung:

Wirkprinzip	Wirkstoff	Handelsnamen®
1a) Nukleosidale Reverse-Transkriptase-Inhibitoren	Zidovudin (AZT) Stavudin (d4T) Abacavir (ABC) Lamivudin (3TC) Zalcitabin (ddC) Didanosin (ddI) Emtricitabin (FTC)	Retrovir Zerit Ziagen Epivir Hivid Videx Emtriva
1b) Nukleosidale Reverse-Transkriptase-Inhibitoren	Tenofovir (TDF)	Viread
2) Nicht-Nukleosidale Reverse-Transkriptase-Inhibitoren	Nevirapin (NVP) Efavirenz (EFV)	Viramune Sustiva
3) Protease-Inhibitoren	Indinavir (IDV) Nelfinavir (NFV) Saquinavir (SQV) Ritonavir (RTV) Lopinavir (LPV) Amprenavir (APV) Atazanavir (ATV) Tipranavir	Crixivan Viracept Invirase (INV), Fortovase (FTV) Norvir Kaletra Agenerase Reyataz Tipranavir
4) Fusions-Inhibitoren	Enfuvirtide (T20)	Fuzeon

Die klassische hochaktive antiretrovirale Therapie kombiniert 3 Substanzen, z.b. zwei nukleosidale Reverse-Transkriptase-Inhibitoren aus verschiedenen Untergruppen mit einem Protease-Inhibitor oder einem Nicht-Nukleosidalen Reverse-Transkriptase-Inhibitor.

Kriterium für die Therapieeinleitung ist ein (anhaltender) Abfall der T-Helfer-Zellen < 300/µl bzw. ein Anstieg der Viruslast > 50.000/ml.

Die Parameter T-Helfer-Zellen und Viruskonzentration im Blut werden 1 Monat und 3 Monate nach Therapie-Einleitung und danach in 3-monatigen Intervallen bestimmt. Therapieziel ist die Senkung der Viruslast unter die Nachweisgrenze der Tests von ca. 50 Viruskopien/ml. Dabei kann mit einem deutlichen Anstieg der T-Helferzell-Zahlen als Ausdruck der Verbesserung des Immunstatus gerechnet werden.

Die Einstellung eines Patienten auf eine antiretrovirale Therapie oder ggf. eine Therapieumstellung sollte unbedingt in Zentren erfolgen, die mit diesen Substanzen ausreichend Erfahrung haben, da z.T. erhebliche Wechselwirkungen und Nebenwirkungen zu beachten sind.

Patienten, die sich mit T-Helfer-Zellen < 200/µl vorstellen, sollen eine Antibiotika-Prophylaxe gegen *Pneumocystis carinii (jiroveci)* und Toxoplasmose mit Cotrimoxazol 960 mg p.o. (= 1 „forte" Tbl.) alle 2 Tage erhalten, bis die T-Helfer-Zellen (unter antiretroviraler Therapie) länger als 3 Monate auf deutlich > 200/µl angestiegen sind.

Hygiene

Übliche Hygiene ist bei normalem sozialem Kontakt und im Krankenhaus ausreichend, keine Isolation notwendig, es sei denn, der HIV-Infizierte leidet an anderen übertragbaren Infektionen, wie z.B. Tbc oder Herpes zoster. Vorsicht und Aufmerksamkeit bei der Blutentnahme zur Vermeidung einer -> **Nadelstichverletzung**, insbesondere beim Gebrauch von „Butterflies" oder beim Ziehen von Portkatheter-Nadeln.

Pflege

Die Pflege richtet sich nach den konkret auftretenden Krankheitsbildern.

Die psychische Belastung, insbesondere von neu HIV-positiv diagnostizierten Patienten muss beachtet werden. Ggf. müssen diese Patienten an soziale Beratungsstellen und/oder Selbsthilfeorganisationen vermittelt und/oder psychologisch betreut werden.

HNO-Infektionen:
Sinusitis, Mastoiditis, Otitis media, Otitis externa

Infektionen der lufthaltigen Höhlen in den Knochen des Schädels sind häufig. Risikofaktoren für diese Infektionen sind temporäre (z.b. durch Schleimhautschwellung im Rahmen von viralen Infektionen des oberen Respirationstrakts) oder anatomisch angelegte Stenosen (Verkrümmung der Nasenscheidewand, Z.n. rezidivierenden Infektionen mit Vernarbung etc.) in den zu- bzw. abführenden Gängen oder Ostien mit nachfolgendem Sekretstau.

Die Infektionen werden in der Regel durch ortsständige Flora hervorgerufen.

Als „chronisch" wird eine Infektion der Nasennebenhöhlen bzw. des Mittelohres ab einer Dauer von 3 Wochen bezeichnet, in der Regel ist eine anatomische Stenose hierfür verantwortlich.

Die Entwicklung einer Otitis externa wird durch Läsionen der Haut des Gehörgangs begünstigt (z.b. nach Manipulation oder bei langem Aufenthalt im Wasser). Die „maligne" Otitis externa kommt bevorzugt bei Diabetikern vor und greift vom Gehörgang auf tiefer liegende Strukturen über. Sie wird meist durch *Pseudomonas* hervorgerufen und ist wegen dieses Keims und der betroffenen Strukturen oft schwierig zu therapieren.

Übertragung

Infektion durch Standortflora, wie z.B. Streptokokken, Pneumokokken, *Haemophilus, Moraxella.*

Bei der Otitis externa, vor allem bei der „malignen" Otitis externa muss mit *Pseudomonas aeruginosa* gerechnet werden.

Symptome

Fieber, Druck- und Spannungsgefühl spontan oder bei Lagewechsel über der betroffenen Region, lokale Schwellung möglich, evtl. behinderte Nasenatmung, evtl. Schallleitungsschwerhörigkeit durch Schwellung der Schleimhäute und/oder Sekretstau.

Bei der verschleppten Mastoiditis oder Sinusitis besteht die Gefahr des Durchbruchs der eitrigen Entzündung durch die dünne Knochenlamelle der Schädelbasis.

Diagnostik

Klinische Symptomatik, HNO-ärztliche Untersuchung. Bei chronischer Sinusitis oder „maligner" Otitis externa CT des Schädels. Bei der „malignen" Otitis externa Abstrich vom Gehörgang, ggf. intraoperativ entnommene Proben zur mikrobiologischen Untersuchung.

Therapie

Z.B. Amoxicillin/β-Laktamase-Inhibitor-Kombination, orales Cephalosporin der Gruppe 1 oder 2, Makrolid, Fluorochinolon der Gruppe 3 oder 4. Bei der schweren Mastoiditis oder der rezidivierenden Sinusitis HNO-ärztlicher operativer Eingriff.

Wichtig ist die Gabe von abschwellenden Nasentropfen bei Sinusitis und Otitis media, um das Abfließen der (infizierten) Sekrete zu ermöglichen.

Die unkomplizierte Otitis externa kann durch lokale Antibiotika-haltige Tropfen oder Salben behandelt werden. Die „maligne" Otitis externa sollte initial i.v. und in einer Kombinationstherapie aus Piperacillin oder Ceftazidim oder Carbapenem + Fluorochinolon der Gruppe 2 oder 3 behandelt werden. Evtl. operativer HNO-ärztlicher Eingriff.

Hygiene

Keine besonderen Maßnahmen.

Pflege

Bis auf die „maligne" Otitis externa werden die Infektionen im HNO-Gebiet meist ambulant behandelt. Bei Otitis media sollen die abschwellenden Nasentropfen bei überstrecktem Kopf tief in die Nase gegeben werden, so dass sie im Rachen herabfließen und so die Mündung der Eustach'schen Röhre im Rachen abschwellen können.

Durch Nasentropfen verursachte Trockenheit der Schleimhäute kann durch entsprechende Nasenpflege mit geeigneten Salben verbessert werden.

Impetigo

siehe Hautinfektionen (bakteriell), S. 74

Infektionen des männlichen Genitale: Urethritis, Prostatitis, Epididymitis

Epididymitis, Prostatitis und Urethritis sind die Manifestationen von Infektionen im Bereich der männlichen Genitalorgane. Nicht selten sind Infektionen in diesem Bereich durch sexuell übertragbare Erreger hervorgerufen. Daneben kommen für die Prostatitis und die Epididymitis auch andere bakterielle oder virale Erreger oder sogar unspezifische Reize für einen Entzündungszustand in Frage.

Übertragung

Die Infektionen des männlichen Genitale stellen bei jüngeren, sexuell aktiven Männern in der Mehrzahl Manifestationen von -> **Geschlechtskrankheiten** dar, wie Gonorrhoe oder Infektionen durch -> **Chlamydien** oder Mykoplasmen. Nur ein Teil der mit Chlamydien oder Mykoplasmen Infizierten weist Symptome auf.

Bei älteren Männern finden sich als Erreger von Prostatitis oder Epididymitis nicht selten gramnegative Erreger, wie *E. coli* oder *Pseudomonas aeruginosa*, insbesondere bei Patienten mit Prostatahypertrophie oder bei Dauerkatheter-Trägern.

Symptome

Urethritis und Prostatitis machen sich durch Schmerzen beim Wasserlassen, häufiges Wasserlassen und evtl. (morgendlichen) Ausfluss aus der Harnröhre bemerkbar. Bei der Epididymitis findet sich eine schmerzhafte Schwellung des dorsalen Scrotums, evtl. mit Rötung und Überwärmung, und ebenfalls häufig Dysurie und Harnröhren-Ausfluss.

Diagnostik

Urologische Untersuchung. Mittelstrahlurin, evtl. Prostataexprimat nach rektaler Untersuchung und mikrobiologische Untersuchung mit Direktpräparat und Kultur. Bei V.a. Gonorrhoe ist zu beachten, dass Gonokokken sehr empfindlich auf Austrocknen und Temperaturwechsel sind: direkte Inokulation der Probe auf ein Spezialmedium zum Nachweis dieser Erreger, alternativ PCR. Mykoplasmen und Chlamydien sind schwierig zu kultivieren, hierfür besser PCR-Diagnostik. Sonographie der Prostata durch transrektalen Ultraschall.

Therapie

Eine Prostatitis ist meist sehr hartnäckig und muss lange (> 14 Tage) antibiotisch, evtl. zusätzlich auch antiphlogistisch behandelt werden.

Die empirische Therapie muss die verschiedenen möglichen Erreger berücksichtigen. In Frage kommen hier Fluorochinolone oder Cephalosporine der Gruppe 3 oder Breitspektrum-Penicilline/β-Laktamase-Inhibitoren + Doxycyclin. Auch andere Kombinationen sind denkbar, je nachdem, ob eher eine sexuell übertragbare Infektion oder eine unspezifische bakterielle Infektion vorliegt.

Hygiene

Für den Fall einer sexuell übertragbaren Infektion muss beachtet werden, dass auch HIV über diesen Weg übertragen werden kann (insbesondere, wenn die Genitalschleimhäute durch eine andere Infektion geschädigt sind!). Den betroffenen Patienten sollte daher ggf. eine entsprechende Diagnostik angeboten werden.

Bei Geschlechtskrankheiten an Partnerbehandlung denken, sonst Gefahr der „Ping-Pong"-Infektion!

Pflege

Bei Epididymitis Hochlagerung des Skrotums und lokale Kühlung zur Beschwerdelinderung.

Bei Dysurie evtl. Spasmolytika.

Bei Begleiterkrankungen, die eine dauerhafte Harnableitung erforderlich machen: Anlage eines suprapubischen Katheters.

Infektionen des weiblichen Genitale: Salpingitis, Endometritis, Zervizitis, Urethritis, Vaginitis/bakterielle Vaginose

Infektionen des weiblichen Genitales werden zum Teil durch sexuell übertragene Erreger wie Gonokokken, Chlamydien und Mykoplasmen hervorgerufen, zum Teil sind sie Ausdruck einer Störung der physiologischen Schleimhautflora (besonders die Infektionen der Vagina).

Übertragung

Insbesondere Salpingitis und Endometritis, d.h. die Infektionen der höheren Abschnitte der weiblichen Genitalorgane stellen üblicherweise Manifestationen von -> **Geschlechtskrankheiten** dar, wie Gonorrhoe oder Infektionen durch -> **Chlamydien** oder Mykoplasmen. Die beiden Letzteren können oft schleichende, wenig symptomatische Verläufe nehmen.

Als Ursache für eine Vaginitis kommen Trichomonaden in Frage, die meist ebenfalls sexuell übertragen werden, sowie *Gardnerella vaginalis*. Für Infektionen mit Gardnerella wird sowohl eine Übertragbarkeit durch Geschlechtsverkehr diskutiert als auch eine Überwucherung bei Störung der physiologischen Scheidenflora (für die wiederum u.a. auch sexuell übertragbare Erreger verantwortlich sein können). Die Urethra kann bei der engen anatomischen Nachbarschaft in den Entzündungsprozess der o.g. Infektionen einbezogen sein. Eine Urethritis, typischerweise mit Zervizitis tritt bei der Chlamydien-Infektion auf (nichtgonorrhoische Urethritis; NGU).

Symptome

Vaginale Infektionen machen sich durch Ausfluss mit evtl. unangenehmem Geruch bemerkbar, Infektionen der höheren Abschnitte der weiblichen Genitalorgane durch eitrige Sekretion aus der Zervix, Schmerzen im Unterbauch, Fieber, evtl. durch flüssigkeitsgefüllte Tuben oder freie Flüssigkeit im Abdomen. Ein Tubabszess kann Ursache für ein akutes Abdomen sein und bei Ruptur in eine eitrige Peritonitis übergehen.

Diagnostik

Gynäkologische Untersuchung. Mikrobiologischer Abstrich von Zervix und Vagina mit Direktpräparat; da Gonokokken sehr empfindlich auf Austrocknen und Temperaturwechsel sind, direkte Inokulation eines Spezialmediums zum Nachweis dieser Erreger, alternativ PCR. Mykoplasmen und Chlamydien sind schwierig zu kultivieren, hierfür besser PCR-Diagnostik.

Sonographie und evtl. weitere Bildgebung (Abdomen-Übersicht, evtl. CT-Abdomen) bei Symptomen eines akuten Abdomens zum Ausschluss anderer Prozesse.

Therapie

Die empirische Therapie muss den unterschiedlichen Erregern Rechnung tragen. Verschiedene empirische Regime sind möglich. Bei Infektionen der höheren Abschnitte der weiblichen Genitalorgane (Salpingitis, Endometritis und Zervizitis), z.b. Cephalosporin Gruppe 3 + Doxycyclin, für Infektionen der unteren Abschnitte (Urethritis, Vaginitis, Zervizitis) sollte Metronidazol im Regime enthalten sein, z.b. Fluorochinolon + Metronidazol (evtl. ergänzt mit Doxycyclin).

Hygiene

Beachten, dass neben klassischen sexuell übertragbaren Infektionen auch HIV über diesen Weg übertragen werden kann (insbesondere, wenn die Genitalschleimhäute durch eine andere Infektion geschädigt sind) und der betroffenen Patientin eine entsprechende Diagnostik anbieten.

Bei sexuell übertragenen Infektionen an Partnerbehandlung denken, sonst Gefahr der „Ping-Pong"-Infektion!

Pflege

Ggf. Spasmolytika bei Unterbauchbeschwerden.

Wärmezufuhr (z.b. feuchtwarmer Bauchwickel) wird subjektiv meist als angenehm schmerzlindernd empfunden, ist bei abszedierenden Prozessen jedoch kontraindiziert.

Infektiöse Mononukleose; Pfeiffer'sches Drüsenfieber

Der Erreger der infektiösen Mononukleose ist das Epstein-Barr-Virus (EBV), ein Herpes-Virus. Nach der Infektion bleibt das Virus latent im Körper. Die Durchseuchung der Bevölkerung ist bereits im Kindes- und Jugendalter hoch und steigt mit dem Alter weiter an (90–95 % seropositiv im Erwachsenenalter).

Übertragung

Tröpfcheninfektion, auch über Speichel („kissing disease"). Ca. 10 % der Bevölkerung scheidet, individuell zeitlich wechselnd, Epstein-Barr-Virus mit dem Speichel aus. Die Inkubationszeit beträgt 1–2 Wochen. Ein größerer Teil der Bevölkerung wird bereits im Kindesalter infiziert, der größte Teil der danach noch nicht immun verbliebenen Bevölkerung im Adoleszenten- und jungen Erwachsenenalter.

Symptome

Kinder erkranken meist nur mit milder Symptomatik (unspezifischer fieberhafter Infekt). Erwachsene entwickeln jedoch häufiger das Vollbild der Mononukleose mit schwerer Störung des Allgemeinbefindens, ausgeprägtem Krankheitsgefühl, Hepatosplenomegalie (ggf. mit Leberkapselspannungsschmerz im rechten Oberbauch), ausgeprägter Lymphadenopathie, hohem (vor allem abendlichem) Fieber, Exanthem (kleinfleckig, hellrötlich, am gesamten Körper) und schwerer Tonsillitis mit weißlich-glasigen Belägen.

Diagnostik

Aufgrund der Beschwerden und der klinischen Untersuchung kann bereits ein Verdacht geäußert werden, der sich mit Nachweis von erhöhten Transaminasen und typischen mononukleären („aktivierten") Lymphozyten im Differenzialblutbild erhärten lässt. Die Diagnose kann serologisch durch Nachweis von anti-EBV-early-Antigen-IgM bei Abwesenheit von anti-EBV-nukleärem-Antigen-1-IgG gesichert werden. Serologische Schnellteste (z.B. Monosticon®-Test, Monospot®-Test), die aber nicht 100 % spezifisch und sensitiv sind, können evtl. sogar am Krankenbett auf Station oder in der Notaufnahme durchgeführt werden.

Nicht selten kommt es vor allem bei Immunsuppression unterschiedlicher Genese oder in Begleitung schwerer Infektionen oder anderer Erkrankungen zur Reaktivierung von EBV, was gelegentlich mit Nachweis von anti-EBV-early-Antigen-IgM einhergeht, aber praktisch *niemals* Symptome hervorruft, insbesondere *nicht* die einer akuten Mononukleose.

Die Bedeutung der Reaktivierung von EBV bei Immunsuppression ist unklar.

Therapie

Symptomatisch: Fiebersenkung, evtl. Infusionstherapie zum Ausgleich von Flüssigkeitsdefizit, evtl. Lokalanästhetika zur Linderung der ausgeprägten Schluckbeschwerden.

Cave: Gabe von Aminopenicillinen wie z.B. Amoxicillin-Präparate zur Therapie der „Tonsillitis": Dies führt regelhaft zu einem schweren makulopapulösen Exanthem, das aber *nicht* einer Penicillinallergie entspricht!

Hygiene

Keine besonderen Maßnahmen.

Pflege

Bettruhe bis zur Entfieberung, dann schonende Belastung. Kontrollierte Mobilisation (Kreislaufdystonie).

Vorsicht beim Betasten der (vergrößerten) Milz bei Mononukleose, da diese sehr vulnerabel ist und bei zu starkem Druck bei der Palpation rupturieren kann! Auch beim Umlagern des Patienten daran denken und vorsichtig sein.

Wegen der stark geschwollenen und verengten Rachenregion können die Patienten oft nur breiige oder flüssige Kost zu sich nehmen (Leberschonkost, Weichkost).

Die Patienten haben meist einen starken Foetor, daher ist auf eine ausreichende Mundpflege zu achten, unterstützt z.b. durch Gurgeln mit desinfizierenden Lösungen wie Chlorhexidin (z.b. Hexoral®) und Lutschen von antiseptischen Pastillen, evtl. mit Lokalanästhetikum.

Bei Luftnot wegen massiv verengtem Rachen ist sofort der Arzt zu rufen, der dann weitere Maßnahmen festlegt (Adrenalin-Spray, Kortison-Präparat etc.).

Krankenbeobachtung: Hinweise auf zunehmenden Ikterus? (Gelbfärbung der Skleren).

Influenza A, B, C

Die Influenza (Virusgrippe, Grippe) ist vorwiegend eine Erkrankung der Wintermonate. Neue Influenzavirus-Varianten, die sich im Wesentlichen durch die Hämagglutinin-(H-) und die Neuraminidase-(N-)Antigene unterscheiden, ziehen jedes Jahr um die Welt. Bei partieller Immunität durch die Grippewellen der vorangegangenen Jahre erkrankt in jeder Saison nur ein variabler Teil der Bevölkerung unterschiedlich schwer. Durch die Entstehung von Influenzavirus-Varianten mit größeren Unterschieden zu den bisher kursierenden Typen in den H- und N-Antigenen kommt es in Abständen von 20–30 Jahren zu weltweiten Epidemien mit mehr oder weniger schwerem Krankheitsverlauf (z.B. „spanische" Grippe 1918, „Hongkong"-Grippe 1968 und andere). An Grippe erkranken insbesondere alte, gebrechliche Personen und Patienten mit Immundefekt besonders schwer.

Übertragung

Tröpfchen- und Schmierinfektion, die Inkubationszeit ist mit 1–3 Tagen kurz.

Symptome

Die klassische Symptomatik der Grippe beginnt rasch mit Kopf- und Glieder-schmerzen, Fieber, Halsschmerzen und trockenem Husten. Wenn bekannt ist, dass die Grippewelle kursiert, kann aus der typischen Symptomatik meist die Diagnose mit ausreichender Sicherheit gestellt werden.

Besonders bei Kindern und vorgeschädigten bzw. immundefizienten Patien-ten sind bakterielle Infektionen gefürchtet, die sich auf dem Boden der durch die Influenza geschädigten Schleimhäute entwickeln. Eine charakteristische In-fektion infolge einer Grippe ist vor allem bei älteren Personen eine oft schwere Pneumonie mit *S. aureus*, die bei dieser Patientengruppe eine beträchtliche Le-talität aufweist.

Diagnostik

Die klinische Symptomatik ist während einer Grippewelle für die Stellung der Diagnose in der Regel ausreichend. Es sind Tests auf Influenza-Antigen aus Ra-chen- bzw. Nasenabstrichen oder Rachenspülwasser etabliert, auch „Schnell-tests", die nach kurzer Zeit abgelesen werden können. Die Sensitivität all dieser Tests ist jedoch begrenzt.

Therapie

Mit der Einführung der Neuraminidase-Inhibitoren Zaminivir und Oseltamivir ist die Therapie der Influenza effektiver geworden. Allerdings ist diese Therapie nur wirksam, wenn sie in den ersten 48 h nach Beginn der Symptome begonnen wird:
- Oseltamivir 2 x 75 mg p.o./Tag für 5 Tage
- Zaminivir 2 x 10 mg per inhalationem für 5 Tage

Amantadin oder Rimantadin wurden früher zur Therapie der Influenza A be-nutzt, haben aber durch die Neuraminidase-Inhibitoren an Bedeutung verloren.

Ggf. ist zusätzlich antibiotische Therapie wegen bakterieller Superinfektion erforderlich (beachte *S.-aurcus*-Wirksamkeit!).

Es existiert eine gut verträgliche Impfung, in der Influenza-Antigene derjeni-gen Virus-Stämme enthalten sind, die vermutlich in der kommenden Saison zir-kulieren werden. Die Festlegung der aktuellen Influenza-Virusstämme erfolgt für jedes Jahr durch ein Expertengremium der WHO. Diese Impfung ist indiziert für Patienten > 65 Jahre und für jüngere Personen mit pulmonalen oder sonsti-gen schweren Grunderkrankungen sowie für Patienten mit erworbenem oder Therapie-induzierten Immundefekt und für medizinisches Personal. Geimpft werden sollte im Herbst eines jeden Jahres.

Hinweis

Medizinisches Personal sollte gegen Grippe geimpft sein, um die Kranken nicht ggf. durch Übertragung zu gefährden. Zu Grippe-Zeiten sollen grippal erkrankte Mitarbeiter zum Schutz der Arbeitskollegen und der Patienten zügig nach Hause geschickt werden.

Hygiene

Influenza wird durch Tröpfchen und über kontaminierte Hände übertragen. Daher hilft regelmäßiges Händewaschen und hygienische Händedesinfektion, die Grippeübertragung zu reduzieren. Patienten, die im Krankenhaus behandelt werden, sollten ein Einzelzimmer erhalten.

Die Patienten erhalten einen Mundschutz bei Transporten durch das Krankenhaus oder Aufenthalt in frequentierten Warteräumen von Diagnostikeinheiten.

Pflege

Für die Einhaltung der Bettruhe sorgen.
Auf ausreichenden Flüssigkeitsstatus achten.
Temperatursenkende Maßnahmen.
Symptomlinderung und ggf. atemunterstützende Maßnahmen mit Sekretolytika, Mukolytika, Inhalation.
Beachte mögliche bakterielle Superinfektion, vor allem durch *S. aureus*.
Vorsichtige Mobilisation (Kreislaufdystonie).

Keuchhusten; Pertussis

Beim Keuchhusten handelt es sich um eine klassische Kinderkrankheit, die vor allem in der kalten Jahreszeit auftritt. Erreger: *Bordetella pertussis*. In den letzten Jahren wurde allerdings gefunden, dass bei Erwachsenen viele Fälle von hartnäckigen Infektionen der Luftwege mit Husten über einige Wochen ebenfalls durch *Bordetella pertussis* hervorgerufen werden. Dies wird mit nachlassender Immunität gegen den Erreger Jahrzehnte nach Impfung bzw. abgelaufener Infektion erklärt.

Übertragung

Klassische Tröpfcheninfektion, die Inkubationszeit beträgt 7–14 Tage.

Symptome

Die Erkrankung verläuft bei Kindern typischerweise in 3 Stadien:
- In den ersten 1–2 Wochen herrschen Symptome eines unspezifischen Infektes der oberen Luftwege mit Fieber, Husten, Rhinitis vor.
- Danach über ca. 3 Wochen anhaltender, bellender, anfallsweiser, vor allem nächtlicher Husten mit Dyspnoe- und Erstickungsanfällen, vor allem bei Kindern. Wenig zäher Auswurf.
- Über weitere ca. 3 Wochen abklingende Symptomatik.

Säuglinge sind wegen Apnoe besonders gefährdet, daher Überwachung erforderlich. Wenn Todesfälle vorkommen, dann in dieser Altersgruppe.

Erwachsene entwickeln häufig nur einen „chronischen", über Wochen und Monate anhaltenden, trockenen Husten.

Diagnostik

Der typische Husten lenkt den Verdacht auf die Erkrankung. Die mikrobiologische Bestätigung der Diagnose erfolgt durch Rachenabstrich (Spezialtupfer bzw. -medium). Weitere Diagnostikmöglichkeiten: Serologie und PCR.

Therapie

Antibiotische Therapie ist nur in der Frühphase hilfreich, verhindert die Symptomatik allerdings nur partiell, unterbricht jedoch die weitere Ausbreitung des Erregers. Therapie der Wahl sind Makrolide, z.B. Clarithromycin 2 x 250 mg/Tag bzw. 2 x 5 mg/kg/Tag für 14 Tage.

Kontaktpersonen sollten ebenfalls eine Chemoprophylaxe mit Makroliden erhalten. Die Impfung gegen Pertussis ist eine empfohlene Impfung im Kindesalter.

Hygiene

Pflege mit Mundschutz und Kittel in Einzelzimmer empfohlen.

Mundschutz für den Patienten bei näherem Kontakt (mögliche Tröpfcheninfektion durch „Anhusten") und bei Transport durch die Klinik.

Betreuung nur durch geimpftes Personal.

Wiederzulassung zu Kindergarten oder Schule nach Abklingen der Symptome, frühestens 5 Tage nach Beginn einer effektiven antibiotischen Therapie, ohne antibiotische Behandlung frühestens nach 3 Wochen.

Pflege

Die Linderung des quälenden Hustenreizes ist schwierig zu erreichen (medikamentöse Dämpfung, Antitussiva).

Psychische Betreuung (Erstickungsgefühle, Todesangst).

Ggf. Sauerstofftherapie.

Auf ausreichenden Flüssigkeitsstatus achten.

Bei besonders quälendem Husten im Kindesalter ist Aufenthalt in Höhenlagen (evtl. auch sog. „Keuchhustenflüge") hilfreich. Antitussiva wie Codein sind dagegen wirkungslos. Physio- bzw. Atemtherapie sollte zur Sekretlösung und Entspannung der beanspruchten Thoraxmuskulatur verordnet werden.

Kolitis

siehe Enteritis, S. 52

Lambliasis

Parasitäre Durchfallerkrankung durch den Einzeller *Giardia lamblia*, die meist in tropischen Ländern mit unzureichender Hygiene erworben wird.

Übertragung

Fäkal-oral, kontaminiertes Wasser. Die Inkubationszeit beträgt einige Tage.

Symptome

Hartnäckige, in der Intensität wechselnde, chronische (z.T. monatelange!) Diarrhoe mit übel riechender Flatulenz.

Diagnostik

Mikroskopischer Nachweis der Lamblienzysten im Stuhl oder der Vegetativ-Formen im Duodenalsekret oder in der Duodenalbiopsie (frisches Quetschpräparat).

Therapie

Metronidazol 3 x 250 mg p.o./Tag für 5–7 Tage.

Hygiene

Unter in Deutschland üblichen Hygienestandards besteht nur minimale Infektionsgefahr.

Im Krankenhaus sollte der Patient eine eigene Toilette zur Verfügung haben, die nach Entlassung des Patienten desinfiziert wird.

Hygienische Unterweisung des Patienten in Händereinigung/-desinfektion nach dem Toilettenbesuch.

Pflege

Auf ausreichenden Flüssigkeitstatus/Elektrolytstatus achten.
Auf Ernährungszustand der Patienten achten (häufig reduzierter EZ).
Kontrollierte Mobilisation (Kreislaufdystonie).

Lassa-Fieber

siehe hämorrhagische Fieber, S. 67

Läuse

siehe Haut-Parasitosen, S. 76

Legionellose

Legionellen sind kleine gramnegative Bakterien, die vorwiegend im Wasser (auch Leitungswasser) vorkommen. Sie rufen neben dem Vollbild einer schweren atypischen Pneumonie auch weniger schwere fieberhafte Infektionen hervor.

Übertragung

Die Übertragung erfolgt durch Kontakt mit Wasser, in dem die Keime enthalten sind, z.B. Klimaanlagen älterer Bauart (meist im Ausland), Whirlpools, Wasser aus Warmwasser-Anlagen, Wasser aus Leitungen, aus denen selten wenig Wasser entnommen wird, evtl. auch Duschen. Die besonders schweren Verlaufsformen der Legionellen-Infektionen werden meist bei älteren Patienten beobachtet, oder wenn schwere, insbesondere pulmonale Grunderkrankungen vorliegen oder eine Leberzirrhose, oder bei immunsupprimierten Patienten. Die Schwere der Erkrankung und die Inkubationszeit sind auch von der aufgenommenen Erregermenge abhängig.

Die Inkubationszeit beträgt wenige Tage.

Symptome

Ein größerer Teil von Legionellen-Infektionen verläuft relativ mild als fieberhafter grippaler Infekt mit Kopf- und Gliederschmerzen und günstigem Spontanverlauf. Bei empfänglichen, d.h. vor allem bei immunkompromittierten, vorgeschädigten oder alten Patienten kann sich nach einer unspezifischen Prodromalphase mit Gliederschmerzen, Fieber, evtl. gastrointestinalen Beschwerden, evtl. neurologischen Ausfällen oder psychiatrischen Symptomen eine rasch progrediente, meist interstitielle Pneumonie entwickeln, die unabhängig von der Behandlung rasch zum ARDS fortschreiten kann. Weitere Manifestationen der schweren Legionellose können praktisch alle Organsysteme betreffen im Sinne eines Multiorganversagens (häufig Nierenversagen, Rhabdomyolyse etc.).

Diagnostik

Nachweis von Legionellen mittels Immunfluoreszenztest aus bronchoalveolärer Lavage (BAL), Nachweis von Legionellen-Antigen im Urin mittels ELISA, kultureller Nachweis aus BAL (aufwändig!).

Therapie

Wirksam gegen Legionellen sind Makrolide, Fluorochinolone (Gruppe 4 wahrscheinlich besser als Gruppe 2) und Rifampicin. Schwere Legionellen-Infektionen sollten mit einem Makrolid oder Fluorochinolon in Kombination mit Rifampicin behandelt werden. Die Therapiedauer sollte bei Pneumonie mindestens 14 (–21) Tage betragen.

Hygiene

Meldepflichtig sind Erkrankungsfälle an Legionellen-Infektionen, die bei Rekonstruktion des vermutlichen Infektionsweges eine Gefährdung anderer Personen erkennen lassen, wie z.B. vermutlich kontaminierte Klimaanlagen, Whirlpools etc.

Pflege

Immunsupprimierte Patienten sollten angewiesen werden, das Wasser der Dusche wenige Minuten laufen zu lassen, bevor sie sich unter die Brause stellen. So kann die Inhalation von größeren Konzentrationen von Legionellen, die sich ggf. im Duschkopf gebildet haben, vermieden werden.

Bei Entstehung einer Legionellenpneumonie/Multiorganversagen ist intensivmedizinische Überwachung und -Therapie (ggf. Beatmung, kinetische Therapie, Nierenersatztherapie ...) indiziert. -> **Pneumonie.**

Leishmaniose

Leishmanien sind Protozoen, die eine auf die Haut begrenzte („Orientbeule", „Aleppobeule") oder eine systemische Verlaufsform („viszerale Leishmaniose, Kala-Azar") hervorrufen. Es gibt eine Vielzahl von Leishmanienarten, von denen manche eher eine lokale Form, andere meist eine systemische Infektion hervorrufen. Bei Patienten mit Immundefekt (T-Zell-Defekt, z.B. bei AIDS) findet sich die viszerale Leishmaniose viel häufiger.

Übertragung

Leishmanien kommen in verschiedenen Spezies weltweit in tropischen und subtropischen Regionen vor, aber auch der Mittelmeerraum (Italien, Südfrankreich, Spanien, Griechenland) gehört zum Verbreitungsgebiet. Die Übertragung erfolgt hauptsächlich durch Sandmücken und Schmetterlingsmücken, die abends und nachts stechen. Daher kommt dem Schutz vor Mückenstichen in der Prophylaxe eine wichtige Rolle zu. Ein wichtiges Erregerreservoir im Mittelmeerraum sind Hunde.

Die Inkubationszeit beträgt für die Orientbeule 2–4 Wochen, evtl. auch Monate, für die viszerale Leishmaniose Monate.

Symptome

Orientbeule	Zunächst bildet sich eine Papel, daraus ein derbes Ulkus mit aufgeworfenem Rand, das über Monate unter Narbenbildung abheilt. Die regionalen Lymphknoten können angeschwollen sein.
Kala-Azar	Schwere Allgemeinsymptome mit Fieber, Gewichtsverlust, Splenomegalie und Lymphadenopathie. Panzytopenie wg. Befall des Knochenmarks. Bei manchen Leishmanien-Spezies dunkle Hautpigmentierung über den Schultern (daher der Name Kala-Azar). Unbehandelt tödlicher Verlauf.

Diagnostik

Mikroskopischer Nachweis der Leishmanien in der Giemsa-Färbung aus Biopsien (Haut, Knochenmark, je nach Verlaufsform). Kultur in Spezialmedien und PCR aus den Biopsien ist ebenfalls möglich. Die Serologie ist außer bei schwer Immunsupprimierten bei der viszeralen Leishmaniose in > 90 % der Fälle positiv.

Wichtig ist es, bei „Fieber unklarer Genese" die Reiseanamnese zu erheben und an die Möglichkeit einer Leishmaniose zu denken.

Therapie

Antimonpräparate (über die internationale Apotheke zu beziehen!), die bei der auf die Haut beschränkten Form auch lokal injiziert werden. Für die viszerale Leishmaniose scheint die optimale Therapie liposomales Amphotericin B in Kombination mit Interferon-γ zu sein.

Überweisung des Patienten zur Therapie in ein tropenmedizinisches oder infektiologisches Zentrum.

Hygiene

Übertragung in Deutschland wegen des Fehlens der übertragenden Stechmücken nicht möglich. (Theoretische Möglichkeit: Übertragung über Blutprodukte!)

Pflege

Hautläsionen am besten ohne Verband offen lassen, mit Octenisept oder PVP-Iodlösung abtupfen.

Lepra

Die Lepra, eine Infektion durch *Mycobacterium leprae*, ist eine der alten „Gei-
ßeln" der Menschheit. Im Mittelalter war die Lepra auch in Europa verbreitet;
hier ist sie jetzt ausgerottet, kommt aber in Ländern der Dritten Welt (Afrika,
Asien, Südamerika) noch vor.

Übertragung

Der wesentliche Wirt ist der Mensch. Die Erreger werden im Nasensekret ausgeschieden und sind in der Umwelt wochenlang lebensfähig. Die Inkubationszeit
beträgt Jahre, meist lässt sich der Übertragungsweg nicht aufklären.

Symptome

Die Lepra betrifft charakteristischerweise die Haut (früheste Läsion ist ein hypo-
pigmentierter Fleck) und die Nerven, vor allem der Haut mit Hyp- oder Anästhesie, was zu Verletzungen prädestiniert, die schlecht heilen, sich evtl. superin-
fizieren und damit zu den Verstümmelungen führen, welche die Leprakranken
stigmatisieren.

Das Erscheinungsbild bewegt sich zwischen 2 Extremen der Verlaufsformen:
* Tuberkuloide Lepra:
  – Verlaufsform bei relativ guter zellulärer Immunität des Patienten.
  – Meist auf die Haut und die Nerven der Haut lokal begrenzte Manifestation.
  – Geringe Bakterienanzahl.
  – Granulombildung, Spontanheilung mit hypopigmentiertem, hypästheti-
    schem Hautareal möglich.
* Lepromatöse Lepra:
  – Verlaufsform bei schlechter zellulärer Immunität des Patienten.
  – Disseminierte Ausbreitung der Mykobakterien mit knotiger Infiltration der
    gesamten Haut.
  – Hohe Bakterienzahl, Anergie des Organismus.
  – Progrediente Infektion, die unbehandelt zum Tod führt.

Diagnostik

Färberischer Nachweis von säurefesten Stäbchen im Nasensekret oder in
Biopsien in Zusammenschau mit der Klinik. In Speziallabors ist eine PCR aus
Biopsien möglich. *Mycobacterium leprae* kann kulturell *nicht* nachgewiesen
werden!

Therapie

Überweisung des Patienten an ein tropenmedizinisches Institut!

- Für tuberkuloide Lepra: Dapson 100 mg/Tag, dazu 1 x monatlich Rifampicin 600 mg für 6 Monate (WHO-Empfehlung)
  alternativ: Rifampicin 600 mg + Ofloxacin 400 mg + Minocyclin 300 mg als Einzeldosis (!)
- Für lepromatöse Lepra: Dapson 100 mg/Tag + Clofazimin 50 mg/Tag, dazu 1 x monatlich Rifampicin 600 mg + Clofazimin 300 mg für 1–2 Jahre (WHO-Empfehlung)
- alternativ: Dapson 100 mg/Tag + Rifampicin 600 mg/Tag für 3 Jahre, danach Dapson lebenslang fortführen. Die Anergie bei lepromatöser Lepra kann unter Therapie verschwinden, mit dann folgender behandlungsbedürftiger Entzündungsreaktion.

Hygiene

Meldepflicht!
Berührung der Hautläsionen nur mit Handschuhen! (Ansteckungsgefahr!).

Pflege

Maßnahmen zum Schutz der empfindungsarmen Extremitäten vor Verletzung und Verstümmelung.

Leptospirose

Die Leptospirose ist eine klassische Zoonose. Erregerreservoir sind Ratten, Mäuse etc., die nach Infektion zu Dauerausscheidern von Leptospiren im Urin werden können.

Übertragung

Die Übertragung erfolgt durch Kontakt mit Urin von infizierten Nagern oder durch deren Urin kontaminiertes Wasser (Baggerseen!). Die Inkubationszeit beträgt 1–2 Wochen.

Symptome

Die Patienten erkranken plötzlich mit hohem Fieber und Schüttelfrost, Kopfschmerz, Konjunktivitis (charakteristisch!), Muskelschmerzen (charakteristisch v.a. im LWS-Bereich und in den Waden) und starkem Krankheitsgefühl. Diese Krankheitsphase dauert ca. 3–7 Tage. 90 % der Infektionen heilen mit diesem Verlauf spontan ab. In 10 % gibt es danach eine zweite Fieberphase mit Ikterus, Nephritis mit Proteinurie und Nierenversagen und ggf. auch gastrointestinalen und pulmonalen Manifestationen. Die zweite Krankheitsphase hält 2–3 Wochen an, evtl. auch länger.

Diagnostik

In der ersten Krankheitsphase können die Leptospiren im Blut kulturell oder per PCR nachgewiesen werden, etwas später auch im Urin (Dunkelfeldmikroskopie aus frischem Urin). Die Serologie wird mit einer Verzögerung von ca. 3 Wochen positiv, d.h. im Verlauf der zweiten Krankheitsphase.

Therapie

Nur eine frühzeitige Therapie innerhalb der ersten 5 Tage beeinflusst den Krankheitsverlauf positiv! Für schwere Infektionen wird i.v.-Therapie mit Penicillin G 4 x 5 Mio. I.E./Tag oder Ampicillin 3 x 2 g i.v./Tag empfohlen, für leichter verlaufende Doxycyclin 200 mg/Tag p.o. oder Amoxicillin 3 x 1 g p.o./Tag. Die Therapiedauer beträgt ca. 2 Wochen, je nach Verlauf.

Hygiene

Meldepflicht!
Der Urin von Patienten mit Leptospirose ist infektiös, daher ist eine eigene Toilette empfehlenswert, diese ist nach Entlassung des Patienten zu desinfizieren.

Pflege

Patienten mit schwerer Leptospirose müssen bezüglich der Entwicklung eines Nierenversagens überwacht werden und benötigen ggf. intermittierend Dialyse.
Temperatursenkende Maßnahmen.
Ausreichender Flüssigkeits-/Elektrolytstatus.
Kontrollierte Mobilisation (Kreislaufdystonie).

Auf ausreichendes Schmerzmittelregime achten (Kopf- und Muskelschmerzen), ggf. Wärmebehandlung, durchblutungsfördernde Einreibungen der Rücken- und Wadenmuskulatur.
Augenpflege bei Konjunktivitis.
Krankenbeobachtung:

- Entwicklung ikterischer Zeichen? (Gelbfärbung der Skleren, verändertes Hautkolorit)
- Urinausscheidung rückläufig?
- Exanthembildung?
- Schleimhauteinblutungen?

Listeriose

Listerien sind weltweit verbreitet und rufen Infektionen vor allem bei Haustieren und Nagern hervor. Von diesen Tieren können die Erreger lange weiter mit der Milch und dem Kot ausgeschieden werden. *Listeria monocytogenes* ist an der Umwelt lange infektiös, was die Übertragung auch über Erde oder rohes Gemüse erleichtert. Infektionen durch Listerien betreffen allerdings vor allem immunsupprimierte Patienten mit zellulärem Immundefekt, Patienten mit schweren Grunderkrankungen (Tumorpatienten, Alkoholiker etc.) oder Schwangere. Besonders gefährdet erscheinen Patienten nach Knochenmarktransplantation und Patienten, welche anti-TNF-Antikörper erhalten.

Übertragung

Listerien überleben z.T. die Pasteurisierung von Milch und können Milchprodukte kontaminieren, vor allem Käse. Weitere Übertragungswege sind rohes oder ungenügend erhitztes Fleisch und kontaminierte, roh verzehrte Gemüse und Salate. Allerdings erkranken immunkompetente Personen praktisch nie, sondern nur Patienten mit eingeschränkter T-Zell-Funktion, darunter auch Schwangere, welche die Infektion intrauterin auf den Fetus übertragen können. In dieser Situation besteht die Gefahr eines septischen Abortes mit Amnion-Infektionssyndrom und Tot- oder Frühgeburt, Letztere mit Infektion des Neugeborenen.

Symptome

Bei immunkompetenten Patienten kann eine hohe aufgenommene Keimmenge zu einem selbstlimitierenden fieberhaften Infekt oder zu einer Gastroenteritis führen. Bei Immundefekt rufen Listerien typischerweise eine Meningitis hervor, aber auch primäre Sepsis, Hepatitis, Cholezystitis, Endokarditis und andere Organmanifestationen sind möglich.

Diagnostik

Listerien wachsen in normalen Blut- oder Liquorkulturen. Auch PCR-Tests und eine Serologie (die allerdings keinen Stellenwert in der Akutdiagnostik hat) sind etabliert.

Therapie

Mittel der Wahl ist Ampicillin, ggf. in Kombination mit Gentamicin, oder, bei Meningitis, besser zusammen mit Cotrimoxazol oder Rifampicin. Es ist wichtig, bei der empirischen Therapie der Meningitis an die Möglichkeit einer Listeriose zu denken und diese zumindest mit Ampicillin empirisch mitzubehandeln, bis die Kulturergebnisse eingetroffen sind (-> **Meningitis**).

Hygiene

Meldepflicht für Listerien-Meningitis.

Pflege

Allgemeine Pflege:
Fiebersenkende Maßnahmen.
Angemessene Unterstützung bei den ATLs.
Prophylaxen gemäß der Gesamtklinik.
Symptomatische Linderung der Beschwerden: Temperatursenkende Maßnahmen, Augenpflege bei Konjunktivitis.
Krankenbeobachtung:
• auf Hirndruckzeichen (Symptomkombinationen!):
  – Kopfschmerzen
  – Erbrechen (schwallartig)
  – Bradykardie („Druckpuls")
  – Vigilanzminderung, Bewusstseinsstörungen

- Pupillenveränderung (verzögerte/ausbleibende Reaktion auf Lichteinfall, Anisokurie)

- auf Veränderungen im Bereich:
  - Motorik (Paresen, Plegien, Reflexmotorik)
  - Sprache
  - Bewusstsein, Vigilanz
  - Sensibilität

- Patientensicherheit: Bei Auftreten einer Meningitis ist das Krankheitsbild häufig von Verwirrtheitszuständen und motorischer Unruhe begleitet. Daher:
  - Hilfen geben, zur persönlichen, zeitlichen, örtlichen Orientierung
  - Sturzprävention bei Bettfluchttendenzen
  - Sicherung von zu- und ableitenden Kathetern, Sonden und Drainagen.

Lues

siehe Geschlechtskrankheiten, S. 64

Lymphangitis

Bei jeder Verletzung der Haut besteht die Gefahr der lokalen Infektion und deren Weiterleitung in das lymphatische System; nach Bagatellverletzungen wie Stichen oder Kratzern, aber auch nach Piercing, Tätowierung oder selbst nach chirurgischen Eingriffen (siehe auch -> **Wundinfektion**).

Übertragung

Die akute Lymphangitis wird fast ausschließlich durch Streptokokken der Gruppe A ausgelöst, die bei der Verletzung der Haut von der Hautoberfläche eingebracht werden, oder durch den Stich von Insekten übertragen werden. Chronische Formen der Lymphangitis können selten durch *Sporothrix schenkii* (Sporotrichose, Pilzinfektion, meist nach Verletzung an Rosendornen) oder durch *Mycobacterium marinum* (bei Aquarienbesitzern nach Kontakt mit Wasser, z.B. beim Reinigen des Aquariums) auftreten.

Symptome

Rötlicher Streifen variabler Breite, der von der Verletzung bis zu den regionalen Lymphknoten führt, die meist angeschwollen sind. Auch die betroffene Extremität ist meist angeschwollen und schmerzhaft sowie in ihrer Funktion eingeschränkt.

Die akute Lymphangitis entwickelt sich meist innerhalb von 24–48 h. Wird die Infektion in den lokalen Lymphknoten nicht gestoppt, besteht die Gefahr der weiteren Ausbreitung mit Lymphadenitis und schließlich -> **Sepsis**.

Diagnostik

Der makroskopische Aspekt ist ausreichend, evtl. Blutkulturen bei Fieber und Schüttelfrost.

Therapie

Penicillin G 4 x 5 Mio. I.E. bei schweren Fällen i.v., bei leichten Fällen 4 x 1 Mio. I.E. Penicillin V oral, bei Penicillinallergie ein Cephalosporin der Gruppe 1 oder 2 oder evtl. Clindamycin. Die betroffene Extremität sollte ruhig gestellt und kühlende Umschläge appliziert werden.

Auch bei konsequent behandelter Lymphangitis und Lymphadenitis können die Lymphbahnen nach einer solchen Infektion verkleben, was zu Ödemen in der betroffenen Extremität führt und zu weiteren Infektionen der Haut (-> **Erysipel**) oder rezidivierender Lymphangitis prädestiniert. In diesen Fällen kann man den betroffenen Patienten ein Penicillin-Präparat als „Stand-by"-Therapie mitgeben, oder in ganz hartnäckigen Fällen eine niedrig dosierte Infektionsprophylaxe mit Penicillin verordnen.

Die Therapie der Sporotrichose erfolgt durch Itraconazol, die der *Mycobacterium-marinum*-Infektion durch Clarithromycin und Ethambutol oder Rifampicin und Ethambutol.

Hygiene

Keine besonderen Maßnahmen.

Pflege

Die betroffene Extremität ruhig stellen, kühlende Umschläge applizieren.

Malaria

Neben der Tuberkulose, den Durchfallerkrankungen und neuerdings AIDS ist Malaria weiterhin eine der großen „Killer-Infektionen" weltweit. Auch in Deutschland war die Malaria bis zum 18. Jahrhundert verbreitet; durch Trockenlegung von Sumpfgebieten wurde den Vektoren allerdings die Lebensgrundlage entzogen. Jährlich werden ca. 1000 Fälle an Malaria durch Reisende nach Deutschland importiert, 75 % davon Malaria tropica. Ca. 20 Personen sterben jedes Jahr in Deutschland an Malaria, da nicht an die Erkrankung als Ursache für Fieber gedacht wird (keine Erhebung der Reiseanamnese, falsche Kenntnis der Malaria-Risikogebiete, Patient machte keine Angaben zur Reise oder ging zu spät zum Arzt etc.).

Übertragung

Die Übertragung von Malaria-Erregern (Plasmodien) erfolgt durch den Stich der Anopheles-Mücke. Die Inkubationszeit beträgt mindestens 7 Tage.

Symptome

Nach unspezifischen Prodromalsymptomen rascher Fieberanstieg mit Schüttelfrost, hohes Fieber (> 40 °C), Kopf- und Rückenschmerzen. Erholung nach ca. 6 h.

Bei jedem Fieber nach Tropenaufenthalt muss eine Malaria ausgeschlossen werden!

Im Blutbild findet sich eher eine Leukopenie und vor allem eine Thrombopenie, die mit der Schwere der Erkrankung korreliert. Die LDH ist erhöht (Erythrozyten-Zerfall!), ebenso die Hämolyse-Parameter und die Hinweise für eine DIC. Der Blutglukosespiegel ist oft erniedrigt.

	Malaria tropica	Malaria tertiana		Malaria quartana
Erreger	*P. falciparum*	*P. vivax*	*P. ovale*	*P. malariae*
Fieberverlauf	unregelmäßig	alle 48 h		alle 72 h
Verlauf	unbehandelt potenziell tödlich	nur im Ausnahmefall tödlich		nur im Ausnahmefall tödlich
Rezidive	keine	wenige Jahre	wenige Jahre	Jahrzehnte

„Schwarzwasserfieber" bei der Malaria tropica durch massiven Parasitenbefall -> **schwere Hämolyse** -> **Hämoglobinurie** mit Nierenversagen.

Zerebrale Malaria bei der Malaria tropica mit einer Vielzahl an möglichen Symptomen von Verwirrtheit bis hin zu Krampfanfällen und Koma.

Diagnostik

Die klassische Malariadiagnostik erfolgt immer noch durch „dicken Tropfen" und Ausstrich mittels Giemsa-Färbung. Mittlerweile sind auch Schnelltests (Malaquick® und andere) erhältlich, die jedoch die mikroskopische Diagnose nicht ersetzen, evtl. ergänzen.

Therapie

- Für M. tertiana und M. quartana sowie M. tropica aus Regionen ohne bekannte Resistenzen: Choroquin 600 mg (4 Tbl. a 150 mg) sofort, nach 6 h weitere 300 mg (2 Tbl.) p.o., nach 24 h weitere 300 mg (2 Tbl.). (Bei M. tertiana und M. quartana evtl. Resistenzen in Neuguinea und in Südostasien!).
- Bei nicht differenziertem Erreger und bei M. tropica bzw. M. tertiana und M. quartana aus Regionen mit Chloroquin-Resistenz: Mefloquin sofort 750 mg (3 Tbl. a 250 mg) p.o., nach 6 h 500 mg (2 Tbl.), nach weiteren 6 h nochmals 250 mg (1 Tbl.), jeweils zu einer kleinen Mahlzeit, evtl. mit Antiemetikum. Alternativ: Atovaquon/Proguanil 4 Tbl. zu je 250/100 mg p.o. (Malarone®) an 3 aufeinander folgenden Tagen oder Arthemeter/Lumofantrin (Riamet®) Tbl. zu je 20/120 mg initial 4 Tbl., nach 8 h nochmals 4 Tbl., dann 2 x 4 Tbl. an Tag 2 und 3.
- Bei hoher Plasmodiendichte (> 5 % der Erythrozyten = schwere Malaria) oder komplizierter Malaria mit zerebralen oder pulmonalen Symptomen: Chinin-Sulfat 600 mg alle 8 h i.v. oder p.o. + Doxycyclin 200 mg/Tag i.v. oder p.o. für 3–7 Tage je nach Verlauf. (Monitor- und Blutglukose-Überwachung obligat, je nach Zustand des Patienten Intensivüberwachung!)
- Bei Befall > 10 % besteht Lebensgefahr trotz Therapie, hier evtl. Austauschtransfusion erwägen.

Prophylaxe

Durch den Gebrauch von Moskitonetzen, langer Kleidung, geschlossenen Schuhen und Insektenschutz-Spray oder -Lösung (z.B. Autan®) oder auf DEET-Basis (auch die Netze einreiben!) und Chemoprophylaxe mit Mefloquin (250 mg p.o. 1 x/Woche 1–3 Wochen vor Einreise in ein Malariagebiet bis 4 Wochen nach Ausreise) oder Proguanil/Atovaquon (Malarone®) (1 Tbl./Tag p.o. 1–2 Tage vor

Einreise in ein Malariagebiet bis 7 Tage nach Ausreise), oder nach neuesten Empfehlungen in Regionen mit hoher Resistenz gegen Mefloquin: Doxycyclin 100 mg/Tag p.o. 1–2 Tage vor Einreise in das Malariagebiet bis 4 Wochen nach Ausreise.

Aktuelle Empfehlungen zu Therapie und Prophylaxe der Malaria siehe auch die Homepage der deutschen tropenmedizinischen Gesellschaft http://www.dtg.org

Hinweis

Keine Prophylaxe mit Chloroquin und vor allem nicht mit Mefloquin für Piloten, Taucher oder andere Personen, die auf einen absolut funktionierenden Gleichgewichtssinn angewiesen sind, da Chloroquin potenziell Übelkeit und Mefloquin zentralnervöse Störungen hervorrufen kann. In diesen Fällen ist jedoch eine Prophylaxe mit Atovaquon/Proguanil (Malarone®) möglich.

Hygiene

Meldepflicht! (jedoch nicht an das örtliche Gesundheitsamt, sondern direkt an das Robert-Koch-Institut in Berlin)

Isolation des an Malaria erkrankten Patienten ist *nicht* erforderlich, da die zur Übertragung notwendigen Vektoren in Deutschland nicht vorkommen.

Pflege

Fiebersenkung, Überwachung des Patienten auf die Entwicklung von Komplikationen wie z.B. zerebrale Malaria, Elektrolytentgleisung.

Bei Infusionstherapie mit Chinin Monitorkontrolle und 4 x tgl. Blutglukosespiegel, da Chinin zu Hypoglykämie und Rhythmusstörungen führen kann.

Masern

Typische Kinderkrankheit mit charakteristischem kleinfleckig-konfluierendem Exanthem. Masern konnten durch verbreitete Impfung (Kombinationsimpfstoff MMR = Mumps/Masern/Röteln) in Deutschland zurückgedrängt werden, stellen aber weiterhin in vielen Ländern der Welt ein Problem dar.

Übertragung

Tröpfcheninfektion mit hoher Kontagiosität für Nicht-Immune, Beginn der Infektiosität von Erkrankten ca. 4 Tage *vor* bis 4 Tage *nach* Ausbruch des Exanthems. Die höchste Infektiosität besteht vor dem Ausbruch des Exanthems. Die Inkubationszeit beträgt ca. 10 Tage.

Symptome

In der Phase vor Ausbruch des Exanthems besteht ein unspezifischer fieberhafter Infekt der oberen Luftwege mit Halsschmerzen, Kopfschmerzen und Konjunktivitis, evtl. Koplik'sche Flecken an der Wangenschleimhaut. Mit Ausbruch des typischen feinfleckigen, konfluierenden Masern-Exanthems, das am Kopf hinter den Ohren beginnt, wird die Symptomatik nochmals stärker mit höherem Fieber. Das Exanthem breitet sich auf Rumpf und Extremitäten aus. Erholung tritt mit dem Abklingen und ggf. Schuppen des Exanthems nach 3–5 Tagen ein.

Nicht selten entwickeln vor allem Kinder nach einer Maserninfektion eine bakterielle Superinfektion wegen vorübergehend eingeschränkter Immunabwehr durch die schwere Infektion, z.B. Otitis media oder Pneumonie.

In 0,5–1 Promille aller Masernfälle tritt eine Enzephalitis mit häufig bleibenden Schäden oder sogar letalem Ausgang auf.

Diagnostik

Meist ist der klinische Aspekt für eine Diagnose ausreichend. Serologie (ELISA, KBR), Virusisolierung und PCR-Tests sind etabliert.

Bei Verdacht auf Masern-Enzephalitis Liquor-PCR und -Serologie.

Therapie

Symptomatisch. Antibiotische Therapie für bakterielle Superinfektionen.

Hygiene

Meldepflicht!
Wiederzulassung zu Kindergarten und Schule nach Abklingen der Symptome, frühestens 5 Tage nach Ausbruch des Exanthems.

Pflege

Temperatursenkung, Flüssigkeitsstatus beachten, ggf. Juckreiz-mildernde Salben/Puder.

Bei Halsschmerzen ggf. anästhesierende Tabletten oder Eis zum Lutschen geben.

Kinder mit Masern sind schwer krank und benötigen intensive Zuwendung. Masern sind *keine* banale Kinderkrankheit, daher sollten alle Kinder unbedingt geimpft werden!

Wenn ein Kind Masern durchmacht, sollte es in den nachfolgenden 3 Monaten nicht geimpft werden, da diese Impfungen wegen der transienten Immunschwäche in diesem Zeitraum nicht erfolgreich sein können.

Mastitis

Die Infektion der weiblichen Brustdrüse tritt vor allem bei Stillenden auf, seltener auch nach Manipulation an der Brustwarze (Piercing etc.).

Übertragung

Infektion durch Hautflora, fast ausschließlich durch *S. aureus*, begünstigt durch Laktation und (kleine) Verletzungen der Brustwarze.

Symptome

Spannungsgefühl, Schwellung, Rötung, Überwärmung.

Diagnostik

Klinischer Aspekt, evtl. Abstrich von der Brustwarze.

Therapie

Kühlende Umschläge, vorübergehendes Aussetzen des Stillens und vollständiges Abpumpen der Milch, antibiotische Therapie mit Flucloxacillin, Cephalosporin der Gruppe 1 oder Clindamycin, bei schwerem Krankheitsbild initial i.v.

Bei (seltener) Abszessbildung chirurgische Intervention und Drainage.

Prophylaxe: Pflege der Mamille (Cremes), Verhinderung von Verletzungen, Vermeiden von Milchstau, ggf. vollständiges Entleeren der Brust durch Abpumpen.

Bei mehreren Rezidiven evtl. Feststellung, ob die Betroffene *S.-aureus*-Kolonisation in der Nase aufweist (Nasenabstrich). Wenn dies der Fall ist, ggf. Versuch der Eradikation mit Mupirocin-Salbe (3 x tgl. in beide Nasenlöcher für 7 Tage).

Hygiene

Anleitung der Betroffenen zum hygienischen Umgang mit der infektiösen Sekretion aus der Brust zur Verhinderung der Infektion der Gegenseite. Isolation bei Infektion durch MRSA. Eine Stillpause ist nicht unbedingt erforderlich, der Übertritt der Antibiotika in die Muttermilch und damit auf den Säugling muss in Kauf genommen werden.

Pflege

Lokal kühlende Umschläge, am besten so genannte „Quarkumschläge": handelsüblichen Quark im Kühlschrank vorkühlen, in Mullbinden einwickeln und auf die betroffene Brust legen. Zusätzlich Milchmassage von außen nach innen zur Brustwarze. Kind regelmäßig zum Stillen anlegen (hygienisch unbedenklich) bzw. regelmäßig abpumpen.

Mastoiditis

siehe HNO-Infektionen S. 91

Mediastinitis

Die Mediastinitis stellt eine seltene, aber immer lebensbedrohliche Infektion des Thoraxinnenraumes dar. Sie kann sich entwickeln nach thoraxchirurgischen Eingriffen, nach (traumatischer) Ruptur von Thoraxorganen (z.B. Ösophagus [Boerhave-Syndrom] oder Trachea/Bronchien) oder deszendierend von Infektionen des Halsbereiches.

Übertragung

Meist lokale Flora, breites Erregerspektrum möglich.

Symptome

Thoraxschmerz, Schluckstörungen, evtl. lokale Schwellung im Bereich einer Thoraxwunde, atemabhängige Schmerzen, Fieber, evtl. begleitend Pleuritis, Perikarditis, Peritonitis.

Diagnostik

Röntgen-Thorax, CT des Thorax, Kontrastdarstellung des Ösophagus (mit wasserlöslichem Kontrastmittel!), evtl. Bronchoskopie (mit Intervention), wenn Defekt in dieser Region.
Mikrobiologische Diagnostik: evtl. Blutkulturen, evtl. intraoperativer Abstrich.

Therapie

In schweren Fällen immer kombinierte chirurgische und breite antibiotische Therapie. Eine gedeckte oder kleine Perforation ohne systemische Entzündungszeichen kann unter engmaschiger Kontrolle und Beobachtung des Patienten auch nur antibiotisch behandelt und konservativ ausgeheilt werden.

Wegen des breiten Spektrums an Erregern, die bei einer Mediastinitis vorliegen können und der Lebensbedrohlichkeit der Infektion muss sofort nach Diagnosestellung empirisch *breit* antibiotisch behandelt werden, z.B. mit Piperacillin/β-Laktamase-Inhibitor oder mit einem Carbapenem. Evtl. Umsetzung auf ein Antibiotikum mit schmalerem Spektrum, wenn das Ergebnis der Resistenztestung aus repräsentativem Material vorliegt.

Hygiene

Keine, außer bei multiresistenten Erregern.

Pflege

Engmaschige Überwachung des Patienten (Intensivstation!).

Meningitis

Die Meningitis ist eine lebensbedrohliche Infektion der Hirnhäute.

Übertragung

Hämatogen (z.b. bei Meningokokken, Listerien) oder über Defekte in der Schädelbasis aus entzündeten Nasennebenhöhlen oder dem Mittelohr (z.b. bei Pneumokokken) oder posttraumatisch nach penetrierenden Schädelverletzungen oder nach neurochirurgischen Eingriffen. Bei Trägern eines ventrikulo-peritonealen Shunts kann sich eine Shuntinfektion mit Meningitis auch fortgeleitet von einer Peritonitis entwickeln.

Symptome

Fieber, Kopfschmerz, Nackensteifigkeit, Verwirrung, ggf. Eintrübung, Koma. Bei Meningokokken-Meningitis evtl. begleitende Meningokokken-Sepsis mit Verbrauchskoagulopathie und rasch progredienten, blitzfigurenartigen Hautnekrosen als Ausdruck des Zusammenbruchs der Mikrozirkulation.

Diagnostik

Zunächst Abnahme von Blutkulturen. Dann Bildgebung des ZNS zum Ausschluss von Hirndruck mittels Computertomographie, sofern diese unmittelbar zur Verfügung steht. Die Spiegelung des Augenhintergrundes ist für diesen Zweck *unzuverlässig und nicht ausreichend!*

Sofern kein Hirndruck vorliegt, dann Liquorpunktion von ca. 5 (-10) ml.

Aus dem Liquor einerseits Labordiagnostik auf Leukozytenzahl, ggf. Zelltyp, Glucose und Eiweiß (ca. 1,5 ml Liquor erforderlich), und mikrobiologische Untersuchung. Wenn die mikrobiologische Untersuchung und Gramfärbung vor Ort nicht sofort möglich ist, empfiehlt es sich, den Liquor aufzuteilen und ca. 1,5 ml in eine *aerobe* Blutkulturflasche zu impfen. Der Rest von 2–3 ml wird bei Raumtemperatur asserviert für die Durchführung einer Gramfärbung. Evtl. ein weiteres Liquor-Aliquot von 1–2 ml im Kühlschrank aufbewahren bei 4 °C zur virologischen Diagnostik.

Liquordiagnostik:

Liquorbefunde	bakterielle Meningitis	virale Meningo-enzephalitis	Tbc oder Pilz-Meningitis
Aussehen	trüb	klar	leicht trüb bis klar
Zellzahl/μ	> 1000	50–500	50–1000
Eiweiß (mg/dl)	> 100	< 100	> 100
Glukose (mg/dl)	10–50	> 50	< 20

Durch die Durchführung der Bildgebung des ZNS dürfen *nicht mehr als 30 Minuten vergehen* (CT im Haus, 24 h einsatzbereit!). *Kann dies nicht gewährleistet werden, Abnahme von Blutkulturen und sofortige antibiotische Therapie ohne Liquordiagnostik!*

Therapie

Antibiotika zur Therapie der Meningitis müssen eine gute Liquorgängigkeit aufweisen und hoch dosiert werden.

Bei *sofortiger* Verfügbarkeit einer *zuverlässigen* Gramfärbung kann diese zur Eingrenzung der in Frage kommenden Erreger eingesetzt und die Antibiotikatherapie entsprechend ausgerichtet werden. Einfach und sehr hilfreich, sofern rasch verfügbar, ist auch die Latex-Agglutination, mit der ein Teil der Meningitis-Erreger (Pneumokokken, *Haemophilus influenzae* B, E. coli K1 / *Neisseria meningitidis B, Neisseria meningitidis* A, C, Y, W135) u.U. direkt nachgewiesen werden kann.

Mit der Anforderung einer Gramfärbung oder der Latex-Agglutination darf aber nicht wertvolle Zeit verloren werden, sonst lieber zunächst für einige Stunden oder wenige Tage „zu breit" behandeln.

In allen anderen Fällen Einteilung nach Risikogruppen:
* Kein Hinweis auf einen spezifischen Erreger: Cephalosporin Gruppe 3a + Ampicillin + evtl. Aciclovir, wenn auch eine Herpes-Enzephalitis möglich ist.
* Meningitis bei immunsupprimierten Patienten: Cephalosporin Gruppe 3a + Ampicillin + Aciclovir. Möglichkeit einer Tbc bedenken und ausschließen!
* Posttraumatische Meningitis oder nach neurochirurgischem Eingriff oder Shuntinfektion: Vancomycin (oder Fosfomycin) + Cephalosporin der Gruppe 3b (oder Meropenem)
* Meningitis bei Z.n. zurückliegender Schädelverletzung (Schädelbasisfraktur): Cephalosporin Gruppe 3a (meist Pneumokokken, Haemophilus!)

Die früher in Kombination mit anderen Antibiotika zur Therapie der Meningitis empfohlenen Aminoglykoside penetrieren *nicht* in den Liquor und können bei Bedarf (z.b. bei Meningitis durch Pseudomonas oder andere gramnegative Erreger) besser durch die passabel penetrierenden Fluorochinolone (z.b. Ciprofloxacin) ersetzt werden.

Neurologische Spätschäden können zum Teil vermieden werden, wenn *mit* Beginn der Antibiotikatherapie Kortikosteroide (z.b. 100 mg Prednisolon) gegeben werden (was im Wesentlichen nur für die Pneumokokken-Meningitis gezeigt wurde). Die günstigen Wirkungen von Prednisolon stellen sich aber *nicht* ein bzw. es werden eher nachteilige Effekte beobachtet, wenn es erst *nach* Beginn der ersten Antibiotikagabe verabreicht wird. Daher auf keinen Fall bei Meningitis „nachträglich" noch Kortikosteroide verabreichen!

Hygiene

Verdacht, Erkrankung und Tod an Meningokokken-Meningitis ist meldepflichtig.

Patienten mit Meningokokken-Meningitis müssen bis 24 h nach Einleitung einer suffizienten Antibiotikatherapie kontaktisoliert werden. Für enge Kontaktpersonen wird eine Antibiotikaprophylaxe durch eine Einzeldosis Ciprofloxacin 250–500 mg (*nicht* für Kinder und Schwangere!) oder 2 x 600 mg Rifampicin für 2 Tage (für Kinder und Schwangere *geeignet*; beachte, dass durch die Enzyminduktion durch Rifampicin orale Kontrazeptiva u.U. nicht mehr wirken können -> **Aufklärung** der diese Prophylaxe einnehmenden Frauen!)

Wiederzulassung zu Gemeinschaftseinrichtungen (Schule etc.) nach Abklingen der Symptome bei antibiotischer Behandlung.

Pflege

Patienten mit Meningitis sollten zunächst auf der Intensivstation behandelt und überwacht werden, u.a. wegen der Gefahr eines Krampfanfalles, respiratorischer Insuffizienz oder einer Störung der vegetativen Regulation.

Sie sind nach Möglichkeit von starken äußeren Reizen wie Lärm, grelles Licht etc. abzuschirmen.

Allgemeine Pflege:

– Fiebersenkende Maßnahmen
– Angemessene Unterstützung bei der Körperpflege etc.
– Prophylaxen gemäß der Gesamtklinik.

Krankenbeobachtung:
- auf Hirndruckzeichen (Symptomkombinationen!):
  - Kopfschmerzen
  - Erbrechen (schwallartig)
  - Bradykardie („Druckpuls")
  - Vigilanzminderung, Bewusstseinsstörungen
  - Pupillenveränderung (verzögerte/ausbleibende Reaktion auf Lichteinfall, Anisokurie)
- auf Veränderungen im Bereich:
  - Motorik (Paresen, Plegien, Reflexmotorik)
  - Sprache
  - Bewusstsein, Vigilanz
  - Sensibilität
- Bei neurologischer Verschlechterung:
  - Vitalzeichen-Monitoring
  - Atmungsüberwachung -> Blutgasanalyse-Status -> frühzeitige Intubation/Beatmung zur Sicherstellung eines geeigneten O_2-/CO_2-Verhältnisses
  - Flüssigkeitsbilanzierung
  - Hirndruckprotektion (Basic: Anhebung des Oberkörpers um mindestens 30°, dadurch als weiterer Effekt -> Aspirationsschutz)
  - Ggf. Hirndruck-Monitoring.
- Patientensicherheit: Das Krankheitsbild ist häufig von Verwirrtheitszuständen und motorischer Unruhe begleitet. Daher:
  - Hilfen geben, zur persönlichen, zeitlichen, örtlichen Orientierung
  - Sturzprävention bei Bettfluchttendenzen
  - Sicherung von zu- und ableitenden Kathetern, Sonden und Drainagen.

Milzbrand; Anthrax

Der Milzbrand ist eine Anthropozoonose, hervorgerufen durch ein sporenbildendes, grampositives Bakterium, *Bacillus anthracis*, das gewebsschädigende Toxine bildet. Natürlicherweise betroffen sind Rinder, Schafe, Pferde u.Ä. Menschen erkranken außerhalb von bioterroristischen Angriffen praktisch nur nach Kontakt mit kontaminierten Tierprodukten.

Übertragung

Der Hautmilzbrand entwickelt sich an Stellen von lokaler Hautirritation/-verletzung, wobei nur eine geringe Anzahl an Sporen notwendig sind. Für den Lungenmilzbrand ist die Inhalation von mehreren 10.000 infektiösen Sporen erforderlich.

Symptome

Es muss unterschieden werden zwischen:

- *Hautmilzbrand:* Im Wesentlichen eine lokale Hautnekrose an der Inokulationsstelle der Anthrax-Erreger in die Haut (z.b. nach Kontakt mit kontaminierten Tierhäuten) mit geringer Letalität.
- *Lungenmilzbrand:* Nach Inhalation von infektiösen Sporen beginnt dieser nach einigen Tagen (1–10 Tage, evtl. sogar Wochen, abhängig von der Menge aufgenommener Sporen) als hochakutes pneumonisches Krankheitsbild mit Mediastinitis durch Fortleitung von der Lunge über die Lymphbahnen.
- *Darmmilzbrand:* Nur nach massiver Ingestion von Erregern, äußert sich als ulzerierend-nekrotisierende Enteritis mit massiver blutiger Diarrhoe.

Diagnostik

Beim Hautmilzbrand findet man die Erreger am ehesten nach Abheben der Nekrose, beim Lungen- oder Darmmilzbrand in der Regel im Blut.

Therapie

Wirksam gegen *Bacillus anthracis* sind in der Regel Penicillin G, Ciprofloxacin und Doxycyclin. Diese senken die Letalität von ca. 20 % bei Hautmilzbrand auf < 1 %, verhindern aber nicht die Bildung der Nekrose. Diese sollte nicht exzidiert werden.

Die Therapie des Lungenmilzbrandes kommt häufig zu spät, daher hat dieser auch mit adäquater antibiotischer Therapie immer noch eine hohe Letalität (> 50 %).

Zur Postexpositionsprophylaxe wird Ciprofloxacin p.o. für bis zu 2 Monate empfohlen.

Hygiene

Verdacht, Erkrankung und Tod an Milzbrand sind meldepflichtig!

Auch Lungenmilzbrand weist keine hohe Infektiosität von Person zu Person auf, dennoch sollten an Anthrax erkrankte Personen in Kontaktisolation behandelt werden.

Jegliches Verbandsmaterial, das mit an (Haut-)Milzbrand erkrankten Personen in Kontakt gekommen ist, muss als „Biogefahrstoff" entsprechend der geltenden Vorschriften entsorgt werden. Wäsche kommt in die Infektionswäsche. Das Zimmer muss nach Entlassung des Patienten desinfizierend gereinigt werden.

Pflege

- Hautmilzbrand:
  - Striktes Wundmanagement
  - Temperaturkontrolle (Sepsis-Überwachung)
- Lungenmilzbrand:
  - Sauerstoffüberwachung und -therapie (ggf. Beatmung)
  - Atemunterstützende Maßnahmen
  - Temperaturkontrolle (Sepsisüberwachung)
- Darmmilzbrand:
  - Ausreichender Flüssigkeits-/Elektrolytstatus
  - Antiemetische Therapie.

Multiresistente Keime

- MRSA (= Methicillin-resistenter *S. aureus*)
- VRSA (= Vancomycin-resistenter *S. aureus*)
- VREC (= Vancomycin-resistente *Enterokokken*)
- ESBL (gramnegative Keime (*E. coli*, Klebsiellen, Enterobacter etc.) mit „extended spectrum betalactamase", d.h. Resistenz gegen alle Penicilline, Cephalosporine)

Übertragung

Häufig nosokomiale Infektionen, werden aber zunehmend häufiger in den letzten Jahren auch bei ambulant erworbenen Infektionen beobachtet.

Symptome

Das Krankheitsbild entspricht dem der voll empfindlichen Erreger. Per se ist z.B. MRSA nicht „aggressiver" als ein voll empfindlicher *S. aureus* (nur eben schwerer zu behandeln).

Diagnostik

Multiresistente Erreger werden bei der mikrobiologischen Diagnostik festgestellt. Da eine Kolonisation mit multiresistenten Erregern von den Patienten häufig behalten wird, sollten Patienten, die bei einem früheren stationären Aufenthalt entsprechende Infektionen oder Kolonisationen aufwiesen, prophylaktisch isoliert werden und Abstriche von Nase/Rachen und ggf. der Stelle erhalten, an der die Infektion/Kolonisation bestand. Wenn 3 dieser Abstriche in Folge negativ sind, kann die Isolation aufgehoben werden.

Therapie

Eine alleinige Kolonisation eines Patienten mit einem multiresistenten Erreger ist keine Indikation für eine antibiotische Therapie!
Die Patienten mit Kolonisation durch multiresistente Erreger sollen nur kontaktisoliert werden. Wenn eine tatsächliche Infektion durch einen multiresistenten Erreger vorliegt, antibiotische Therapie nach Antibiogramm.

Hygiene

Die nosokomiale Verbreitung dieser Keime muss unter allen Umständen vermieden werden, daher Kontaktisolation dieser Patienten. Eine Häufung von nosokomialen Übertragungen ist *meldepflichtig*. Patienten, die mit demselben multiresistenten Erreger kolonisiert/infiziert sind, können in Kohorten gemeinsam untergebracht werden. Bei einem solchen Vorgehen ist zu bedenken, dass eine ggf. „Entisolation" dann schwierig wird, so dass wo immer möglich die Unterbringung in Einzelzimmern anzustreben ist. Multiresistente Keime sind zwar per se nicht virulenter als die entsprechenden voll empfindlichen Spezies, aber nur noch mit einer geringen Zahl von Antibiotika zu behandeln, die dazu häufig auch noch weniger antibiotische Aktivität aufweisen (Vancomycin ist z.B. gegen voll empfindliche *S. aureus* weniger aktiv als Penicilline).
Wird die Kolonisation/Infektion mit multiresistenten Erregern erst im Verlauf des Krankenhausaufenthaltes festgestellt, so müssen durch die Hospitalhygiene die Kontaktpersonen (Zimmerpartner) dieses Patienten nachverfolgt und ggf. ebenfalls prophylaktisch isoliert werden, um „Infektketten" zu verhindern. Dabei kann bereits ein wenige Stunden dauerndes gemeinsames Unterbringen in einem Zimmer für eine Übertragung ausreichen.

Pflege

Die Pflege richtet sich nach dem konkret vorliegenden Krankheitsbild.

Die Einhaltung der Hygienevorschriften im Umgang mit Patienten, die mit multiresistenten Erregern kolonisiert sind, ist essenziell! Siehe auch unter Kontaktisolation auf Seite 2 ff.

Mumps

Typische virale Kinderkrankheit; harmlos im Kindesalter, im Erwachsenenalter besteht jedoch das Risiko der Beteiligung von endokrinen und exokrinen Drüsen (Pankreas, Hoden) mit u.U. bleibender Azoospermie.

Übertragung

Tröpfcheninfektion, relativ hohe Kontagiosität. Der Erkrankte ist infektiös 6 Tage vor bis 9 Tage nach Beginn der Symptome. Die Inkubationszeit beträgt ca. 3 Wochen.

Symptome

Die Symptomatik beginnt mit uncharakteristischen grippalen Zeichen und hohem Fieber, dann bei ca. 50 % der Infizierten mit doppelseitiger (häufiger) oder einseitiger (seltener) Schwellung der Parotis und der regionalen Lymphknoten. Auch andere Drüsen können betroffen sein, z.B. das Pankreas mit entsprechenden Organsymptomen.

Gefürchtet ist die Erkrankung bei Jungen nach der Pubertät und bei Männern wegen möglicher Beteiligung der Hoden (Orchitis, meist einseitig), die weitere 1–2 Wochen nach dem ersten Symptombeginn eintreten und bei Abheilung eine Hodenatrophie mit Sterilität hinterlassen kann (bei starker Schwellung des Hodens Gabe von Prednisolon über einige Tage).

Prophylaxe durch die empfohlene Impfung (als Mumps-Masern-Röteln-Kombinationsimpfung, MMR) mit lebenslanger Immunität.

Diagnostik

Nach dem klinischen Aspekt, evtl. Serologie oder PCR.

Therapie

Keine spezifische Therapie.

Hygiene

Bei Behandlung im Krankenhaus Einzelzimmer. Personen, die nicht sicher immun gegen Mumps sind, sollten bei Patientenkontakt Handschuhe, Überkittel und Maske tragen.
Wiederzulassung zu Schule und anderen Gemeinschaftseinrichtungen frühestens ca. 10 Tage nach Beginn der Symptome (Parotisschwellung).

Pflege

Symptomatisch.
Bei Halsschmerzen ggf. anästhesierende Tabletten oder Eis zum Lutschen geben.
Ggf. Hochlagerung des Hodens auf Hodenbänkchen bei Orchitis.

Nadelstichverletzung

Bei einer Nadelstichverletzung im Krankenhaus besteht die Gefahr der Übertragung von Hepatitis C, HIV und – für nicht-geimpfte bzw. nicht-immune Personen – Hepatitis B. In Ausnahmefällen können auch Lues, Gelbfieber, Hepatitis A und andere mit Virämie bzw. Bakteriämie einhergehende Infektionen übertragen werden.

Übertragung

Die Übertragung erfolgt durch das kleine Blutvolumen, das in einer benutzten und damit kontaminierten Injektionskanüle enthalten ist. Der Patient, an dem die Nadel benutzt und kontaminiert wurde, gilt dabei als „Spender", derjenige, der sich an der kontaminierten Nadel verletzt hat, als „Empfänger".
Infektionsrisiko bei Nadelstichverletzung:

	Infektionsrisiko bei Nadelstich
Hepatitis B	> 50 % (für nicht immunen Empfänger)
Hepatitis C	ca. 1–3 %
HIV	< 0,5 %

Das Übertragungsrisiko ist weiterhin abhängig von der Viruskonzentration im Blut des „Spenders", von der Art der Nadel (höheres Risiko bei Injektionsnadel vs. chirurgischer Nadel), vom Grad der Kontamination (höheres Risiko bei sichtbarer Verschmutzung durch Blut) und davon, ob die Nadelstichverletzung beim „Empfänger" durch Handschuhe hindurch erfolgte (geringeres Risiko) bzw. in ungeschützte Haut (höheres Risiko).

Symptome

Außer dem Schmerz durch die Verletzung akut keine Symptome. (Für die Inkubationszeit der betreffenden potenziell übertragbaren Infektionen siehe die entsprechenden Abschnitte in diesem Buch.)

Diagnostik

Bevor weitere Diagnostik betrieben wird, Desinfektion mit üblichem Desinfektionsmittel auf Alkoholbasis, evtl. auch durch Seife. Falls die Verletzung blutet, Blutfluss fördern.
Sodann Einschätzung des Risikos der Verletzung:
• Ist der „Spender" bekannt HIV-, HBV-, bzw. HCV-positiv oder negativ?
• Hat der „Spender" ggf. Risikofaktoren für eine der o.g. Infektionen oder eine andere mit Bakteriämie oder Virämie einhergehende Infektion?
• Wie ist der Impfschutz bzgl. Hepatitis B beim „Empfänger"?

Sofern der HIV-, HBV-, HCV-Status beim „Spender" nicht aktuell bekannt ist, Entnahme von Blut beim „Spender" und Anfertigung eines Schnelltests (Ergebnis muss innerhalb von wenigen Stunden verfügbar sein!) auf HIV, HBV, HCV.
    Entnahme von Blut beim Empfänger für eine HIV-, HBV-, HCV-Serologie.
    Erstellen eines D-Arzt-Berichtes.

Therapie

Die ausgiebige Desinfektion der Verletzung ist als Sofortmaßnahme von großer Bedeutung; sofern die Wunde blutet, soll der Blutfluss gefördert werden.

Medikamentöse Postexpositionsprophylaxen:

	Postexpositionsprophylaxe
Hepatitis B	Falls kein ausreichender Schutz (anti-HBs < 10 I.E./ml) oder nie gegen Hepatitis B geimpft: Simultane Impfung mit Hepatitis-B-Hyper-immunglobulin und aktiver rekombinanter Hepatitis-B-Vakzine. Dieses Vorgehen ist noch bis ca. 6 Tage nach der Nadelstichverletzung sinnvoll, danach keine Effektivität mehr. Bei grenzwertigem anti-HBs-Titer (10–100 I.E./ml) oder, falls unbekannt, > 5 Jahre zurückliegender Hepatitis-B-Impfung oder bekannter „low-" bzw. „non"-Responder auf die Impfung: aktive Immunisierung mit rekombinanter Hepatitis-B-Vakzine. Bei bekanntem anti-HBs-Titer > 100 I.E./ml sicherer Schutz
Hepatitis C	Keine wirksame Postexpositionsmaßnahme bekannt. Es wird vorgeschlagen, über einen Zeitraum von mindestens 6 Monaten nach der Nadelstichverletzung 4-wöchentlich die Transaminasen und nach 3 bzw. 6 Monaten die Hepatitis-C-Serologie bestimmen zu lassen. Bei Transaminasen-Anstieg oder HCV-Serokonversion Durchführung einer HCV-PCR zur Diagnosestellung und sofortige Einleitung einer Kombinationstherapie mit α-Interferon und Ribavirin. Dadurch besteht eine Chance > 90 %, die Entwicklung einer chronischen Hepatitis C zu verhindern.
HIV	Bei sicher HIV-positivem „Spender" oder wenn begründeter Verdacht auf eine HIV-Infektion besteht, so rasch als *möglich* Einleitung einer 3fach antiretroviralen Therapie, üblicherweise mit 2 nicht-nukleosidalen Reverse-Transkriptase-Inhibitoren und 1 Protease-Inhibitor (z.B. AZT 300 mg und 3TC 150 mg (= Combivir) 2 x 1 Tbl./Tag p.o. + Nelfinavir 2 x 1250 mg/Tag p.o.). *Nach Ablauf von 48–72 h ist diese Maßnahme nicht mehr effektiv und wird nicht mehr empfohlen.* Die Effektivität erscheint um so höher, je früher diese Postexpositionsprophylaxe eingeleitet wird. Die empfohlene Dauer der Postexpositionsprophylaxe beträgt 4 Wochen. Die Wirksamkeit einer HIV-Postexpositionsprophylaxe beträgt nicht 100 %, sondern die Wahrscheinlichkeit einer HIV-Übertragung wird dadurch um ca. den Faktor 4 vermindert. Wurde die Prophylaxe eingeleitet bei Verdacht auf HIV-Infektion des „Spenders" und dieser Verdacht kann serologisch nicht bestätigt werden, so soll die Prophylaxe sofort nach Bekanntwerden des negativen Ergebnisses abgebrochen werden.

Hygiene

Bei einer Verletzung an einer HIV-kontaminierten Nadel kann sich trotz ordnungsgemäß durchgeführter Postexpositionsprophylaxe beim „Empfänger" eine HIV-Infektion entwickeln. Die Viruslast zum Zeitpunkt der HIV-Primärinfektion ist sehr hoch und damit das Risiko, dass der „Empfänger" in diesem Zeitraum seinen Sexualpartner infiziert. Daher soll in dieser Situation dem „Empfänger" beim Verkehr mit seinem Sexualpartner für ca. 6 Monate der Gebrauch von Kondomen nahegelegt werden, bis die HIV-Tests sicher negativ geblieben sind.

Pflege

Panik vermeiden! *Auf keinen Fall aus falscher Scham* („ ... ich habe einen Fehler gemacht und mich gestochen, bin selbst schuld ... die anderen denken, ich sei ein Schussel ... etc.") d*en Vorfall verschweigen und so wertvolle Zeit verlieren!*

Nekrotisierende Fasziitis

Die nekrotisierende Fasziitis ist eine schwere, rasch fortschreitende, lebensbedrohliche Infektion der Faszien, der Weichteile und der Muskulatur durch β-hämolysierende Streptokokken der Gruppe A oder eine aerob/anaerobe Mischflora.

Übertragung

Kontaktinfektion. Das Risiko für eine nekrotisierende Fasziitis ist erhöht bei schweren Grunderkrankungen, wie Diabetes, arterieller Verschlusskrankheit, Alkoholismus, hohem Alter, vorausgegangenen oder begleitenden anderen Infektionen und bei Verletzungen des Gewebes nach Trauma und/oder Operation.

Symptome

Initial besteht bei der nekrotisierenden Fasziitis eine sich rasch entwickelnde und ebenso rasch fortschreitende Rötung, Schwellung und extreme Schmerzhaftigkeit im Bereich einer Extremität, der Genitalregion oder der Abdomen- oder Thoraxwand. Im weiteren Verlauf kommt es zu lividen bis gräulichen Veränderungen der Haut, und schließlich zur Blasenbildung und zum Aufbrechen, wie bei einer Verbrennung, mit Absonderung einer rötlich-wässrigen Sekretion. „Knistern" bei Gaseinschluss im Subkutangewebe ist möglich.

Bei verschleppten Verläufen kann es zur Ausbildung eines Kompartment-Syndroms kommen.

Im Frühstadium ist die nekrotisierende Fasziitis schwierig vom -> **Erysipel** zu unterscheiden.

Diagnostik

Der makroskopische Aspekt erlaubt eine Verdachtsdiagnose. Die Nekrose des Subkutangewebes, der Faszie und ggf. der Muskulatur kann mit Kernspintomographie gut visualisert werden, sofern dieses ohne Verzögerung zur Verfügung steht. Ansonsten nach dem klinischen Eindruck notfallmäßige OP, die dann auch diagnostisch ist.

Es besteht regelhaft eine exzessive Entzündungsreaktion mit Leukozytose und Linksverschiebung im Differenzialblutbild, evtl. das Bild eines -> **Toxic-shock-Syndroms.**

Von einer ggf. vorhandenen Wunde oder von der Sekretion und intraoperativ müssen Abstriche abgenommen werden, diese sollen auch anaerob angesetzt werden. Auch Blutkulturen sind für die mikrobiologische Diagnostik hilfreich.

Therapie

Die antibiotische Therapie erfolgt z.B. mit Piperacillin/β-Laktamase-Inhibitor *und* Clindamycin, bei Ausschluss einer Mischinfektion und Nachweis von β-hämolysierenden Streptokokken der Gruppe A auch hoch dosiertes Penicillin G und Clindamycin, bei Penicillin-Allergie auch Carbapenem, Cephalosporin der Gruppe 3 oder Fluorochinolon der Gruppe 2–4 *in Kombination* mit Clindamycin.

Die Gabe von Clindamycin ist bei toxinbildenden Streptokokkeninfektionen wichtig zur Verminderung der Toxinproduktion.

Die antibiotische Therapie *muss* immer von einer chirurgischen Therapie begleitet sein, die das nekrotische Gewebe *radikal* entfernt, ggf. in mehreren Sitzungen, ggf. mit Amputation der betroffenen Extremität, wenn die Nekrose zu ausgedehnt ist.

Hygiene

Kontaktisolation des Patienten zur Verhinderung der Übertragung der virulenten Streptokokkenstämme auf andere Patienten. Die Isolation kann 24 h nach Einleitung einer sicher gegen die Streptokokken wirksamen Therapie aufgehoben werden.

Pflege

Betroffene Patienten sind schwer krank, meist zusätzlich zu einer schweren Grunderkrankung, die für die nekrotisierende Fasziitis prädisponiert. Temperaturkontrolle (Sepsisüberwachung). Striktes Wundmanagement (u.U. Verbandwechsel im OP, Vacuseal-Verbände). Bei Verdacht auf beginnendes Kompartment-Syndrom engmaschige Überwachung der Extremitätendurchblutung (Doppler-Sonographie, SpO_2-Aufnehmer). Angemessene Unterstützung bei Körperpflege etc. Prophylaxen in Abhängigkeit vom Gesamtzustand. Auf ausreichendes Schmerzmittelregime achten.

Neutropenisches Fieber

Fortschritte in der Therapie maligner Erkrankungen, insbesondere von Leukämien und malignen Lymphomen wurden in den letzten Jahren durch aggressivere Chemotherapie-Schemata ermöglicht. Die so behandelten Patienten machen, beginnend ca. 10 Tage nach der Chemotherapie, eine Phase der vorübergehenden Knochenmarkaplasie durch mit Abfall der Neutrophilen im peripheren Blut < 500/µl. Studien haben bereits in den 1970er-Jahren gezeigt, dass das Infektionsrisiko unterhalb dieses Wertes deutlich ansteigt. Fieberhafte Zustände (Temp. > 38,3 °C) während dieser Phase werden als neutropenisches Fieber bezeichnet.

Übertragung

Die Ursache von neutropenischem Fieber ist in der Mehrzahl der Fälle eine endogene Infektion aus dem Darm bzw. nur die Aufnahme von Fieber-induzierenden Bakterienbruchstücken durch Chemotherapie-induzierte Störungen der Mukosabarriere. Aber auch bakterielle oder Pilz-Infektionen anderer Organe (z.B. der Lunge) können Ursachen von neutropenischem Fieber sein. Zu beachten ist weiterhin die Möglichkeit der Infektion von zentralen Venenkathetern.

Das Risiko für neutropenisches Fieber steigt mit der Dauer der Neutropenie an. Besonders gefährdet sind Patienten mit Neutropeniedauer > 10 Tage, z.B. nach Knochenmarktransplantation.

Bei solchen Patienten, die eine Vielzahl von Medikamenten und Blutprodukten erhalten, kommen darüber hinaus auch viele nicht-infektiöse Ursachen für Fieber in Frage. Die richtige Einschätzung der verschiedenen Symptome und die Betreuung dieser Patienten benötigt große Erfahrung, die meist nur an spezialisierten Zentren vorhanden ist.

Symptome

Fieber, evtl. Schüttelfrost.

Diagnostik

Blutkulturen (Ergebnis zur Therapieeinleitung *nicht* abwarten).

Therapie

Neutropenisches Fieber ist ein *Notfall*, der umgehend die Einleitung von empirischer Therapie mit Breitspektrum-Antiinfektiva verlangt, da neutropenische Patienten den sich entwickelnden Infektionen schutzlos ausgeliefert sind.

Besonders kritisch sind bei neutropenischen Patienten Infektionen durch Pseudomonas, weshalb alle Antibiotikaregime grundsätzlich Pseudomonas-Aktivität aufweisen sollten.

In letzter Zeit wird ein Anstieg von grampositiven und Pilz-Infektionen beobachtet.

Schema der DGHO/PEG zur Stufentherapie von neutropenischem Fieber:

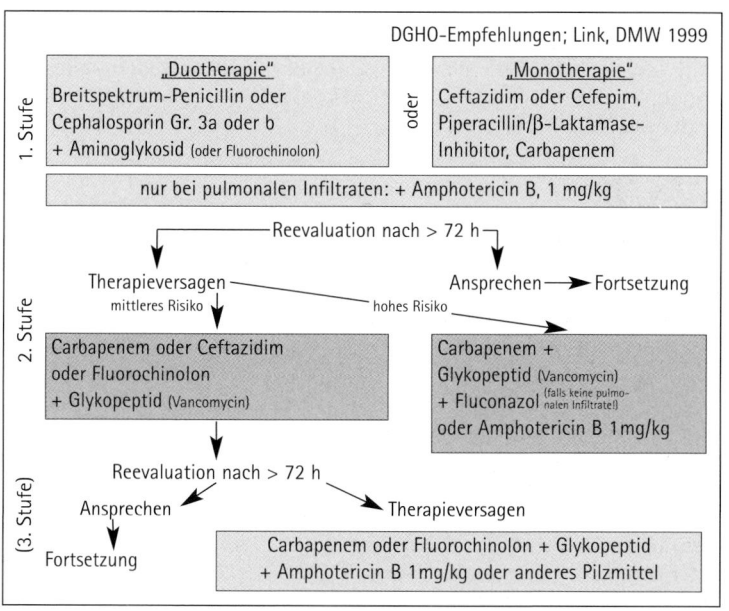

Patienten mit *pulmonalen Infiltraten* müssen bei der Erstmanifestation des neutropenischen Fiebers *bereits primär* neben der Breitspektrum-Antibiotikatherapie mit einer *Pilztherapie* behandelt werden. Bei Toxizität von konventionellem Amphotericin B (Niere, Fieber) stehen die neuen Antimykotika wie z.b. liposomales Amphotericin B, Voriconazol oder Caspofungin zur Verfügung, die allerdings deutlich teurer sind.

In ihrem Stellenwert unklar ist die Gabe von Fluorochinolonen zur Prophylaxe von gramnegativen Infektionen. Hierbei wird zwar die Häufigkeit dieser Infektionen verringert, nicht aber die infektionsbedingte Sterblichkeit. Durch verbreiteten Einsatz von Fluorchinolonen wird allerdings bei diesen Patienten in einem bedenklichen Maß resistente Flora induziert, so dass in letzter Zeit verschiedentlich empfohlen wurde, eine solche Infektionsprophylaxe nur noch Patienten mit hohem Risiko und langer Neutropeniedauer zu verschreiben.

Hygiene

Zur Prophylaxe von neutropenischem Fieber ist eine strenge Einhaltung allgemeiner Hygiene erforderlich. Patienten mit höherem Risiko und länger dauernder Neutropenie, z.B. nach Hochdosis-Chemotherapie oder autologer Knochenmarktransplantation sollten in Umkehrisolation (s. S. 8) gepflegt werden, Patienten mit dem höchsten Risiko nach allogener Knochenmarktransplantation in speziellen Zimmern mit HEPA-gefilterter Luftzufuhr (HEPA = high efficiency particulate air filtration, d.h. hocheffektive Filterung der Zuluft, die auch Bakterien- und Pilzsporen entfernt).

Pflege

Neutropenische Patienten leiden regelmäßig unter einer z.T. schweren Entzündung der Mundschleimhaut (Mukositis), die mit antiseptischen Lösungen, ggf. mit Lokalanästhetika-Zusatz behandelt werden sollte.

Nosokomiale Infektionen

Unter einer nosokomialen Infektion versteht man eine Infektion, mit der oder wegen der ein Patient nicht in das Krankenhaus kam. Die wichtigsten nosokomialen Infektionen sind

- die nosokomiale Pneumonie,
- die Infektion von zentralen Venenkathetern,
- die nosokomiale Harnwegsinfektion,
- die nosokomiale Wundinfektion (in der Chirurgie).

Übertragung

Nosokomiale Infektionen können aus der endogenen Flora des Patienten stammen, oder durch das medizinische Personal (von anderen Patienten) bei mangelnder Hygiene übertragen werden.

Symptome

Für jede der nosokomialen Infektionen wurden spezifische Definitionen aufgestellt, bei welcher Symptomatik ab welcher Zeit nach Krankenhausaufnahme (in der Regel 72 h) eine Infektion als nosokomial bezeichnet werden muss. Aufgabe der Hygienefachkräfte ist es, entsprechende Statistiken über die nosokomialen Infektionen zu erheben als Teil des Qualitätsmanagements eines Krankenhauses.

Diagnostik

Mikrobiologische Diagnostik ist bei V.a. eine nosokomiale Infektion obligat, ansonsten organbezogene Infektionsdiagnostik (Röntgen, andere Bildgebung etc.).

Therapie

Organbezogene Therapie, bei schwerer Symptomatik empirische Therapieeinleitung unter Berücksichtigung des im individuellen Krankenhaus vorliegenden Keimspektrums bei nosokomialer Infektion des jeweiligen Organsystems.

Häufig sind nosokomiale Infektionen schwieriger zu behandeln als ambulant erworbene Infektionen: Einerseits wegen des häufig resistenteren Spektrums im Krankenhaus, andererseits ist ein Patient, der stationär behandelt werden muss, schwerer erkrankt und jede hinzukommende Infektion belastet ihn zusätzlich und verschlechtert ggf. seine Prognose.

Hygiene

Selbst durch maximale Hygiene ist nur ein Teil (Schätzungen sprechen von ca. $1/_3$) der nosokomialen Infektionen vermeidbar. Es muss aber das Ziel aller in die Versorgung des Patienten involvierten Beschäftigten im Krankenhaus sein, diesem Ziel so nahe wie möglich zu kommen, da eine nosokomiale Infektion einerseits mit entsprechendem zusätzlichem Leiden für den individuellen Patienten, aber auch mit zusätzlichem Krankenhausaufenthalt, höherem Pflege- und Therapieaufwand und damit höheren Kosten für das Krankenhaus verbunden ist.

Pflege

Eine wichtige Voraussetzung für die Vermeidung von nosokomialen Infektionen sind gute, rationelle Arbeitstechnik, ausreichende Personalbesetzung, Schulung des Personals, günstige räumliche Verhältnisse ohne Platzmangel, leicht desinfizierbare Arbeitsflächen, ausreichende Verfügbarkeit und leichte Erreichbarkeit von Desinfektionsmittelspendern und/oder Waschbecken, ausreichend sanitäre Einrichtungen, jederzeit leichte Verfügbarkeit von Reinigungsdiensten und getrennte Aufbereitungs- und Entsorgungsräume.

Otitis media, Otitis externa

siehe HNO-Infektionen S. 91

Osteomyelitis

Unter einer Osteomyelitis versteht man die Infektion des Knochens, häufig durch Staphylokokken, aber auch durch andere Keime verursacht.

Übertragung

Die Infektion entsteht am häufigsten durch eine penetrierende Verletzung, wie eine offene Fraktur, eine Nekrose der den Knochen umgebenden und schützenden Strukturen oder auch durch hämatogene Aussaat bei Endokarditis oder streuenden Abszessen. Eine eingeschränkte Durchblutung wie bei Diabetes mellitus (-> **diabetischer Fuß**) oder bei arterieller Verschlusskrankheit erleichtern die Entstehung einer Osteomyelitis.

Symptome

Rötung, Schwellung über dem betroffenen Knochenareal, fehlende Heilung einer Fraktur, evtl. Ausbildung von Eiterfisteln, Ausbildung von „Sequestern" (= abgestorbenen Knochenlamellen), die als nicht-vaskularisierte Fremdkörper die Infektion unterhalten.

Diagnostik

Röntgen, evtl. Skelettszintigramm, intraoperativer Abstrich, ggf. Biopsie und Kultur der Biopsie, bei Fieber Blutkulturen.

Therapie

Lang dauernde (6 Wochen und länger), hoch dosierte antibiotische Therapie mit knochengängigen Antibiotika, vorzugsweise i.v. und nach Antibiogramm.

Fremdkörper wie Sequester oder (evtl. gelockertes) Osteosynthesematerial im Bereich der Infektion müssen operativ entfernt werden, evtl. mehrfach bei Neubildung von Nekrosen. Bei Bedarf Verbesserung der Perfusion durch Schwenklappen oder frei transplantierte, autologe Lappen.

Hygiene

Größtmögliche Hygiene bei der Wundbehandlung, Risiko für multiresistente Keime.

Pflege

Striktes Wundmanagement.

U.U. starke Schmerzen! Auf ausreichendes Schmerzmittelregime achten.

Patienten mit lang dauernden Klinikaufenthalten! Gefahr der Hospitalisierung. Risiko von Sekundärinfektionen, z.B. an der Einstichstelle der i.v. Venenzugänge oder z.B. einer -> **pseudomembranösen Kolitis** unter Langzeit-Antibiotikatherapie, die möglichst vermieden, in jedem Fall aber frühzeitig erkannt und sachgerecht therapiert werden müssen.

Pankreatitis

Die Pankreatitis ist zunächst eine sterile Entzündung. Der massive Untergang von peripankreatischem Gewebe durch das austretende aggressive Pankreassekret induziert diese u.U. sehr schwere Entzündungsreaktion. Nekrosen bei Pankreatitis infizieren sich typischerweise nach ca. 1 Woche -> zweigipfliger Verlauf der Entzündungsparameter und erneute Verschlechterung des klinischen Zustandes weisen auf dieses Ereignis hin.

Übertragung

Die Superinfektion bei primär durch Alkohol oder Steinabgang ausgelöster, nekrotisierender Pankreatitis erfolgt durch endogene (gramnegative/grampositive/anaerobe) Flora, evtl. Candida. Selten können meist milder verlaufende Pankreatitiden durch Virusinfektionen verursacht werden.

Symptome

Heftige, gürtelförmige Oberbauchschmerzen, Amylase- u. Lipase-Anstieg. Für Infektion bei nekrotisierender Pankreatitis gilt, dass diese meist erst in der zweiten Krankheitswoche, nach 7–10 Tagen auftreten.

Diagnostik

CT-gesteuerte Drainage und Kultur von aspiriertem Sekret. Bei primärer Punktion und kleiner Punktatmenge evtl. Abimpfung in Blutkulturflaschen; bei länger liegenden Drainagen jedoch keine Abimpfung in BK-Flaschen, sondern Versendung in sterilem Röhrchen wg. obligater Besiedelung der Drainagen mit in der Regel apathogener Flora (z.b. Koagulase-negativen Staphylokokken).

Therapie

Bei nekrotisierender Pankreatitis ist eine prophylaktische Antibiotikagabe indiziert. Bei manifester oder wahrscheinlicher Infektion der Nekrose Drainage des Abszesses durch interventionelle radiologische Verfahren oder chirurgisch. Für die Antibiotikatherapie sollten gut ins Gewebe penetrierende Antibiotika benutzt werden, z.B. Piperacillin/β-Laktamase-Inhibitor-Kombination, Fluorochinolone in Kombination mit Metronidazol oder Carbapeneme.

Hygiene

Steriler Umgang beim mehrmals täglichen Anspülen von ggf. eingelegten intraabdominellen Drainagen.

Pflege

Die Pankreatitis stellt ein komplexes Krankheitsbild dar, welches eine umfassende Überwachung und Betreuung des Patienten erfordert:

Ausgeprägtes Krankheitsgefühl, daher Bettruhe im Akutstadium, später schonende, kontrollierte Mobilisation (Kollapsgefahr wg. Kreislaufdystonie).

Kreislaufüberwachung/ZVD-Überwachung -> schnelle Entwicklung einer Schocksymptomatik möglich, i.S. eines Volumenmangelschocks/septischen Schocks (einschmelzendes Pankreasgewebe setzt Gewebemediatoren frei -> generalisierte Vasodilatation und Flüssigkeitsverschiebung). Schnelle Verschlechterung der Gesamtklinik mit dem Bild eines Multiorganversagens/einer Verbrauchskoagulopathie möglich.

Starke abdominelle Schmerzen, daher auf ausreichendes Schmerzmittelregime achten.

Übelkeit, Erbrechen -> ggf. Antiemetika, Ableiten des Magensaftes in der Akutphase und bei Darmatonie.

Stuhlgang, Darmgeräusche überwachen, ggf. Abführmaßnahmen ergreifen; Entstehung eines paralytischen Ileus möglich.

Flüssigkeitsbilanzierung, Flüssigkeitssubstitution/Elektrolytsubstitution.

Blutzuckerkontrollen wegen möglicher Störungen der Insulinsekretion.

Frühzeitige *enterale Ernährung* per Sonde, auch wenn evtl. nur teilweise den Bedarf deckend, zur Verhinderung von Darmatonie und Durchwanderung.

Bei sehr schwerer Pankreatitis mit Beatmungspflichtigkeit frühzeitige *kinetische Therapie* zur Verhinderung eines ARDS.

Bei Alkoholabusus die ausreichende Dämpfung der Entzugssymptomatik überwachen.

Pflegerische Prophylaxemaßnahmen erforderlich: Thromboseprophylaxe, Pneumonieprophylaxe, evtl. Parotitisprophylaxe; weitere Prophylaxen nach Gesamtklinik.

Papageienkrankheit

siehe Chlamydien, S. 33

Paratyphus

siehe Typhus, S. 185

Peritonitis und andere Infektionen des Bauchraumes: Appendizitis, Divertikulitis, Peritonitis bei Perforation eines abdominellen Organs, spontan bakterielle Peritonitis, Peritonitis bei Peritoneal-Dialyse

Infektionen des Bauchraumes stellen lebensbedrohliche Erkrankungen dar. Historisch wurde vor Verfügbarkeit von Antibiotika der entscheidende Fortschritt in der Therapie durch die chirurgische Entfernung des Fokus erzielt. Heutzutage steht die chirurgische Sanierung in der Bedeutung immer noch an erster Stelle, unterstützt durch antiinfektive Therapie, außer bei spontan bakterieller Peritonitis, die immer nur konservativ behandelt wird.

Übertragung

Die Erreger rekrutieren sich aus der endogenen Flora des Patienten; bei der spontan bakteriellen Peritonitis handelt es sich in der Mehrzahl um einen einzelnen (meist gramnegativen) Erreger. Bei der sekundären Peritonitis muss *immer* von einer aerob/anaeroben grampositiv/gramnegativen Mischinfektion ausgegangen werden. Bei der Peritonitis bei Peritoneal-Dialyse handelt es sich meist um Hautkeime von den Händen der Patienten oder des Personals.

Symptome

Peritonismus, lokal oder im gesamten Abdomen, bei Perforation freie Luft in der Peritonealhöhle.

Die spontan bakterielle Peritonitis bei Patienten mit Leberzirrhose kann nur sehr diskrete Symptome hervorrufen, wie leichte Temperaturerhöhung, unspezifische Verschlechterung des Allgemeinzustandes oder Verschlechterung der Leber- oder Nierenfunktion bzw. einer hepatischen Enzephalopathie. Auf solche diskreten Symptome ist bei Patienten mit Leberzirrhose und Aszites zu achten.

Diagnostik

Die klinische Untersuchung steht an erster Stelle! Danach ggf. Abdomenübersicht, ggf. weitere Bildgebung mittels Sonographie, Computertomographie etc.

Zur mikrobiologischen Diagnostik evtl. Blutkulturen.

Die Peritonitis bei Peritoneal-Dialyse wird durch trübe, ggf. grünliche auslaufende Dialyse-Flüssigkeit angezeigt. In diesem Fall unbedingt mikrobiologische Diagnostik (z.B. einige ml Spülflüssigkeit in sterilem Röhrchen oder bei längeren Transportwegen in Blutkultur-Flaschen ins mikrobiologische Labor einsenden).

Therapie

Während bei Divertikulitis ohne Perforation und bei Peritonitis bei Peritonealdialyse gute Chancen auf Ausheilung mit alleiniger Antibiotikatherapie bestehen, ist für eine Appendizitis oder andere Peritonitis-Formen in der Regel die chirurgische Sanierung des Fokus notwendig, kombiniert mit antibiotischer und ggf. antimykotischer Therapie.

Die *rezidivierende* Divertikulitis stellt eine Indikation zur Resektion des betroffenen Darmsegmentes dar.

Übliche Antibiotika-Auswahl:
• Zur Therapie der Peritonitis:

Einfache Formen z.b. mit Aminopenicillin/β-Laktamase-Inhibitor oder Cephalosporin der Gruppe 2 + Metronidazol, schwere Formen mit Piperacillin/β-Laktamase-Inhibitor oder Carbapenem. Wenn die Peritonitis bereits unter Antibiotikatherapie eintritt oder sich nicht adäquat unter Therapie bessert, an Candida-Infektion denken und entsprechend mit Antimykotika (z.b. Fluconazol) behandeln.

Auf die Gabe von Aminoglykosiden kann in den meisten Fällen verzichtet werden.

- Zur Therapie der Divertikulitis:
  Die unter „Peritonitis" aufgeführten Therapiemöglichkeiten sind auch hier wirksam, für leichtere Formen evtl. orale Therapie bereits initial oder als Sequenztherapie, z.b. mit Fluorochinolon der Gruppe 2 + Metronidazol
- Zur Therapie der spontan bakteriellen Peritonitis:
  Cephalosporin der Gruppe 3 +/– Metronidazol, oder ein Fluorochinolon der Gruppe 2 +/– Metronidazol
- Zur Therapie der Peritonitis bei Peritoneal-Dialyse:
  Bei dieser Sonderform der Peritonitis findet sich ein etwas anderes Keimspektrum, in erster Linie Koagulase-negative Staphylokokken, aber auch *S. aureus,* gramnegative Erreger und Candida. Zunächst kann der Peritoneal-Dialyse-Katheter belassen werden. Initial wird die i.v.-Gabe von 1 g Vancomycin und 2 g Ceftriaxon empfohlen. Danach Zumischen von 30–50 mg/l Vancomycin und 8 mg/l Gentamicin in jeden Beutel der Peritoneal-Dialyse-Flüssigkeit. Stationäre Aufnahme des Patienten und engmaschige klinische Überwachung. Bei Besserung (Infektparameter fallend, Spüllösung klar) Fortsetzung der Lokaltherapie, ansonsten (und auch bei Candida-Infektionen!) Entfernung des Katheters und systemische Therapie nach Antibiogramm.

Die Therapiedauer beträgt je nach klinischem Verlauf 1–2 Wochen, bei Peritonitis bei Peritoneal-Dialyse immer mindestens 2 Wochen.

Peritonitis ist sehr schmerzhaft. Daher Untersuchungen rasch komplettieren und sobald als möglich den Patienten mit Schmerzmitteln versorgen. Dies führt dann allerdings zu einer deutlichen „Besserung" der Symptome, was nicht fehlinterpretiert werden darf!

Hygiene

Strikt aseptische Verbandwechsel bei großer abdomineller Wundfläche („offener Bauch", oder nur locker adaptierten Wundrändern). Diskontinuierliche Peritoneallavage (Second-, Third-Look, ...) unter sterilen OP-Bedingungen, möglichst nicht auf Intensivstation oder im Mehrbettzimmer durchführen.

Bei Peritonitis bei Peritoneal-Dialyse muss auch an nosokomiale Keime mit entsprechenden Resistenzen gedacht werden, daher mikrobiologische Untersuchung obligat.

Pflege

Für Linderung der Schmerzen sorgen.

Ggf. atemunterstützende Maßnahmen.

Ggf. Überwachung der Atmung, evtl. Beatmung.

Temperaturkontrolle (Sepsisüberwachung).

Kreislaufüberwachung/ZVD-Überwachung -> schnelle Entwicklung einer Schocksymptomatik im Sinne eines Volumenmangelschocks durch Flüssigkeitsverschiebung möglich.

Kontrolle von Darmgeräuschen, Stuhlgang. Frühzeitige Abführmaßnahmen einleiten, da sonst die Entwicklung eines paralytischen Ileus droht.

Ausreichender Flüssigkeitsstatus/Elektrolytstatus. Flüssigkeitsbilanzierung.

Im späteren Verlauf: ggf. Bauchbinde zur Platzbauchprophylaxe bei großer Wundfläche.

Patientenadaptierte Prophylaxen gemäß Klinikstandard.

Pertussis

siehe Keuchhusten, S. 100

Pest

Die Pest wird durch ein gramnegatives Bakterium (*Yersinia pestis*) hervorgerufen. Die Übertragung auf den Menschen erfolgt klassisch durch Tierflöhe als infizierte Vektoren. In vielen Teilen der Welt besteht ein Reservoir im Tierreich (Ratten und andere Nagetiere), so u.a. in den USA mit einzelnen sporadischen Fällen beim Menschen (sylvatische Pest). Unter unhygienischen Verhältnissen kommt es zu einer starken Vermehrung der Nagetiere und der Vektoren und damit zu Epidemien (urbane, epidemische Pest), die durch Tröpfchen-Übertragung durch schwer infizierte, bakteriämische Menschen vom Vektor unabhängig verlaufen können. Die Pest entvölkerte über diesen Übertragungsweg im Mittelalter ganze Landstriche („schwarzer Tod").

Übertragung

Durch Stiche von infizierten Tierflöhen oder durch Tröpfcheninfektion bei Lungenpest.

Symptome

Bei der Pest unterscheidet man die Lymphknoten-Pest („Beulen-Pest") im lymphatischen Abflussgebiet der Stichstelle des Vektors im Sinne einer abszedierenden Lymphadenitis und die wesentlich ansteckendere Lungenpest bei hämatogener Generalisierung des Erregers.

Diagnostik

Nachweis des Erregers im Eiter-Aspirat aus eingeschmolzenen Lymphknoten oder aus der Blutkultur.

Therapie

Fluorochinolone, Doxycyclin, Aminoglykoside.

Hygiene

Verdacht, Erkrankung und Tod sind meldepflichtig!

Der an Pest erkrankte Patient muss für mindestens 48 h nach Beginn der Therapie strikt isoliert werden, bei Lungenpest längere Quarantäne wegen hoher Erregervirulenz des Bronchialsekrets.

Materialentsorgung als Infektionsabfall, Infektionswäsche.

Pflegerische 1:1-Betreuung muss gewährleistet sein.

Kontaktpersonen streng minimieren.

Labor muss über den Verdacht auf Pest informiert werden.

Pflege

Entscheidend für die Prognose ist die rasche Einleitung der antibiotischen Therapie innerhalb von 24 Stunden.

Temperatursenkende Maßnahmen.

Kreislaufkontrolle, kreislaufunterstützende Maßnahmen, Überwachung auf Schocksymptomatik, Haut-/Schleimhautblutungen, Verbrauchskoagulopathie, Sepsis.

Augenpflege bei Konjunktivits.

Überwachung auf zentralnervöse Krankheitszeichen (Bewusstseinstrübung, Unruhe, Schwindel, Kopfschmerz).

Inspektion der Lymphknoten (Verbandwechsel: Hohe Erregervirulenz der Eitersekrete eingeschmolzener Lymphknoten).

Bei Lungenstreuung (Lungenpest) obligat: Überwachung der Atmung.

Pfeiffer'sches Drüsenfieber

siehe infektiöse Mononukleose, S. 96

Phlegmone

siehe Hautinfektionen (bakteriell), S. 74

Pleuritis

Eine Pleuritis („Rippfellentzündung") ist viel häufiger eine Komplikation einer anderen Infektion als eine eigenständige Erkrankung. Sie kommt nicht selten in Folge von Pneumonien (besonders durch Pneumokokken und *S. aureus*) vor, kann aber auch auf eine Tuberkulose hinweisen.

Übertragung

Abhängig von der Infektion, die zur Pleuritis führt.

Symptome

Atemabhängiger Schmerz, Pleurareiben oder Pleuraerguss, Fieber, erhöhte Entzündungsparameter.

Diagnostik

Röntgen-Thorax, ggf. Blutkulturen, Punktion eines evtl. vorhandenen Pleuraergusses und mikrobiologische Aufarbeitung.

Bei Pleuritis darf die Tbc in der Differenzialdiagnose nicht vergessen werden, daher auch Tbc-Diagnostik anfordern und einen Tuberkulin-Test anlegen.

Therapie

Abhängig von den Ergebnissen der mikrobiologischen Diagnostik. Eine eitrige Pleuritis sollte mit einer dicklumigen Thoraxdrainage versorgt werden, um das Pleuraempyem zu entlasten und eine ausgeprägte Verschwartung zu vermeiden. Bei gekammerten Ergüssen ist ggf. eine Spülung mit Streptokinase/Streptodornase (z.B. Varidase®) geeignet, die Verklebungen aufzulösen (je ca. 100.000 I.E. Streptokinase/Streptodornase in 50–100 ml NaCl 0,9 % über die Thoraxdrainage in die Pleurahöhle instillieren, abklemmen und ca. 1 Stunde einwirken lassen. Vorsicht wegen der Gefahr allergischer Reaktionen!).

Eine Pleuritis kann sehr schmerzhaft sein, daher ggf. großzügige Schmerztherapie, um dem Patienten das Durchatmen zu ermöglichen.

Hygiene

Bei Tbc-Verdacht Einzelzimmer und respiratorische Isolation (Feinstaubmaske, Handschuhe).

Pflege

Symptomatisch. Auf ausreichende Schmerzreduktion achten, damit das Durchatmen ermöglicht wird.

Atemunterstützende Maßnahmen, ggf. Sauerstoff-Gabe.

Wenn möglich, frühzeitige Mobilisation (auch mit Thoraxdrainage).

Prophylaxen nach Bedarf (Gesamtklinik) und Krankenhaus-Standard.

Pneumonie

Der Begriff Pneumonie bezeichnet infektiöse Entzündungen der Lunge. Allerdings unterscheiden sich diese wesentlich in Ätiologie und Verlauf nach den Grunderkrankungen und Risiken, die der Patient aufweist. Es hat sich als zweckmäßig erwiesen, eine Unterteilung in 3 große Gruppen vorzunehmen:
• Ambulant erworbene Pneumonie
• Nosokomiale Pneumonie
• Pneumonie bei Immunkompromittierten.

Übertragung

Häufig Mikroaspiration von Sekret aus dem Pharynx. Bei Patienten im Krankenhaus, insbesondere bei schwer kranken Patienten auf der Intensivstation,
verändert sich die Zusammensetzung der Rachenflora von der „normalen", vorwiegend grampositiven Flora mit Streptokokken und Pneumokokken zu einer
Flora, in der eher gramnegative Erreger wie *E. coli*, Klebsiellen, Enterobacter
oder sogar Pseudomonas vorherrschen. Bei den grampositiven Erregern findet
sich *S. aureus* am häufigsten. Entsprechend verändert sich das Spektrum der Erreger bei den nosokomialen Pneumonien, die mehrere Tage nach Krankenhausaufnahme entstehen, indem vor allem gramnegative Erreger oder *S. aureus* auftreten.

Symptome

Fieber, Husten mit und ohne Auswurf bzw. bei beatmeten Patienten purulentes
Sekret, Atemnot bzw. Verschlechterung der Blutgase, evtl. Schmerzen bei der
Atmung bei Mitbeteiligung der Pleura.

Diagnostik

Röntgenbild, mikrobiologische Untersuchung des Sputums oder von bronchoskopisch gewonnener bronchoalveolärer Lavage (bei nosokomialer Pneumonie
oder bei schwerer ambulant erworbener Pneumonie).

Therapie

Vorschlag für die Auswahl von Antibiotika zur empirischen Therapie der Pneumonie unter verschiedenen klinischen Situationen:

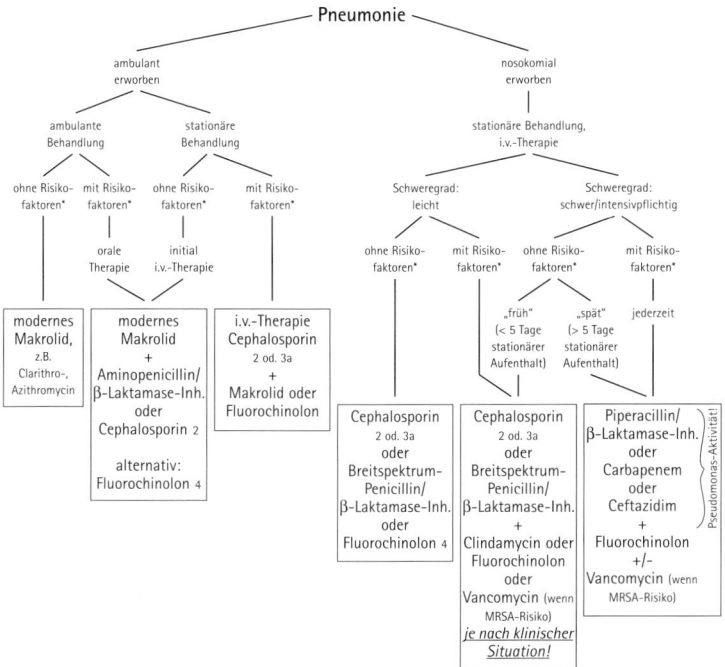

* Risikofaktoren =   schwere chronische Erkrankungen wie Diabetes mellitus, COPD, Leberzirrhose, Herzinsuffizienz, Niereninsuffizienz oder hohes Alter
modifiziert, nach ATS-Empfehlungen, Chest 1995

Hygiene

Die empirische Therapie orientiert sich am Risikoprofil des Patienten. Bei Pneumonie beim Immunkompromittierten hat die rasch durchgeführte, ausführliche mikrobiologische Diagnostik aus repräsentativem, meist invasiv durch Bronchoskopie gewonnenem Material einen wichtigen Stellenwert.

Pflege

Supportive Therapie durch Gabe von Sauerstoff, Überwachung der Sauerstoffsättigung.

Atemtherapie/Atemgymnastik zur Sekretmobilisierung und Kräftigung der Atemmuskulatur.

Manuelle Vibrationsmassage, Einsatz von Vibrationsmassage-Geräten, atemstimulierende Massagetechniken.

Sekretolytika, Inhalationstherapie.

Ggf. endotracheales Absaugen bei unproduktivem Hustenstoß, mangelhafter Sekretmobilisation.

Bei Dyspnoe atemunterstützende Lagerung (Unterstützung der Atemhilfsmuskulatur).

Ggf. Drainagelagerung zur Sekretmobilisation.

Vorsicht mit Antitussiva, da es darunter ggf. zur Sekretretention kommen kann.

Kontrollierte Flüssigkeitssubstitution zur Viskositätsverbesserung des Sekretes, jedoch unter Ein- und Ausfuhrkontrolle, bei Vorliegen weiterer pulmonaler, kardialer, oder nephrologischer Begleiterkrankungen.

Wenn vom Patienten als angenehm empfunden: Brustwickel (mild warmer Feucht-Wickel oder mit stimulierendem durchblutungsförderndem Zusatz).

Bei schwerer Atemnot frühzeitig CPAP-Therapie oder nicht-invasive Maskenbeatmung. Falls dies nicht ausreicht bzw. nicht toleriert werden kann, Intubation und maschinelle Beatmung, bevor sich der Patient erschöpft.

Patienten mit schwerer Pneumonie und ausgeprägter Gasaustauschstörung, die ein invasives Beatmungsmuster benötigen profitieren evtl. von $135°$-Lagerung, Bauchlagerung, oder Schwenkbett („kinetische Therapie").

Pneumocystis-carinii-(jiroveci-)Pneumonie

Bei der *Pneumocystis-carinii-(jiroveci-)*Pneumonie (PCP) handelt es sich um eine klassische opportunistische Infektion, die sich nur bei Patienten mit schwerem zellulärem Immundefekt entwickelt. Risikofaktor ist eine längerfristige Verminderung der T-Helfer-Zellen unter 200/µl, unabhängig von der Genese (z.B. HIV-Infektion -> AIDS-definierendes Ereignis, hoch dosierte immunsuppressive Therapie von rheumatischen Erkrankungen, langfristige, aggressive Chemotherapie, z.B. der ALL, etc.).

Übertragung

Endogene Infektion, aber auch Übertragung von Person zu empfänglicher Person vermutlich möglich.

Symptome

Schwere interstitielle („atypische") Pneumonie: Trockener, unproduktiver Husten; mittelhohes Fieber; Abgeschlagenheit; ggf. schwere Dyspnoe ohne pathologischen Auskultationsbefund (da die Alveolen mit schaumigem Sekret gefüllt sind!), insbesondere bei Belastung. Das Röntgenbild zeigt typischerweise bihiläre schmetterlingsförmige interstitielle Infiltrate. Es sollte sehr „misstrauisch" machen, wenn ein Patient schwer an einer atypischen Pneumonie erkrankt, die nicht auf konventionelle antibiotische Therapie anspricht. Spätestens dann muss unbedingt ein HIV-Test und eine BAL mit Untersuchung auf Pneumocystis durchgeführt werden.

Diagnostik

Bronchoalveoläre Lavage (BAL) und Silberfärbung nach Grocott oder Immunfluoreszenz-Test oder PCR aus der Probe. Das Ergebnis sollte noch am Tag der Bronchoskopie vorliegen.

Therapie

Hoch dosiertes Cotrimoxazol, 20 mg/kg KG Trimethoprim und 100 mg/kg KG Sulfamethoxazol, verteilt auf 3–4 Dosen/Tag. Diese Dosis entspricht ca. 6–8 der „Cotrimoxazol forte"-Tbl./Tag und sollte i.v. gegeben werden (entsprechend ca. 12-16 Ampullen), da diese Dosis in der Regel vom Patienten nicht oral toleriert oder resorbiert wird. Zu beachten ist der Alkoholgehalt von ca. 13 % pro Ampulle (= Lösungsmittel für den Wirkstoff), daher stark venenreizend. Muss stark verdünnt appliziert werden, *minimal* 75–100 ml Glukose 5 % oder NaCl 0,9 % pro Ampulle, d.h. in der Regel wird die Dosis von 3 x 4 oder 4 x 4 Ampullen pro Tag in jeweils 500 ml Glukose 5 % oder NaCl 0,9 % gelöst.

Bei Patienten mit schwerer Pneumonie und Hypoxie mit $pO_2 <$ 65 mmHg bei Raumluft wird die Gabe von 2 x 40 mg Prednisolon i.v. wegen des antiödematösen und antiphlogistischen Effekts der Kortikosteroide empfohlen.

Gabe von Sauerstoff, evtl. Intubation und Beatmung (sinnvoll wegen günstiger Prognose!)

Hygiene

Die (häufige) Möglichkeit einer HIV-Infektion beim Patienten mit *Pneumocystis-carinii-(jiroveci-)*Pneumonie muss immer beachtet bzw. ausgeschlossen werden.

Pflege

Sauerstoffgabe.
Atemtherapie/Atemgymnastik.
Bei Dyspnoe atemunterstützende Lagerung (Unterstützung der Atemhilfsmuskulatur).
U.U. erforderlich: endotracheales Absaugen bei unproduktivem Hustenstoß mit viel schaumig-flüssigem Bronchialsekret.
Bei Prednisolongabe: Blutzuckerkontrollen.
Beachte: infektiöses Blut bei HIV-Patienten!

Prostatitis

siehe Infektionen des männlichen Genitale, S. 93

Pseudomembranöse Kolitis, Clostridium-difficile-Kolitis

Die pseudomembranöse Kolitis wird durch ein anaerobes sporenbildendes grampositives Stäbchenbakterium (*Clostridium difficile*) ausgelöst. Entscheidend für die Pathogenese ist die Bildung eines Toxins (Toxin A oder B) durch *C. difficile*, nicht allein das Vorhandensein des Keimes. *C. difficile* selbst ist bei vielen Personen Bestandteil der Darmflora. Antibiotikatherapie kann aber bei *C.-difficile*-Trägern die restliche Darmflora so schädigen, dass es zum Überwuchern von *C. difficile* kommen kann, was dann mit entsprechenden Symptomen einhergeht. Ein besonders hohes Risiko hierfür besteht bei Therapie mit Clindamycin und Cephalosporinen, eine pseudomembranöse Kolitis kann aber unter jedem Antibiotikum auftreten.

Übertragung

Die Übertragung erfolgt durch die sehr resistenten Sporen auf fäkal-oralem Weg. Die pseudomembranöse Kolitis durch *C. difficile* kann als nosokomiale Infektion bezeichnet werden.

Symptome

Schwere, wässrige Diarrhoe, häufig von grünlicher Farbe, die mehrere Tage bis Wochen nach dem Beginn einer Antibiotikatherapie auftritt. Da es sich um eine Kolitis mit u.U. beträchtlicher Exsudation handelt, können die Entzündungsparameter in der Zirkulation deutlich erhöht sein.

Diagnostik

Nachweis der *C.-difficile*-Toxine A und B im Stuhl per ELISA, evtl. Kultur auf *C. difficile* (Stuhlprobe von ca. 1 ml Volumen genügt) und/oder Sigmoidoskopie mit Nachweis der charakteristischen pseudomembranösen Fibrinausschwitzungen auf der Schleimhaut.

Therapie

Eine wesentliche Therapiemaßnahme besteht möglichst im Absetzen der Antibiotikatherapie, unter der die pseudomembranöse Kolitis aufgetreten ist. Die antibiotische Behandlung der pseudomembranösen Kolitis sollte in erster Linie oral durch Metronidazol erfolgen. Sehr gut wirksam ist auch orales Vancomycin, das allerdings wegen der Gefahr der Selektionierung von resistenten Keimen nur benutzt werden soll, wenn Kontraindikationen gegen Metronidazol bestehen, oder unter Metronidazol keine Besserung im Verlauf von ca. 5 Tagen erreichbar war (Rate an Therapieversagen unter oralem Metronidazol wie unter oralem Vancomycin 1–2 %).

Hygiene

C. difficile ist als Spore extrem resistent, auch gegenüber Desinfektionsmitteln. Daher genügt die hygienische Händedesinfektion nach Verrichtungen am Bett eines Patienten mit *C.-difficile*-induzierter Diarrhoe nicht, sondern es müssen die Hände mit *Wasser* und *Seife* gewaschen werden, um die Sporen mechanisch zu entfernen. Ein Patient mit pseudomembranöser Kolitis durch *C. difficile* soll bis 2 Tage nach dem Ende des Durchfalls kontaktisoliert werden.

Pflege

Ausgeprägte diarrhoeische Flüssigkeitsverluste sind möglich, dadurch:
- Gefahr von Kollapsneigung durch Dehydratation/Elektrolytverschiebung

– Beachtung des Flüssigkeitsstatus insbesondere bei älteren Menschen und Kindern (Exsikkose -> Verwirrtheitszustände). Auf ausreichende Flüssigkeitszufuhr/Elektrolytüberwachung und -substitution achten.

Patientenbeobachtung: Hinweise für weiteren Flüssigkeitsbedarf können sein (Kombination jeweils mehrerer Faktoren):

– Schwacher Hautturgor
– Trockene Schleimhäute
– Erhöhte Pulsfrequenz und schwach-fliehende Pulsqualität
– Erniedrigter zentralvenöser Venendruck
– Konzentrierte rückläufige Urinausscheidung
– Durstgefühl des Patienten.

Bilanzierte Einfuhr- und Ausfuhrkontrolle.

Den Patienten auf die hygienische Händereinigung/-desinfektion nach dem Toilettenbesuch hinweisen. Hände zuerst mit Seife waschen, trocknen, danach erst desinfizieren!

Bei kontinuierlichen Durchfällen ggf. Fäkalkollektor anbringen.

Wegen der besseren Überwachungsmöglichkeit des Stuhlgangs (Beschaffenheit, Menge, Häufigkeit) und des einfacheren Probenabnahme-Handlings empfiehlt es sich, eine Bettpfanne auch als WC-Aufsatz zu verwenden.

Patienten sind auch nach dem Akutstadium häufig sehr geschwächt (Mobilisation in Anwesenheit einer Pflegekraft!).

Pyelonephritis

siehe Harnwegsinfektionen, S. 72

Q-Fieber

Das Q-Fieber wird durch *Coxiella burnetii* hervorgerufen, ein kleines, intrazellulär lebendes Bakterium, das mit den Rickettsien eng verwandt ist. Im Gegensatz zu den Rickettsien (Erreger des Fleckfiebers, s. S. 159) rufen Coxiellen *keine* Hauterscheinungen hervor, sondern eine (atypische) Pneumonie und selten andere systemische Manifestationen. Wegen der Übertragung durch Tiere handelt es sich um eine klassische Zoonose.

Übertragung

Durch Inhalation von pulverisierten Exkrementen von Haustieren, vor allem Schafen, welche die Erreger in großer Zahl ausscheiden können. Die Inkubationszeit beträgt 2–3 Wochen. Erregerreservoir sind Zecken, die im Ausnahmefall auch einmal Q-Fieber direkt übertragen können, und Wiederkäuer (Schafe, Rinder).

Symptome

Ein größerer Prozentsatz von Q-Fieber verläuft als unspezifische fieberhafte Erkrankung von ca. 1 Woche Dauer mit vollständiger Erholung ohne therapeutische Intervention.

Beim Vollbild der Erkrankung finden sich hohes Fieber, Gelenk-, Muskel- und Kopfschmerzen sowie Husten als Ausdruck einer atypischen Pneumonie, Transaminasenerhöhung und Vergrößerung der Leber, seltener Diarrhoe und andere gastrointestinale Symptome. Selten ist *C. burnetii* die Ursache einer (kulturnegativen) und relativ therapieresistenten Endokarditis (1–2 % aller Endokarditiden, in Gegenden mit viel Schafhaltung höher).

Chronische Q-Fieber-Infektionen werden vor allem bei Patienten mit Immundefekt beobachtet.

Bei Tieren und beim Mensch kann die Plazenta infiziert werden und die Coxiellen-Infektion auf den Fetus übergehen mit der Folge einer Früh- oder Fehlgeburt. Die Plazenta und der Fetus sind in diesen Fällen hochinfektiös (bei Mensch und Tier!).

Diagnostik

Röntgen-Thorax (relativ blandes Röntgenbild einer atypischen Pneumonie trotz schwerem Krankheitsbild!), Abdomensonographie, evtl. Echokardiographie. Eine kulturelle Isolation von Coxiellen ist mit Routinemethoden nicht möglich, daher Diagnostik über Serologie (anti-*C.-burnetii*-IgM) oder PCR.

Therapie

Mittel der Wahl für unkomplizierte Verläufe ist Doxycyclin 200 mg/Tag p.o. oder i.v., wirksam sind auch Rifampicin und Fluorochinolone (vor allem der Gruppe 4) und mit Einschränkungen Makrolide.

Für komplizierte Verläufe wie z.B. Endokarditis wird eine Kombination von Doxycyclin und Fluorochinolon oder Doxycyclin und Hydroxychloroquin 400 mg/Tag p.o. über lange Zeiträume (Jahre!) empfohlen.

Hygiene

Meldepflicht!

Keine Isolation, da kein Übertragungsrisiko von Mensch zu Mensch. Übliche hygienische Verhaltensregeln sind ausreichend (Händedesinfektion, Tragen von Handschuhen bei Kontakt mit Körperflüssigkeiten).

Pflege

Temperatursenkende Maßnahmen (bei oft gleich bleibend hohen Temperaturen
-> Kontinua).

Kreislaufüberwachung. U.U. ausgeprägte Hypotoniezustände und relative
Bradykardie. Vorsichtige Mobilisation unter Kontrolle -> Kreislaufdystonie.

Sauerstoffgabe, -überwachung.

Kontrollierte Flüssigkeitssubstitution zur Viskositätsverbesserung des Sekretes, jedoch unter Ein- und Ausfuhrkontrolle bei Vorliegen weiterer pulmonaler,
kardialer oder renaler Begleiterkrankungen.

Sekretolytika, Inhalationstherapie.

Atemtherapie/Atemgymnastik.

Bei Dyspnoe atemunterstützende Lagerung (Unterstützung der Atemhilfsmuskulatur).

Ggf. endotracheales Absaugen bei unproduktivem Hustenstoß, mangelhafter
Sekretmobilisation. Atemstimulierende Massagetechniken.

Wenn vom Patienten als angenehm empfunden: Brustwickel (mild warmer
Feucht-Wickel, oder mit stimulierendem durchblutungsförderndem Zusatz).

Rabies

siehe Tollwut, S. 173

Reisediarrhoe

siehe Enteritis, S. 52

Rheumatisches Fieber

Das rheumatische Fieber ist eine Immunkomplex-Erkrankung, die in Folge einer Infektion mit manchen Stämmen von β-hämolysierenden Streptokokken der
Gruppe A auftritt, und zwar nur durch solche Streptokokken, die eine Tonsillitis auslösen. β-hämolysierende Streptokokken der Gruppe A, die andere Infektionen wie z.B. ein Erysipel hervorrufen, können zwar eine Glomerulonephritis
als Immunkomplex-Erkrankung auslösen, aber kein rheumatisches Fieber!

Das rheumatische Fieber ist vor allem durch Arthritis und Karditis charakterisiert. In manchen Gegenden der Welt ist das rheumatische Fieber die häufigste Ursache für Herzklappenfehler. In Deutschland ist das rheumatische Fieber durch konsequente Therapie von Streptokokken-Tonsillitiden jedoch sehr selten geworden.

Übertragung

Tröpfcheninfektion

Symptome

Die Symptome des rheumatischen Fiebers treten ca. 2–3 Wochen nach dem Beginn einer Streptokokken-Tonsillitis auf. Die charakteristischen Symptome wurden als (modifizierte) „Jones-Kriterien" zusammengefasst (JAMA 1992):

Hauptmanifestationen	Nebenmanifestationen
Karditis	*Symptome*
Migratorische Polyarthritis	Arthralgien
Chorea minor	Fieber
Subkutane Knötchen	
Erythema marginatum	*Sonstige Befunde*
	erhöhte Akutphase-Parameter (CRP, BSG)
	verlängertes PR-Intervall
Sowie: Evidenz für eine vorausgegangene Streptokokkeninfektion: kultureller Nachweis von Streptokokken der Gruppe A im Rachenabstrich oder Titeranstieg in den Streptokokken-Serologien (AST etc.)	

Ein rheumatisches Fieber gilt als gesichert, wenn 2 Hauptkriterien oder 1 Hauptkriterium und 2 Nebenkriterien erfüllt sind.

Diagnostik

Rachenabstrich, Serologie bzgl. Streptokokkenantigenen wie anti-Streptolysin (AST), anti-DNAse, anti-Hyaluronidase. Labor mit erhöhten Entzündungsparametern, EKG (PR-Intervall).

Therapie

Mittel der Wahl für Streptokokkeninfektionen ist Penicillin. Dieses sollte in jedem Fall für ca. 10 Tage gegeben werden, um die pathogenen Streptokokkenstämme zu eradizieren (3 x 1 Mio. i.E. p.o./Tag), auch wenn die Tonsillitis in der Zwischenzeit bereits spontan abgeklungen ist. Penicillin-allergische Patienten erhalten ein Makrolid.

Nach überstandenem rheumatischem Fieber besteht bei dem Betroffenen lebenslang ein deutlich erhöhtes Risiko für ein Rezidiv, das den kardialen Befund verschlechtern kann. Weiterhin ist das Risiko für eine bakterielle Endokarditis erhöht. Daher wird zumindest für die ersten 5 Jahre nach einem überstandenen rheumatischen Fieber eine Antibiotikaprophylaxe empfohlen, z.B. in Form einer 1 x monatlichen i.m.-Injektion von 1,2 Mio. I.E. Benzathin-Penicillin. Manche Autoren empfehlen, diese Prophylaxe lebenslang fortzusetzen.

Der Entzündungszustand an Gelenken und Endokard beim akuten rheumatischen Fieber wird durch hohe Dosen an Acetylsalicylsäure (ASS) behandelt (bis 100 mg/kg KG). Spiegelkontrollen für ASS sind empfehlenswert. Die ASS-Therapie sollte fortgesetzt werden bis sich die erhöhten Entzündungswerte zurückgebildet haben.

Für besonders schwere Entzündungsreaktionen können Kortikosteroide (1–2 mg/kg KG in 1–2 Dosen/Tag) eingesetzt werden. Ausschleichen je nach Verlauf der Symptome.

Bei Patienten, die eine schwere kardiale Schädigung nach einem rheumatischen Fieber entwickelt haben, darf der optimale Zeitpunkt zum operativen Klappenersatz nicht verpasst werden. Beachte beim Einsatz von großen Dosen an ASS das Risiko von Magen-Ulzera, daher evtl. Stressulkusprophylaxe.

Hygiene

Keine besonderen Maßnahmen.

Pflege

Schmerztherapie.

Vitalzeichenmonitoring.

Überwachung der Sauerstoffsättigung und ggf. Sauerstoffgabe.

Flüssigkeitsbilanzierung.

Körperliche Belastung des Patienten an die Gesamtklinik angepasst. In der ersten Phase völlige Schonung.

Embolieprophylaxe!

Häufig starker Nachtschweiß bei nur subfebrilen Temperaturen -> Wäschewechsel.

Bei arthritischem Beschwerdebild: Entlastung und ggf. Ruhigstellung der Gelenke, Kühlelemente auflegen.

Rickettsiosen ("Fleckfieber"-Gruppe, "Typhus"-Gruppe)

Rickettsien sind kleine, intrazellulär lebende Bakterien, die zur Vermehrung obligat auf den Stoffwechsel der Wirtszelle angewiesen sind. Sie rufen eine infektiöse Vaskulitis hervor, die sich an der Haut bei einem hohen Prozentsatz der erkrankten Patienten mit einem makulopapulösen Exanthem manifestiert. Charakteristisch ist ebenso eine bei den verschiedenen Erregern unterschiedlich schwere Beteiligung des ZNS, die sich zumindest mit heftigen Kopfschmerzen, gelegentlich Somnolenz und teilweise sogar mit einer Meningoenzephalitis manifestiert.

Je nach vorherrschender Symptomatik werden die Rickettsiosen eingeteilt in eine:

- "Fleckfieber"-Gruppe – Exanthem vorherrschend: *R. conorii*, *R. rickettsii*, *R. akari* bzw.
- "Typhus"-Gruppe – ZNS-Symptome vorherrschend (nicht zu verwechseln mit Typhus abdominalis!): *R. prowazeki*, *R. typhi*, *R. tsutsugamushi*.

Daneben existieren eine Reihe von weiteren, eher der Fleckfieber-Gruppe zuzuordnenden Rickettsienarten, die regional meist relativ benigne Erkankungen verursachen (*R. helvetica*, *R. africa*, *R. slovaca*).

Rickettsiosen	Erreger	Vektoren	Verbreitung
„Fleckfieber"-Gruppe			
Rocky mountain spotted fever	*R. rickettsii*	Zecken	USA (Ostküste)
Mittelmeer-Fleckfieber, fièvre bouttonneuse	*R. conorii*	Zecken	Mittelmeer-Staaten
Rickettsienpocken	*R. akari*	Milben	USA, Afrika, Asien
	R. helvetica, africa, slovaca	Zecken	(Verbreitung siehe Namen)
„Typhus"-Gruppe			
Epidemisches Fleckfieber	*R. prowazekii*	Kleiderlaus	USA, Afrika, Asien
Murines (endemisches) Fleckfieber	*R. typhi*	Rattenfloh	weltweit
Tsutsugamushi-Fieber (scrub typhus)	*R. tsutsuga-mushi*	Milben	Asien, Australien

Übertragung

Siehe obige Tabelle. Die Inkubationszeit für alle Rickettsiosen beträgt meist ca. 1–2 Wochen, in Einzelfällen kürzer oder länger. Ausbrüche von epidemischem Fleckfieber kommen nur unter unhygienischen Bedingungen (Kriege, Flüchtlingslager) vor.

Symptome

Für Rickettsiosen ist eine Symptomtrias aus Fieber, Exanthem und Kopfschmerz typisch, evtl. verbunden mit dem Nachweis der „Eschar" oder der Anamnese eines Zeckenstichs.

Von Erreger zu Erreger unterschiedlich, kann sich an der Stelle des Zeckenstichs ein charakteristischer, dunkler Schorf („Eschar") bilden, der nur bei *R. prowazekii* und *R. typhi* fehlt.

Infektionen durch *R. prowazekii* persistieren lebenslang und können noch nach Jahren mit milderem Verlauf reaktiviert werden (= Morbus Brill-Zinser).

Diagnostik

Klinisch aus der o.g. Trias. Bestätigung durch Serologie oder PCR, wobei diese für einige der Erreger nur in Speziallaboratorien zur Verfügung steht.

Therapie

Doxycyclin 200 mg/Tag p.o. ist Mittel der Wahl, Ciprofloxacin und Chloramphenicol haben ebenfalls Wirksamkeit. Therapiedauer 7–10 Tage.

Hygiene

Meldepflicht!
Keine speziellen hygienischen Maßnahmen erforderlich.

Pflege

Symptomatische Behandlung der schweren Kopfschmerzen.
Neurologische Überwachung (Vigilanz, Meningismus-Zeichen).
Ggf. Juckreiz-stillende Präparate.
Temperatursenkende Maßnahmen.

Ringelröteln; Erythema infectiosum

Eine der klassischen, mit Exanthem verlaufenden viralen Kinderkrankheiten, durch das *Parvovirus B19* ausgelöst. Die Erkrankung hinterlässt eine lebenslange Immunität.

Übertragung

Tröpfcheninfektion. Die Inkubationszeit beträgt 4–14 Tage. Die Infektiosität ist mehrere Tage vor Ausbruch des Exanthems am höchsten und nimmt wenige Tage danach deutlich ab.

Symptome

Konfluierendes Exanthem an den Wangen, girlandenförmiges Exanthem am Körper mit zentraler Abblassung. Das Exanthem kann für mehrere Tage bestehen bleiben.

Es besteht die Möglichkeit der Störung der Erythropoese; unkritisch bei Gesunden, bei Patienten mit hämatologischen Erkrankungen oder Störungen der

Erythropoese jedoch evtl. gefährliche aplastische Krisen.
Schwere Anämie des Fetus, Hydrops fetalis und Abort als Komplikation einer Primärinfektion in der Schwangerschaft möglich.
Arthritis bei Primärinfektion (vor allem im Erwachsenenalter).
Chronische Infektion mit Allgemeinsymptomen und rez. Arthritis.

Diagnostik

Häufig wird nur nach klinischen Gesichtspunkten diagnostiziert. Für die Erkrankung stehen Serologie und PCR (Letztere nur für spezielle Fragestellungen!) zur Verfügung. In Speziallabors ist die Virusanzüchtung möglich.

Therapie

In der Regel symptomatisch! Für Schwangere mit Hydrops fetalis durch eine *Parvovirus-B19*-Infektion besteht die Möglichkeit der intrauterinen Transfusion in spezialisierten Zentren.

Die wiederholt diskutierte hoch dosierte Immunglobulingabe für die chronische *Parvovirus-B19*-Infektion ist in ihrer Wirksamkeit nicht gesichert.

Hygiene

Bei Behandlung im Krankenhaus sollen an *Parvovirus-B19*-Erkrankte isoliert werden (Kontaktisolation, Maske).

Wenn Schwangere Kontakt mit einem an Ringelröteln erkrankten Patienten hatten, sollten sie sofort auf ihre Immunität gegen HHV-6 getestet werden (= Notfall!), sofern eine entsprechende Immunität nicht bereits bekannt ist.

Bei fehlender Immunität müssen die Betroffenen engmaschig serologisch und klinisch überwacht werden, d.h. *mindestens wöchentliche* Untersuchung der Schwangeren und Ultraschall-Untersuchung des Fetus. Für *Parvovirus B19* besteht keine Postexpositionsmöglichkeit.

Pflege

Schwangere sollten primär keinen Kontakt mit Patienten haben, die an einer Infektion mit Exanthem leiden!

Roseola

siehe Dreitagefieber (Exanthema subitum), S. 47

Röteln; Rubella

Röteln gehören zu den klassischen, mit Exanthem verlaufenden viralen Kinderkrankheiten, hervorgerufen durch das Rubella-Virus. Die Infektion hinterlässt eine lebenslange Immunität. Röteln werden seit der verbreiteten Impfung mit dem Kombinationsimpfstoff Mumps/Masern/Röteln (= MMR) nur noch selten gesehen.

Übertragung

Tröpfcheninfektion. Die Inkubationszeit beträgt 14–21 Tage. Infektiosität ist 5–7 Tage vor Ausbruch des Exanthems bis 7 Tage danach gegeben.

Symptome

Unspezifische Symptome des Respirationstraktes, dann kleinfleckiges, makulopapulöses Exanthem, das am Kopf beginnt und sich über den Stamm bis zu den Extremitäten ausdehnt.

Charakteristische Lymphknotenschwellung hinter den Ohren.

Transiente Begleit-Arthritis vor allem der Kniegelenke, vor allem bei jungen Erwachsenen (kann auch nach Impfung auftreten!).

Hauptkomplikation der Rubella-Infektion ist die Röteln-Embryopathie, die bei Primärinfektion von Schwangeren im 1. und evtl. 2. Trimenon auftreten kann.

Diagnostik

Häufig wird nur nach klinischen Gesichtspunkten diagnostiziert. Für die Erkrankung steht Serologie und PCR (Letztere nur für spezielle Fragestellungen!) zur Verfügung. In Speziallabors ist die Virusanzüchtung möglich.

Therapie

In der Regel symptomatisch!

Alle Personen, insbesondere aber Frauen in gebärfähigem Alter, sollten mit der gut verträglichen Rubella-Vakzine immunisiert worden sein! Da es sich um ein attenuiertes Virus handelt, ist die Impfung für Schwangere und Patienten mit schwerem Immundefekt bzw. unter hoch dosierter chronischer Immunsuppression kontraindiziert!

Hygiene

Meldepflicht für kongenitale Rubella-Infektion.
Isolationspflicht für an Rubella-Erkrankte. Wenn Schwangere Kontakt mit Patienten hatten, die an Röteln leiden, sollten sie sofort auf ihre Immunität getestet werden (= Notfall!), sofern eine entsprechende Immunität nicht bereits bekannt ist.

Es besteht bis 72 h nach Exposition gegen Röteln die Möglichkeit einer Hyperimmunglobulingabe.

In jedem Fall müssen die Betroffenen engmaschig klinisch und serologisch überwacht werden.

Wiederzulassung zu Schulen und anderen Gemeinschaftseinrichtungen nach Abklingen der klinischen Symptome, frühestens 7 Tage nach Ausbruch des Exanthems.

Pflege

Schwangere sollten primär keinen Kontakt mit Patienten haben, die an einer Infektion mit Exanthem leiden!

Salmonellose

siehe Enteritis, S. 52

Salpingitis

siehe Infektionen des weiblichen Genitale, S. 94

SARS

SARS steht für „severe acute respiratory syndrome" (= schweres akutes respiratorisches Syndrom) und bezeichnet eine neue, im Winter 2002/2003 erstmals in China aufgetretene Infektion durch ein Corona-Virus. Dieses Virus ruft eine schwere atypische Pneumonie hervor mit einer mit dem Alter ansteigenden Letalität von bis über 30 %. Durch Hygienemaßnahmen konnte die Infektion auf einige wenige Risikogebiete weltweit beschränkt und im Sommer 2003 schließlich eliminiert werden. Zum Zeitpunkt der Drucklegung dieses Buches ist noch unklar, ob es weitere SARS-Wellen geben wird, da vermutlich weiterhin ein Reservoir des Erregers im Tierreich besteht.

Übertragung

Tröpfchen- und Schmier-Infektion. Überlebende können das Virus vermutlich noch Wochen mit den Körpersekreten ausscheiden.

Symptome

Fieber > 38 °C, grippale Symptome sehr ähnlich einer -> **Influenza**. Im Gegensatz zur Influenza ist eher der untere Respirationstrakt betroffen mit unproduktivem Husten und Dyspnoe, auch Diarrhoe kann eines der Symptome sein. Im Zweifelsfall ist die Abgrenzung zu Influenza oder einer -> **atypischen Pneumonie** jedoch schwierig und erfordert weitergehende Diagnostik.

2003 war die Epidemie beschränkt auf Bewohner von Risikogebieten (China), Rückreisende aus Risikogebieten und evtl. deren Kontaktpersonen.

Manche Menschen erkranken nur mild oder asymptomatisch, können aber das SARS-Virus dennoch übertragen!

Diagnostik

Reiseanamnese! Das Röntgenbild entspricht einer atypischen Pneumonie. PCR aus Rachenspülwasser, Rachenabstrich oder Bronchialsekret bzw. BAL. Ein serologischer Test ist in Entwicklung.

Bei entsprechendem Verdacht muss das klinisch-chemische und das mikrobiologische Labor informiert werden! Denn automatische Analyse-Geräte, die eine Vielzahl von Proben prozessieren (Multianalyzer, automatische Blutkultur-Schränke etc.) dürfen auf keinen Fall kontaminiert werden, da von deren Einsatzfähigkeit die Funktionsfähigkeit eines großen Teils des Krankenhauses abhängt. Das klinisch-chemische Labor soll für solche Notfälle ein eingeschränktes Laborprogramm als „Trockenchemie" (Teststreifen etc.) vorhalten.

Die mikrobiologische Diagnostik darf nur in Labors der Sicherheitsstufen 3 oder 4 vorgenommen werden. Mikrobiologische Proben dürfen nicht auf dem Post- oder Luftweg, sondern nur mit Kurier per Auto unter Beachtung der Verpackungsvorschriften (mehrfache Sicherheitsverpackung) versandt werden.

Therapie

Schwere Fälle können mit Ribavirin i.v. behandelt werden, dazu Kortikosteroide. Antibiotika sollten gegeben werden, um die häufige Superinfektion der schwer geschädigten Schleimhäute zu verhindern bzw. zu behandeln.

Falls Transportmöglichkeit besteht, soll der Patient so schnell wie möglich in eines der Zentren für hochinfektiöse Infektionserkrankungen (Berlin, Leipzig, Frankfurt, München) verlegt werden. Der Transport von solchen Patienten ist ebenfalls nur auf dem Landweg zulässig. Die dazu benutzten Fahrzeuge müssen speziell ausgerüstet sein und komplett desinfiziert werden können.

Hygiene

Maximale Kontakt- und respiratorische Isolation des Patienten, d.h. Flüssigkeitsdichter Überkittel, doppelte Handschuhe, Mundschutz, Schutzbrille, Haube, Überschuhe (Einwegartikel). Der komplette Müll muss als Biogefahrstoff entsorgt werden (Sterilisation, Verbrennung). Die Vorschriften zur Verpackung und zum Versand der Proben sind einzuhalten.

Bei endotrachealem Absaugen unter Beatmung: geschlossene Absaugsysteme verwenden!

Pflege

Linderung der Symptome.

Respiratorische Überwachung.

Sauerstofftherapie, ggf. CPAP-Therapie, Beatmung.

Atemunterstützende Maßnahmen.

Sekretolytika und Inhalationstherapie je nach klinischem Verlauf.

Atemtherapie/Atemgymnastik.

Bei Dyspnoe atemunterstützende Lagerung (Unterstützung der Atemhilfsmuskulatur).

Ggf. endotracheales Absaugen bei unproduktivem Hustenstoß, mangelhafter Sekretmobilisation.

Temperatursenkende Maßnahmen.

Prophylaxen dem individuellen Krankenbild angepasst.

Scharlach

siehe Tonsillitis, S. 175

Sepsis

Als Sepsis wird heutzutage eine Infektion bezeichnet, die eine systemische Antwort im Sinne eines „SIRS" hervorruft. Ein „SIRS" liegt vor, wenn durch (äußere) Einwirkung auf den Organismus eine Reaktion in mindestens 2 physiologischen Variablen von Fieber, Herzfrequenz, Atemfrequenz oder Leukozytose bewirkt wird (siehe unten). Neben einer Infektion kann ein SIRS auch z.B. durch Pankreatitis, Trauma, OP, Verbrennung etc. hervorgerufen werden (Bone R, 1992).

Von „schwerer Sepsis" spricht die Definition nach Bone, wenn bei der Sepsis mindestens ein Organversagen aufgetreten ist, wobei als Organe die Lunge, der Kreislauf, die Nierenfunktion, die Gerinnung, der Laktatstoffwechsel und das ZNS (Vigilanz) gezählt werden. Als „septischer Schock" wird nach Bone bezeichnet, wenn trotz adäquater Volumensubstitution ein septischer Patient Katecholamine zur Aufrechterhaltung des Blutdruckes benötigt.

Der Begriff der Sepsis nach der Definition von Bone entspricht damit *nicht* dem umgangssprachlichen Gebrauch des Begriffs „Sepsis". Letzterer entspricht eher dem Begriff „schwere Sepsis" nach Bone.

Die Letalität von schwerer Sepsis und septischem Schock liegt auch heute noch zwischen 30 und 50 %.

Übertragung

Sepsis entsteht als Reaktion des Organismus auf eine Infektion, nicht als eigenständige Erkrankung.

Symptome

Mindestens 2 Kriterien von		eine wahrscheinliche Infektion, welche die SIRS-Symptome hervorruft, wahrscheinlich gemacht durch mikrobiolog. Diagnostik oder durch Bildgebung
• Fieber > 38,0 °C • Herzfrequenz > 90/min • Atemfrequenz > 20/min oder künstliche Beatmung • Leukozytose > 12000 oder < 4000/µl, oder > 10 % Stabkernige im Diff-BB	und	

Diagnostik

Bildgebung zur Identifikation des Infektionsortes, Labordiagnostik zur Einschätzung der Organfunktionen, mikrobiologische Diagnostik, Monitoring der Vitalparameter.

Therapie

Die Therapie der Sepsis richtet sich einerseits auf Kontrolle und Entfernung des auslösenden Fokus, breite und hoch wirksame antibiotische Therapie und supportive Therapie zur Stützung möglicher Organversagen. Der Einsatz von aktiviertem Protein C kann in der Frühphase (erste 48 Stunden) bei besonders schwerem Verlauf (mehr als 2 Organversagen) erwogen werden.

Hygiene

Allgemeine Hygiene-Aspekte müssen bei den schwer kranken Patienten beachtet werden, um nosokomiale Infektionen möglichst zu vermeiden.

Pflege

Patienten müssen auf der Intensivstation versorgt werden.

Ausreichende Schmerztherapie, entsprechend chirurgischer Intervention (Herdsanierung).

Vitalzeichen-Monitoring.

Respiratorisches Monitoring.

Ausscheidungsüberwachung (Oligurie, Anurie), Flüssigkeitsbilanzierung.

Sauerstofftherapie, evtl. CPAP-Therapie, meist Beatmung, evtl. kinetische Therapie.

Flüssigkeitssubstitution/Elektrolytsubstitution.

Adäquate Lagerung der schwer und meist lange kranken Patienten, Prophylaxe von Dekubitalulzera!

Peinliche Beachtung der Hygienemaßnahmen, um das Risiko für nosokomiale Infektionen zu minimieren.

Ernährungszustand überwachen (frühzeitige Sonden-Ernährung angestrebt).

Überwachung des Stuhlgangs, frühzeitige Abführmaßnahmen, da paralytischer Ileus häufig.

Prophylaxen entsprechend individuellem Krankheitszustand.

Sexuell übertragene Infektionen

siehe Geschlechtskrankheiten, S. 64

Sinusitis

siehe HNO-Infektionen, S. 91

Skabies

siehe Hautparasitosen, S. 76

Soor, Candidiasis

Das Auftreten von Soor kann ein Zeichen für einen Immundefekt darstellen und zwar sowohl für einen Mangel an neutrophilen Granulozyten als auch für einen T-Zell-Defekt. Soor tritt ebenfalls häufig auf unter (Breitspektrum-)Antibiotikatherapie, da dadurch die residente bakterielle Schleimhautflora stark dezimiert wird und so die Pilze einen Selektionsvorteil erhalten.

Übertragung

Überwucherung der als endogene Flora auf den Schleimhäuten befindlichen Sprosspilze.

Symptome

Weißliche, abwischbare Stippchen auf geschädigter Schleimhaut, z.B. im Rachen oder vaginal. Beim Schlucken, insbesondere von sauren Getränken (Fruchtsäfte!), klagen die Patienten über Schmerzen; bei vaginalem Befall über Juckreiz und Ausfluss.

In schweren Fällen kann der Soor im Rachen membranartig konfluieren und sich in die Trachea oder den Ösophagus ausdehnen.

Diagnostik

Der makroskopische Aspekt ist zunächst für die Diagnose ausreichend. Abstrich für die Kultur bei Therapieresistenz auf Fluconazol.

Therapie

Fluconazol, initial 200, dann 100 mg p.o./Tag. Bei Therapieresistenz oder Rezidiv evtl. Dosissteigerung. Vaginaler Soor kann mit topischen Azol-Antimykotika (z.B. Clotrimazol o.Ä.) als Ovula lokal behandelt werden, ebenso systemisch.

Hygiene

Der Patient muss wegen Soor/Candidiasis nicht isoliert werden. Dies ist eher ein Zeichen dafür, dass der Patient anfällig für Infektionen aller Art ist. Er sollte daher vor Infektionen geschützt werden; allerdings besteht allein aufgrund eines Soorbefalls *keine* Notwendigkeit für eine Umkehrisolation.

Der Anteil von non-albicans Candida-Spezies mit mehr oder weniger ausgeprägter Resistenz gegen Fluconazol nimmt in den vergangenen Jahren zu. Es ist unklar, ob dies am verstärkten therapeutischen Einsatz von Fluconazol und anderen Azol-Antimykotika liegt.

Pflege

Soor führt zu Inappetenz und Schmerzen beim Schlucken; die betroffenen Patienten benötigen Zuwendung und Unterstützung bei der Nahrungszufuhr.

Regelmäßige Mundpflege durchführen bzw. den Patienten zu persönlicher Mundhygiene ermuntern.

Spontan bakterielle Peritonitis

siehe Peritonitis, S. 141

Tetanus

Der Tetanus („Wundstarrkrampf") wird durch ein bei Infektion mit *Clostridium tetani* produziertes Neurotoxin hervorgerufen. Dieses Tetanus-Toxin blockiert die inhibitorischen Synapsen im Rückenmark, so dass schmerzhafte, unkontrollierbare Muskelkontraktionen resultieren. Wenn diese die Atemmuskulatur betreffen, führt dies zum Tod durch Ersticken. Tetanus ist in unterentwickelten Ländern ohne Impfung ein großes gesundheitliches Problem, in Deutschland dagegen eine absolute Rarität.

Übertragung

Sporen von *C. tetani* kommen ubiquitär in großer Menge im Staub und Schmutz vor. Ein Tetanus entsteht bei nicht-geimpften Personen durch Kontamination einer Wunde mit diesen Sporen und nachfolgender lokaler Infektion unter anaeroben Bedingungen, z.b. wenn Fremdkörper in der Wunde verblieben oder Gewebe zerrissen wurde. Das bei dieser lokalen Infektion gebildete Toxin wird in die Nervenzellen aufgenommen und retrograd in das ZNS transportiert. Die Inkubationszeit beträgt daher viele Tage bis Wochen.

Symptome

Zum Teil „kribbelnde" Sensationen im Bereich der Verletzung, dann Krämpfe der gesamten Muskulatur mit ausgeprägter Spastik, vor allem der Thorax-, Hals und Gesichtsmuskulatur mit charakteristischer Grimasse (Risus sardonicus). Die Patienten erleben dies bei vollem Bewusstsein! Ateminsuffizienz durch spastische Paralyse der Atemmuskulatur!

Diagnostik

Typische klinische Symptomatik. Der Titer der anti-Tetanus-Antikörper kann im Zweifelsfall bestimmt werden und sollte bei einem akuten Tetanus-Fall negativ sein.

Therapie

Jede Tetanus-verdächtige Wunde muss chirurgisch versorgt (ausgeschnitten) werden. Patienten ohne (sicheren) Impfschutz erhalten eine antibiotische Therapie mit Penicillin (prophylaktisch p.o., bei manifestem Tetanus hoch dosiert i.v.) und eine Tetanus-Toxoid-Impfung bzw. eine Tetanus-Hyperimmunglobulin-Gabe nach folgendem Schema (nach STIKO 2002):

Zahl der bisherigen Impfungen	saubere, geringfügige Wunden	größere und/oder kontaminierte Wunden
unklar	Tetanus-Diphtherie-Kombi-Impfung	Tetanus-Diphtherie-Kombi-Impfung + 250–500 I.E. Tetanus-Immunglobulin
0–1	Tetanus-Diphtherie-Kombi-Impfung	Tetanus-Diphtherie-Kombi-Impfung + 250–500 I.E. Tetanus-Immunglobulin
2	Tetanus-Diphtherie-Kombi-Impfung	Tetanus-Diphtherie-Kombi-Impfung Zusätzlich 250–500 I.E. Tetanus-Immunglobulin, wenn Verletzung vor > 24 h
≥ 3	Tetanus-Diphtherie-Kombi-Impfung nur, falls > 10 Jahre keine Impfung	Tetanus-Diphtherie-Kombi-Impfung nur, falls > 5 Jahre keine Impfung

Die Tetanus-Immunglobulin-Gabe wird zeitgleich mit der Tetanus-Diphtherie-Kombi-Impfung verabreicht (anderes Körperareal, nicht in einer Spritze mischen). Auf die Komplettierung des Impfstatus (mindestens 3 Impfdosen) ist zu achten und der Patient erneut einzubestellen. Eine Auffrischimpfung ist alle 10 Jahre indiziert. Wenn der Patient bei vorangegangenen Impfungen eine starke Impfreaktion zeigte, kann anstelle der Impfung zunächst eine (teurere!) Bestimmung des Tetanus-Titers treten und die Impfung nur dann gegeben werden, wenn der Titer nicht ausreicht.

Hygiene

Meldepflicht in einigen Bundesländern. Keine besonderen Maßnahmen erforderlich.

Pflege

Keine noch so kleine Wunde darf bagatellisiert werden, in jedem Fall muss der Tetanus-Impfstatus überprüft werden.

Patienten mit manifestem Tetanus müssen neben den o.g. Maßnahmen intensivmedizinisch betreut, sediert, ggf. intubiert, relaxiert und langzeitbeatmet werden, bis die inhibitorischen Synapsen sich nach mehreren Wochen regeneriert haben. Die Patienten müssen in dieser Zeit sehr gut gepflegt und nosokomiale Sekundärinfektionen vermieden werden.

Optische und akustische Reize sollten sehr gut abgeschirmt sein; diese können heftige Verkrampfungen auslösen.

Intensive psychische Betreuung ist erforderlich.

Tollwut, Rabies

Praktisch immer zum Tod führende Infektion des zentralen Nervensystems durch das Rabies-(Lyssa-)Virus. Es handelt sich um eine Zoonose mit dem Reservoir im Tierreich (Füchse, Waschbären, Fledermäuse).

Übertragung

Die Übertragung von Tollwut erfolgt durch Biss oder Kontakt einer ggf. kleinen Verletzung mit Speichel, Körpersekreten oder Blut eines Tollwut-infizierten Tieres.

Die Inkubationszeit beträgt abhängig vom Körperareal, an dem die Verletzung erfolgte, viele Tage, evtl. Wochen, Monate und sogar Jahre, da das Virus aus dem Gewebe zunächst in Nervenzellen eindringen muss, in diesen Zellen das Rückenmark und schließlich das ZNS erreicht, wo es sich weiter vermehrt und ausbreitet.

Durch flächendeckende Impfung der Füchse mittels speziell präparierter Hühnerköpfe als Köder (Vorsicht, auch diese sind für den Menschen infektiös, siehe unten!) ist in Deutschland die Tollwut sehr stark zurückgedrängt worden und viele Kreise sind tollwutfrei (regional erfragen!). Zu beachten ist allerdings die grundsätzlich hohe Tollwutgefahr bei Reisen in andere, insbesondere in weniger entwickelte Länder und/oder bei Kontakt mit anderen Überträgern als Füchsen, z.B. Fledermäusen.

Grundsätzlich sollte die Berührung von Wildtieren unterbleiben, insbesondere von „merkwürdig zutraulichen".

Symptome

Bei manifester Tollwut finden sich zunächst unspezifische Allgemeinsymptome einer Virusinfektion, wie Fieber, Kopfschmerzen, Krankheitsgefühl. In diesem Stadium wird die Tollwut fast nie erkannt, wenn nicht eine eindeutige Exposition geschildert wird. Daran schließt sich bei ca. 80 % der Erkrankten eine „rasende Wut" mit produktiven neuropsychiatrischen Symptomen und Hyperaktivität an, die oft selbst in diesem Stadium nicht richtig erkannt wird. Krampfanfälle können auftreten. Erst die charakteristischen Schluckstörungen (Schlundkrämpfe, insbesondere auf Flüssigkeiten) weisen eindeutig auf Tollwut hin. Schließlich führen Störungen der Atmungsregulation zum Tod. Ca. 20 % der Erkrankten leiden an der Verlaufsform der „stillen Wut", in Form einer progredienten Paralyse.

Diagnostik

Serologie, PCR aus Liquor. Sofern das Tier, das unter Tollwutverdacht steht (z.B. streunender, nicht gegen Tollwut geimpfter Hund) „greifbar" ist, so soll dieses Tier auf Anweisung des Gesundheitsamtes getötet und einer veterinärmedizinischen Untersuchung zugeführt werden. Mit der Einleitung der Postexpositionsmaßnahme soll aber nicht bis zum Eintreffen des Ergebnisses dieser Untersuchung gewartet werden.

Therapie

Keine spezifische Therapie bekannt, symptomatisch.

Häufiger als eine manifeste Tollwut sind verschiedene Grade des Verdachtes einer Exposition. Hier sollte eine Einschätzung durchgeführt werden (nach den Empfehlungen der STIKO 2002):

Grad der Exposition	Art der Exposition		Postexpositionsmaßnahme
	Tier	Impfköder	
I	Berühren, Belecken der intakten Haut	Berührung bei intakter Haut	keine
II	Oberflächliche, nicht blutende Verletzung der Haut durch das Tier, Belecken der nichtintakten Haut	Kontakt von nicht-intakter Haut mit Impfflüssigkeit aus einem Köder	aktive Impfung
III	Jede Biss- oder Kratzverletzung, Kontamination von Schleimhäuten mit Speichel des Tieres	Kontamination von Schleimhäuten oder frischen Verletzungen mit Impfflüssigkeit aus einem Köder	aktive *und* einmalig passive Impfung mit Tollwut-Immun-globulin 20 I.E./kg KG

Wegen der langen Inkubationszeit und der praktisch immer tödlich endenden Erkrankung ist eine Immunglobulingabe und aktive Impfung in Ermangelung anderer Therapien auch noch lange Zeit nach der Exposition angezeigt, solange der Patient asymptomatisch ist.

Menschen, die ein berufliches Risiko für Tollwut haben (Jäger, Waldarbeiter, Tierärzte, ...) müssen primär geimpft werden, ebenso evtl. Reisende in Länder mit besonders hohem Tollwut-Risiko, wenn abzusehen ist, dass die Reisenden mit Tieren in Kontakt kommen (z.B. Forscher).

Hygiene

Meldepflicht für Verdacht, Erkrankung und Tod! Bereits die Exposition eines Menschen gegen Tollwut ist meldepflichtig.

Bei der Pflege von an Tollwut erkrankten Patienten (in der Regel auf der Intensivstation) ist deren Infektiosität über Körpersekrete, besonders Speichel, zu beachten! Daher Einzelzimmer mit Kontaktisolation inkl. flüssigkeitsdichtem Überkittel, Mundschutz, Schutzbrille, (doppelte) Handschuhe.

Pflege

Bei -> **Bissverletzungen** durch Tiere auch an die Überprüfung des Tetanus-Schutzes denken!

Neurologische Überwachung (Bewusstsein, Vigilanz, Motorik, Muskelverspannungen -> Trismus, Hydrophobie).

Patientenschutz: Unter heftiger motorischer Unruhe (auch epileptische Anfälle) sind Selbstverletzungen möglich.

Respiratorische Überwachung (O_2-Gabe, atemunterstützende Maßnahmen, atemunterstützende Lagerung, Beatmung).

Prophylaxen gemäß der Gesamtklinik.

Tonsillitis, Scharlach

Infektionen der Mandeln und des Rachens werden meist durch respiratorische Viren hervorgerufen und heilen spontan und ohne spezifische Intervention ab. Die klassische eitrige Tonsillitis ist eine Infektion durch β-hämolysierende Streptokokken der Gruppe A, welche im Fall des Scharlachs zusätzlich ein so genanntes „erythrogenes Toxin" bilden, das durch einen Bakterien-Phagen kodiert wird, der die Streptokokken latent infiziert hat.

Übertragung

Tröpfcheninfektion.

Symptome

Einfache Tonsillitis: Fieber, Halsschmerzen, Schwellung der regionalen Lymphknoten. Eiterstippchen auf den Mandeln weisen auf eine Streptokokken-Infektion hin.

Scharlach ist zusätzlich gekennzeichnet durch periorale Blässe, kleinfleckig-konfluierendes Exanthem, „Himbeerzunge" und starkes Krankheitsgefühl. Charakteristisch ist die Ablösung der Haut der Handflächen und Fußsohlen und allgemeine Schuppung der Haut ca. 1 Woche nach Abblassen des Scharlach-Exanthems.

Bei einer Streptokokken-Tonsillitis besteht die Gefahr der Entwicklung eines -> **rheumatischen Fiebers** mit einer Latenz von ca. 14 Tagen. Das Risiko für diese Komplikation kann durch rechtzeitige antibiotische Therapie sehr stark vermindert werden.

Diagnostik

Rachenabstrich, daraus Kultur oder Schnelltest, wo verfügbar.

Therapie

Die unkomplizierte, nicht-eitrige, durch respiratorische Viren hervorgerufene Tonsillitis sollte nur symptomatisch behandelt werden. Die Streptokokken-Tonsillitis und der Scharlach müssen antibiotisch behandelt werden. Die in Frage kommenden Stämme sind auch heutzutage noch gut empfindlich auf Penicillin G (4 x 2,5 Mio. I.E. i.v./Tag) oder Penicillin V (3–4 x 1 Mio. I.E. p.o./Tag). Alternativen für Patienten mit Penicillinallergie sind Cephalosporine der Gruppe 1 oder 2, Clindamycin, Vancomycin oder Makrolide.

Hygiene

Meldepflicht für Scharlach in einigen Bundesländern.

Im Krankenhaus: Einzelzimmer, Kontaktisolation und Betreten des Zimmers nur mit Maske bis 48 h nach Beginn einer effektiven antibiotischen Therapie gegen β-hämolysierende Streptokokken der Gruppe A. Die Wäsche kann normal entsorgt werden. Wischdesinfektion des Zimmers und der Einrichtung nach Entlassung des Patienten.

Wiederzulassung von Kindern zu Kindergarten oder Schule bei antibiotischer Behandlung und ohne Krankheitszeichen nach 48 Stunden, ansonsten nach Abklingen der Symptome, frühestens nach 3 Wochen.

Pflege

Symptomatische Behandlung der (schweren) Halsschmerzen durch Lutsch-Präparate mit Lokalanästhetika, Eis.

Ausreichendes Schmerzmittelregime bei starken Halsschmerzen, insbesondere vor Nahrungsaufnahme, ggf. Weichkost, Breikost.

Temperatursenkende Maßnahmen.

Gute Hautpflege, ggf. Juckreiz-stillende Präparate bei Exanthem.

Toxic-shock-Syndrom

Das Toxic-shock-Syndrom ist ein schweres Krankheitsbild mit Schock und Multiorganversagen, ähnlich einer fulminanten -> **Sepsis**, jedoch verursacht durch Toxine mit Superantigen-Eigenschaft, die von manchen Staphylokokken oder Streptokokken-Stämmen gebildet werden. Diese Superantigene haben die Eigenschaft, T-Zell-Rezeptoren unselektiv zu stimulieren, was zu einer polyklonalen Aktivierung eines erheblich höheren Prozentsatzes von T-Zellen führt als dies je im Rahmen einer „normalen" bakteriellen oder viralen Infektion über spezifische T-Zell-Interaktion vorkommt. Die entsprechend starke Freisetzung von proinflammatorischen Zytokinen ist dann für die Entwicklung des Schockzustandes und des Multiorganversagens verantwortlich.

Das Toxic-shock-Syndrom weist eine Letalität von ca. 30 % auf.

Übertragung

Toxic-shock-Toxin bildende Streptokokken werden als Kontakt- und Schmierinfektionen übertragen, daher Isolation von betroffenen Patienten.

Staphylokokken-Toxic-shock-Syndrome wurden häufig nach der Einführung von sehr saugfähigen Tampons bei Frauen während der Menstruation beobachtet, wenn die Tampons zu lange getragen wurden. In diesen Fällen lag keine invasive Infektion vor, lediglich das Toxin wurde resorbiert.

Symptome

Toxic-shock-Syndrome können von einer kurzen Prodromalphase mit Schüttelfrost, Muskelschmerzen, Verwirrtheitszuständen und ggf. Schmerzen am Ort der Infektion begleitet sein, ansonsten ist das prominenteste Syndrom eine fulminante Entwicklung eines Schockzustandes mit Multiorganversagen und hohem Fieber.

Falldefinition für ein Streptokokken-Toxic-shock-Syndrom:
- I-A: Nachweis von Streptokokken aus einer üblicherweise sterilen Körperregion
- I-B: Nachweis von Streptokokken von einer nicht-sterilen Körperregion
- II-A: Hypotension < 90 mmHg
- II-B: mindestens 2 Kriterien:
  - Nierenversagen
  - Verbrauchskoagulopathie
  - Erhöhung der Leberwerte
  - ARDS
  - Generalisiertes, schuppendes, rötliches Exantem
  - Haut- und Weichteilnekrose (auch nekrotosierende Fasziitis, in etwa 50 % der Fälle von Toxic-Shock-Syndrom).

Erkrankungen, die I-A und II-A+B erfüllen, gelten als gesichertes, bei I-B und II-A+B als mögliches Streptokokken-Toxic-shock-Syndrom.

Falldefinitionen für das Staphylokokken-Toxic-shock-Syndrom sind nicht etabliert. Ein Schockzustand, ggf. mit Multiorganversagen, der bei einer Frau mit Tampongebrauch während der Menstruation auftritt, wäre ein hochgradiger Verdachtsfall, ansonsten jeder schwere Schockzustand bei einer Staphylokokkeninfektion.

Diagnostik

Blutkulturen, die bei Streptokokken-Toxic-shock-Syndrom gelegentlich, bei Staphylokokken-Toxic-shock-Syndrom selten positiv sind. Ansonsten Wundabstriche, Vaginalabstriche etc. Die Toxinbildung kann mikrobiologisch in den Isolaten und aus dem Serum von Erkrankten nachgewiesen werden (Speziallabors).

Für die klinischen Symptome siehe Falldefinition oben.

Therapie

An Toxic-shock-Syndrom erkrankte Patienten benötigen Intensivtherapie!
- Antibiotische Therapie:
  - Staphylokokken-Toxic-shock-Syndrom: Flucloxacillin oder Cephalosporin Gruppe 1 od. 2 in Kombination mit Clindamycin
  - Streptokokken-Toxic-shock-Syndrom: Penicillin G, 6 x 5 Mio. I.E./Tag i.v. + Clindamycin
- Radikale chirurgische Entfernung von infiziertem Gewebe, sofern möglich
- Der Einsatz von hoch dosierten i.v.-Immunglobulinen wurde verschiedentlich vorgeschlagen.

Hygiene

Evtl. Kontaktisolation in den ersten Behandlungstagen, um virulente Stämme nicht zu verbreiten.

Pflege

Täglicher Verbandwechsel, dabei peinlich steriles Arbeiten bei oft großen Wundflächen.
Weitere Intensivtherapie/-pflege abhängig von den Organmanifestationen.
Grundsätzlich Vitalzeichenmonitoring, kreislaufunterstützende Therapie, Volumensubstitution, Flüssigkeitsbilanzierung.
Nierenersatztherapie bei Nierenversagen.
Gerinnungs-Substitution bei Verbrauchskoagulopathie/Transfusionstherapie.
Beatmungstherapie bei Lungenversagen.
Prophylaxen entsprechend der Gesamtklinik.

Toxoplasmose

Die Toxoplasmose wird durch das Protozoon *Toxoplasma gondii* hervorgerufen. Es handelt sich um eine Zoonose, die Durchseuchung bei Mensch und Säugetieren ist hoch. Die Infektion ist weltweit verbreitet.

Übertragung

T.-gondii-Zysten können durch den Genuss von zystenhaltigem, rohem oder nicht ausreichend gebratenem Fleisch aufgenommen werden. Die Infektion kann ebenso durch Oozysten erfolgen, die im Darmtrakt von (jungen) Katzen, dem Hauptwirt von *T. gondii*, gebildet werden. Diese Oozysten werden an der Umwelt in wenigen Tagen infektiös und können in diesem Stadium jahrelang infektiös bleiben. Die Aufnahme erfolgt dann über kontaminiertes Gemüse, Früchte, Salat etc., wenn diese nicht ausreichend gewaschen wurden, oder durch die kontaminierte Erde selbst bei der Gartenarbeit. *T.-gondii*-Zysten vermehren sich nach der Aufnahme und breiten sich in alle Organe aus, wo sie durch die einsetzende Immunreaktion abgeriegelt werden, die Zysten bleiben jedoch lebensfähig.

Symptome

Es müssen 4 verschiedene Formen der Toxoplasmose unterschieden werden:
- *Primärinfektion beim Immunkompetenten:* Die überwiegende Mehrzahl der primären Toxoplasmose-Infektionen verläuft asymptomatisch oder als unspezifischer fieberhafter Infekt mit zervikaler Lymphadenitis. Selten sind Myokarditis, Chorioretinitis, Hepatitis.

- *Primärinfektion beim Immunsupprimierten:* Hier kann die Toxoplasmose primär generalisiert verlaufen und über eine disseminierte Enzephalitis, wenn nicht behandelt, zum Tod führen. Diese Form der Toxoplasmose ist sehr schwierig zu diagnostizieren, da sie neben neurologischen Symptomen nur uncharakteristische Allgemeinsymptome (Fieber) hervorruft. Evtl. Behandlung „auf Verdacht" bei unklarer neurologischer Symptomatik.

- *Reaktivierung beim Immunsupprimierten:* Bei nachlassender Immunkompetenz können die bei der Primärinfektion abgekapselten Toxoplasma-Zysten reaktiviert werden, was nur bei ausgeprägtem T-Zell-Defekt der Fall ist (bei HIV-Infizierten bei T-Helfer-Zellen < 100/µl). Es bildet sich ein Abszess, der besonders im ZNS durch die raumfordernde Wirkung und das umgebende Ödem schwere Symptome macht: Krampfanfälle, Wesensveränderung, neurologische Ausfälle. Im Schädel-CT zeigt sich eine typische, ringförmig Kontrastmittel aufnehmende Struktur (DD: ZNS-Lymphom). Symptomatische Reaktivierungen können auch andere Organe betreffen.

- *Primärinfektion in der Schwangerschaft, konnatale Toxoplasmose:* Bei Primärinfektion in der Schwangerschaft können die Toxoplasmen in 25–50 % über die Plazenta auf den Fetus übergehen und dort eine generalisierte Infektion mit Abort (im ersten Trimester) bzw. Frühgeburt mit schweren ZNS-Schäden wie Hydrozephalus, Mikrozephalus, Chorioretinitis hervorrufen. Ca. 50 % der Kinder sind bereits bei der Geburt mehr oder weniger schwer symptomatisch, ein Teil der asymptomatischen Neugeborenen entwickelt im Verlauf des Kindesalters Symptome.

Diagnostik

Nachweis von anti-*T.-gondii*-IgM, das jedoch persistieren kann und nicht in allen Fällen zweifelsfrei eine frische Infektion anzeigt. Schwangere sollten möglichst früh (idealerweise vor Eintritt der Schwangerschaft) ein Screening auf Toxoplasmose erfahren. Seronegative Schwangere müssen während der Schwangerschaft engmaschig serologisch überwacht werden.

Evtl. PCR aus dem Liquor. Ansonsten klinische Symptomatik.

Therapie

Die Primärinfektion beim Immunkompetenten bedarf keiner spezifischen Therapie.

Schwangere im ersten Trimenon können mit Spiramycin 3 x 1 g/Tag p.o. behandelt werden.

Alle anderen Manifestationen der Toxoplasmose werden mit Pyrimethamin 75–100 mg/Tag + Folinsäure 10 mg/Tag (zur Verhinderung von Myelotoxizität) + Sulfadiazin behandelt.

Alternativschemata zur Therapie der Toxoplasmose bestehen aus Clindamycin + Pyrimethamin oder Cotrimoxazol + Pyrimethamin.

Zur Therapie der konnatalen Toxoplasmose im Neugeborenen siehe Spezialliteratur.

Patienten, die wegen T-Zell-Defekt ein Risiko für eine Toxoplasmose aufweisen, erhalten (auch zur Primärprophylaxe der Pneumocystis-carinii-Pneumonie) Cotrimoxazol 960 mg an 3 Tagen der Woche.

Hygiene

Übliche hygienische Maßnahmen sind ausreichend, Isolationsmaßnahmen nicht notwendig.

Pflege

Bei neurologischer Manifestation siehe Überwachung -> **Enzephalitis**.

Trachom

siehe Chlamydien, S. 33

Tuberkulose

Die Tuberkulose fordert weltweit neben den Durchfallserkrankungen und Malaria am meisten Todesopfer. Dies gilt insbesondere vor dem Hintergrund der dramatischen Ausbreitung der AIDS-Epidemie in Afrika: Patienten mit HIV-Infektion besitzen ein viel höheres Risiko, aktiv an Tuberkulose zu erkranken, wenn sie mit Tbc infiziert sind. Immunkompetenter Tbc-Infizierter: Risiko einer aktiven Tbc ca. 10 % im ganzen Leben. Risiko HIV-positiver Tbc-Infizierter: ca. 10 % pro Lebensjahr (!)

Übertragung

Der wichtigste Übertragungsweg ist die Tröpfcheninfektion durch Patienten mit aktiver (offener) Lungentuberkulose. Eine andere Infektionsquelle für Tbc ist unpasteurisierte Milch von infizierten Rindern. Dies stellt in entwickelten Ländern heutzutage keine Gefahr mehr dar, wohl aber in Ländern der Dritten Welt, sofern dort Milch getrunken wird. Daneben spielte früher noch die Hauttuberkulose eine Rolle.

Die Tbc-Primärinfektion führt in der Mehrzahl der Fälle nicht zur Erkrankung, sondern es bildet sich ein begrenzter Primärkomplex (in Lunge oder Gastrointestinaltrakt), in dem die Tuberkulose-Bakterien abgeriegelt, aber nicht abgetötet werden. Daraus kann sich bei nachlassender Immunität (lang dauernde Kortikosteroid- oder Chemotherapie, HIV-Infektion, aber auch im Alter) eine aktive Tuberkulose entwickeln. Wenn der tuberkulöse Entzündungsprozess Anschluss an die Luftwege findet, spricht man von einer „offenen" Lungen-Tbc, d.h. es sind durch Färbung oder Kultur Tuberkelbakterien im Sputum oder Bronchialsekret nachweisbar. Besonders infektiös sind Patienten mit einer „Kaverne", d.h. einem durch die tuberkulöse Entzündung eingeschmolzenen Lungenareal mit Anschluss an einen Bronchus. Strömt an der Kaverne der Luftstrom vorbei, wird das mitgenommene Sektret und die darin befindlichen, zahlreichen Tuberkelbakterien wie in einem Zerstäuber in feinste Partikel verteilt. Solche feinst vernebelten Partikel sind hoch infektiös, da sie beim Einatmen direkt bis in die Alveolen gelangen.

Symptome

Die Primärinfektion der Tuberkulose ist meist asymptomatisch oder macht unspezifische Beschwerden (Abgeschlagenheit etc.). Selten geht die Primärinfektion direkt in eine symptomatische Erkrankung über:

- In die tuberkulöse Pleuritis – häufiger bei jungen Menschen
- In die Miliar-Tuberkulose mit Ausbreitung der Tuberkulose in alle Organe inkl. dem ZNS über den Blutweg – nur bei schlechter Abwehrlage bzw. schlechtem Allgemeinzustand
- In eine größere Lungenareale einnehmende, Pneumonie-artige Verlaufsform der Tbc.

Diese Sonderformen der Tbc werden heutzutage in Deutschland nur noch sehr selten beobachtet und daher nicht selten auch übersehen! Sie führen unbehandelt rasch zum Tod.

Die postprimäre (= reaktivierte) Tbc macht Allgemeinsymptome wie subfebrile Temperaturen, Nachtschweiß, Gewichtsverlust und organspezifische

Symptome wie Husten, Pleuraschmerz etc. bzw. bei Befall des Darms gastrointestinale Beschwerden, die an einen M. Crohn erinnern können. Bei Patienten mit Immundefekt finden sich relativ häufiger extrapulmonale Tbc-Formen, z.B. Lymphknoten-Tbc.

Diagnostik

- Röntgenbild des Thorax, evtl. weitergehende bildgebende Abklärung von Kavernen (CT)
- Tuberkulin-Test. Dieser kann auch bei einer aktiven Tbc falsch-negativ sein (z.b. bei Immunsuppression)
- Untersuchung von Sputum oder Bronchialsekret, Morgenurin und Magensaft mittels Färbung und Kultur auf Mykobakterien. Mykobakterien wachsen viel langsamer als andere Bakterien. Daher kann das Ergebnis einer Tbc-Kultur evtl. erst nach 6–8 Wochen vorliegen!
- Bei V.a. Miliar-Tbc auch 10 ml EDTA-Blut zur Kultur auf Mykobakterien einschicken. Herkömmliche Blutkultursysteme sind zur mikrobiologischen Diagnostik von Tbc nicht geeignet!
- Wegen dem stark erhöhten Risiko für eine aktive Tbc bei HIV-Infizierten ist bei jedem jungen Menschen mit Tbc ein HIV-Test obligat.

Therapie

Die Therapie der Tuberkulose ist immer eine Kombinations- und Langzeittherapie! Heutzutage sollte immer eine 4fach-Therapie eingesetzt werden (Richtlinien des deutschen Zentralkomitees zur Bekämpfung der Tbc; 2001).

Ebenso ist zu fordern, dass von jedem Patienten mit V.a. Tbc wegen der zunehmenden Rate von Resistenzen gegen das eine oder andere Antituberkulotikum Kulturen auf Mykobakterien angelegt werden, so dass das zur Therapie verwendete Regime dadurch optimiert werden kann. Die Antituberkulotika werden nach Gewicht dosiert, dabei sind die Höchstmengen zu beachten.

Standard-Antituberkulotika:
- Rifampicin (Rifa) 10 mg/kg KG/Tag (typ. 600 mg)
- Isoniazid (INH) 5 mg/kg KG/Tag (typ. 300 mg) + 40 mg Vitamin B6
- Ethambutol (EMB) 15–25 mg/kg KG/Tag
- Pyrazinamid (PZA) 30 mg/kg KG/Tag.

Zur Verhinderung einer INH-induzierten Neuritis soll mindestens 40 mg Vitamin B6 pro Tag gegeben werden.

Pyrazinamid führt regelmäßig zu einer Erhöhung der Harnsäure-Spiegel. Diese sollten erst ab Werten deutlich größer 10 mg/dl mit einem Urikosurikum wie Benzbromaron gesenkt werden. Unter INH und Rifa können Transaminasenerhöhungen auftreten, die bis zum 3fachen der oberen Norm toleriert werden können. Bei Werten darüber, oder bei Bilirubinanstieg und der Entwicklung von Allgemeinsymptomen, müssen *alle* Antituberkulotika abgesetzt werden. Nach Normalisierung der Werte erfolgt eine schrittweise Reexposition unter engmaschiger (meist stationärer) Kontrolle.

Die 4fach-Therapie wird bei allen Formen der Tbc außer der tuberkulösen Meningitis, der Miliar-Tbc und der Siliko-Tuberkulose für 2 Monate gegeben, gefolgt von Rifampicin und Isoniazid + Vitamin B6 für weitere 4 Monate.

Die tuberkulöse Meningitis, die Miliar-Tbc und die Siliko-Tuberkulose müssen über eine Gesamtdauer von 12 Monaten behandelt werden, davon die ersten 3 als Viererkombination, danach INH + Vitamin B6 und Rifa.

Die Rate an (multi-)resistenten Tuberkelbakterien-Isolaten steigt weltweit in den vergangenen Jahren. Reservemedikamente zur Behandlung in einem multimodalen Therapiekonzept sind Moxifloxacin und andere Fluorochinolone, Streptomycin und Amikacin, Azithromycin, Rifabutin, Cycloserin und Prothionamid. Die Auswahl der Medikamente und die Festlegung der Behandlungsdauer einer (multi-) resistenten Tuberkulose sollte erfahrenen Zentren überlassen bleiben.

Patienten, bei denen berechtigte Zweifel an der Compliance bestehen, sollten in eine stationäre Behandlung eingewiesen werden, wo sie die Therapie unter Aufsicht verabreicht erhalten.

Hygiene

Meldepflichtig sind Erkrankung und Tod einer behandlungspflichtigen Tbc!
Patienten mit „offener" Lungen-Tbc werden in respiratorischer Isolation für mindestens 3 Wochen nach Therapieeinleitung gepflegt. Die Unterbringung sollte räumlich entfernt von Patienten mit Immundefekt geschehen, idealerweise in einem Zimmer mit *Unterdruck*. Es muss unbedingt darauf geachtet werden, dass beim Betreten des Zimmers durch medizinisches Personal oder Besucher von diesen eine *Feinstaubmaske* nach FFP-2-Standard getragen wird (FFP-3- oder N95-Standard bei multiresistenter Tbc), da die Poren einer chirurgischen Maske viel zu groß sind, um die feinen Partikel mit den Tuberkelbakterien herauszufiltern. *Die FFP-2- /-3- oder N95-Masken können mehrfach wiederverwendet werden (Herstellerhinweise beachten)!*

Nach der Entlassung des Patienten Wischdesinfektion des Zimmers.

Wiederzulassung zu Gemeinschaftseinrichtungen mit amtsärztlichem Zeugnis (in den einzelnen Ländern unterschiedlich geregelt).

Pflege

Neben antituberkulotischer Therapie auch auf Besserung des Allgemein-
zustandes achten (Gewichtszunahme durch ausreichendes, hochkalorisches,
vitaminreiches Essen etc.).
Häufig Übelkeit, Erbrechen unter antituberkulotischer Therapie -> Antiemetika.
Kreislaufüberwachung.
Flüssigkeitsstatus kontrollieren (insbesondere bei exzessiver Hyperemesis).
Ausgeprägtes Krankheitsgefühl -> ausreichend Ruhephasen, schonende kör-
perliche Belastung.
Atemtherapie/Atemgymnastik.
Ggf. Sauerstofftherapie.

Typhus, Paratyphus

Bei Typhus und Paratyphus handelt es sich um invasive Infektionen durch *Sal-
monella typhi* bzw. *S. paratyphi*. Sie werden in Deutschland meist als importier-
te Infektionen bei Reiserückkehrern aus tropischen Ländern gesehen, wo diese
Infektionen endemisch sind.

Übertragung

Die Übertragung von Typhus und Paratyphus erfolgt fäkal-oral durch kontaminiertes Wasser, klassische Seuche bei Kriegen und Naturkatastrophen mit Zu-
sammenbruch der Trinkwasserversorgung und Abwasser-Entsorgung. Die Inkubationszeit beträgt ca. 2 Wochen.
Der Mensch ist der einzige Wirt für diese Infektionen, Erregerreservoir sind
asymptomatische Dauerausscheider dieser Keime nach überstandener Infektion.

Symptome

Typisches dreiphasisches Krankheitsbild:
* Erste Woche: uncharakteristische Beschwerden (Kopf-, Glieder- und abdomi-
  nelle Schmerzen, Fieber, eher Obstipation, kein Durchfall).
* Zweite Woche: hohes Fieber (typisch Kontinua mit relativer Bradykardie),
  Somnolenz, schweres Krankheitsgefühl, evtl. Roseolen (flüchtiges Exanthem
  an der Bauchhaut).
* Dritte Woche: Delir, Koma, schlechter Allgemeinzustand wg. tagelangem Fie-
  ber, breiige, grünliche Durchfälle.

Darmperforation (im terminalen Ileum), Darmblutung oder Schockzustand treten als Komplikationen auf.

Paratyphus macht eher mildere und mehr gastroenteritische Symptome als Typhus, kann aber auch mit Bakteriämie verlaufen.

Diagnostik

Starke Entzündungsreaktion mit Leukozytose und Linksverschiebung, Blutkulturen, Stuhlkulturen.

Therapie

Ciprofloxacin 2 x 500 mg p.o. oder i.v. oder Ceftriaxon 2 g i.v. für 2 Wochen.

Für Dauerausscheider Sanierungsversuch mit Ciprofloxacin über 4–6 Wochen, ggf. begleitet von einer Cholezystektomie, insbesondere wenn Steine in der Gallenblase vorhanden sind.

Hygiene

Meldepflicht für Erkrankung und Tod!

Patienten im Krankenhaus werden für die ersten Tage der Therapie in Kontaktisolation gepflegt, die Patienten erhalten eine eigene Toilette, diese wird nach Entlassung desinfiziert.

Wiederzulassung zu Gemeinschaftseinrichtungen nach klinischer Heilung und 3-malig negativen Stuhlkulturen.

Pflege

Wegen Somnolenz in der 2. bzw. 3. Krankheitswoche ist eine gute Überwachung der Patienten mit Typhus wichtig.

Auf ausreichende Flüssigkeitszufuhr/Elektrolytüberwachung und -substitution achten.

Diarrhoeische Flüssigkeitsverluste möglich:
- Gefahr von Kollapsneigung durch Dehydratation/Elektrolytverschiebung.
- Patienten sind auch nach dem Akutstadium häufig sehr geschwächt (Mobilisation in Anwesenheit einer Pflegekraft!)
- Bilanzierte Ein- und Ausfuhrkontrolle.

Temperatursenkende Maßnahmen.

Wegen der besseren Überwachungsmöglichkeit des Stuhlgangs (Beschaffenheit, Menge, Häufigkeit) und des einfacheren Probenabnahme-Handlings empfiehlt es sich, eine Bettpfanne auch als WC-Aufsatz zu verwenden.

Stuhlinspektion auf größere Blutbeimengung.

Prophylaxen entsprechend der Gesamtklinik.

Den Patienten auf die hygienische Händereinigung/-desinfektion nach dem Toilettenbesuch hinweisen. Ggf. weitere Information über hygienisches Handling bei Dauerausscheidern geben.

Urethritis

siehe Chlamydien oder Infektionen des männlichen bzw. weiblichen Genitale, S. 33, 93 und 94

Vaginitis/bakterielle Vaginose

siehe Infektionen des weiblichen Genitale, S. 94

Windpocken, Varizellen

siehe Herpes zoster, S. 83

Wundinfektion

Jede Wunde verletzt die Haut als wichtige Barriere des Organismus gegenüber seiner Umwelt und ermöglicht das Eindringen von Krankheitserregern.

Übertragung

In vielen Fällen handelt es sich um Haut- oder Standort-Flora. Die Art und der Mechanismus der Verletzung bedingen zum Teil den Erreger der sich ggf. einstellenden Infektion. Bei durch Schmutz kontaminierten Wunden muss z.B. an die Gefahr einer -> **Tetanus-Infektion** gedacht werden, bei -> **Bissverletzungen** an die spezielle Speichel-Flora des Tieres, bei -> **diabetischem Fuß** an *S. aureus* und *Pseudomonas*, bei Wundinfektionen nach chirurgischen Eingriffen vorwiegend an Staphylokokken und Streptokokken, am Abdomen und im Perinealgebiet aber auch an gramnegative Keime und Anaerobier.

Symptome

Schwellung, Rötung, Überwärmung, Schmerz, ggf. Bewegungseinschränkung, ggf. Fluktuation als Hinweis auf einen Abszess oder eitrige Sekretion, ggf. Nekrose.

Diagnostik

Wundabstrich, ggf. Röntgenbild zum Ausschluss von Gas-Einschlüssen oder Mitbeteiligung von tieferen Strukturen wie z.B. Knochen.

Therapie

Sobald als möglich Eröffnung, Spülung, chirurgische Exzision des entzündeten und ggf. nekrotischen Gewebes, soweit wie nötig. Entfernung von ggf. einliegenden Fremdmaterialien.

Die empirische antibiotische Therapie richtet sich nach dem zu erwartenden Erreger. Die Kombination von Aminopenicillin und β-Laktamase-Inhibitor ist für viele Wundinfektionen zunächst geeignet. Die antibiotische Therapie soll nach den Mikrobiologie-Ergebnissen angepasst werden.

Hygiene

Bei Patienten, die lange Zeit hospitalisiert waren, muss an die Gefahr einer Wundinfektion durch multiresistente Keime gedacht werden. In diesen Fällen ist daher immer eine mikrobiologische Diagnostik notwendig.

Bei Nachweis von multiresistenten Keimen müssen die betroffenen Patienten kontaktisoliert werden.

Betastung einer Wunde immer mit Handschuhen zum Schutz der Wunde *und* des Untersuchers vor Kontamination.

Pflege

Inadäquat starke Schmerzen, über die ein Patient an seiner Wunde klagt, können auf eine Infektion hinweisen und müssen immer abgeklärt werden. Dazu muss die Wunde inspiziert und betastet werden.

Ggf. Kühlelemente zur Anästhesie und Abschwellung auf den Verband aufbringen.

Ausreichendes medikamentöses Schmerzmittelregime anstreben.

Wundstarrkrampf

siehe Tetanus, S. 171

Wurminfektionen

Bei den Wurminfektionen muss zwischen nur im Darm lebenden und gewebsinvasiven Erregern unterschieden werden:

Wurmerkrankungen des Darms	Gewebsinvasive Wurmerkrankungen
Askariasis (Spulwurm, z.T. auch invasiv)	Schistosomiasis (Bilharziose)
Enterobiasis (Oxyuriasis, Madenwurm)	Trichinose
Taenia saginata (Rinderbandwurm)	Echinokokkose (Hunde-, Fuchsbandwurm)
Taenia solium (Schweinebandwurm)	Infektion mit *Strongyloides stercoralis*

Übertragung

Meist orale Aufnahme der Wurmeier durch kontaminiertes Wasser oder Nahrungsmittel. Schistosomen-Larven penetrieren in den Organismus durch die Haut beim Baden in verseuchten tropischem Süßwasser. Wurmeier sind meist an der Umwelt sehr resistent und lange infektiös. Daher sind bei Enterobius/Oxyuren- und Askariden-Infektionen häufig mehrere Mitglieder einer Wohngemeinschaft betroffen.

Symptome

Vielfach asymptomatisch. Gelegentlich unspezifische abdominelle Beschwerden bei starkem Befall, evtl. Gewichtsabnahme, evtl. Abgang von Würmern oder Proglottiden (bei den im Darm lebenden Würmern). Die Enterobius-Infektion ist vor allem bei Kindern sehr häufig und zeigt sich durch intensiven nächtlichen perianalen Juckreiz.

Bei gewebsinvasiven Würmern findet sich eine Blut-Eosinophilie, bei massivem Befall, z.B. bei Trichinose bis 50 %, in solchen Fällen dann auch allergische Symptome (Exanthem, Asthma).

In späten Stadien der Bilharziose portale Hypertension mit Aszites, bei Echinokokkose zystischer Lebertumor.

Diagnostik

Nachweis der Wurmeier im Stuhl, bei Enterobien/Oxyurien Klebefilm-Präparat
von der Perianalregion für die Wurmeierdiagnostik. Für die invasiven Wurminfektionen stehen recht zuverlässige Serologien zur Verfügung.

Therapie

Askariasis (Spulwurm, z.T. auch invasiv)	Mebendazol 2 x 100 mg für 3 Tage
Enterobiasis (Oxyuriasis, Madenwurm)	Mebendazol 100 mg Einzeldosis, Wiederholung nach 14 Tagen, Wäschehygiene, Behandlung der Familie
Taenia solium (Schweinebandwurm)	Praziquantel 10 mg/kg KG für 3 Tage + Laxans
Taenia saginata (Rinderbandwurm)	Praziquantel 10 mg/kg KG Einzeldosis + Laxans
Schistosomiasis (Bilharziose)	Praziquantel 2–3 x 20–30 mg/kg KG für 1 Tag (Kontrolle auf Effektivität, evtl. Wiederholung)
Trichinose	Mebendazol oder Albendazol
Echinokokkose (Hunde-, Fuchsbandwurm)	Albendazol-Langzeittherapie, evtl. Chirurgie
Infektion mit *Strongyloides stercoralis*	Thiabendazol 2 x 25 mg/kg KG für 3 Tage (bei Immunsuppression 10 Tage)

Hygiene

Übliche Hygienemaßnahmen sollten zur Verhinderung einer Übertragung der
meisten Wurminfektionen ausreichend sein, im Krankenhaus evtl. eigene Toilette für den Patienten mit Desinfektion nach Entlassung.

Hartnäckig können Infektionen mit Enterobien (Madenwürmer) bei Kindern sein,
da diese sich wegen des Juckreizes am After kratzen und so die dort von den Würmern abgelegten Eier aufnehmen und dann ggf. Bett und Wohnung kontaminieren. Die Lebensfähigkeit der Eier beträgt bis zu 3 Wochen. In dieser Zeit muss für
eine erfolgreiche Therapie mehrfach die Bettwäsche gewechselt und wenn möglich

bei 95 °C gekocht werden. Häufig sind alle Mitglieder einer Familie/Wohngemeinschaft (auch asymptomatisch) infiziert und sollen mitbehandelt werden.

Pflege

Patienten mit Immunsuppression durch Chemotherapie für hämatologische Neoplasien sind, falls mit Strongyloides infiziert, durch eine massive Invasion des Wurmes gefährdet, daher ist vor Chemotherapie eine Stuhluntersuchung auf Wurmeier empfehlenswert.

Zecken

siehe Haut-Parasitosen, S. 76

Zervizitis (nicht gonorrhoische)

siehe Chlamydien oder Infektionen des männlichen und weiblichen Genitale, S. 33, 93, 94

ZVK-Infektion

Die Anlage von zentralen Venenkathetern (ZVK) zur Infusion von Medikamenten und zur parenteralen Ernährung hat verschiedene Therapieformen in der modernen Medizin erst möglich gemacht (Intensivmedizin, hoch dosierte Chemotherapie etc.). Zentrale Venenkatheter existieren in verschiedenen Formen, z.B. der zentrale (mehrlumige) Katheter für kurzfristigen Einsatz, untertunnelt angelegte mehrlumige Katheter für längerfristigen Einsatz (in der Hämatologie oder zur langfristigen parenteralen Ernährung), Port-Katheter mit Reservoir etc. Allerdings stellen alle diese Katheter einen intravasal liegenden Fremdkörper dar, der mehr oder weniger direkten Kontakt mit der Körperoberfläche besitzt. Damit besteht für alle Katheterformen immer die Gefahr einer Infektion.

Übertragung

Es sind prinzipiell 4 Wege denkbar, über die ein ZVK zunächst bakteriell besiedelt und dann infiziert werden kann:

- Versprengung von Hautkeimen (trotz Desinfektion!) bei der Anlage des Katheters beim Durchschieben durch die Haut auf die Katheterspitze, von denen sich im Lauf der Zeit eine Infektion entwickelt.
- Entwicklung der Infektion von der Hautoberfläche entlang des Katheters in die Tiefe bis ins Gefäßlumen.
- Kontamination der Anschlussstücke und des inneren Lumens des Katheters bei Infusionswechsel oder durch unsterile Infusionen.
- Absiedelung von im Blut zirkulierenden Keimen auf die intravasal liegende Katheteroberfläche.

Symptome

Häufig nur ansteigende Entzündungsparameter, Fieber ohne sonstige fokale Ursache. Katheter-Dysfunktion kann auf eine Infektion hinweisen. Rötung um die Einstichstelle ist zwar ein sicheres, aber sehr unsensitives und spät auftretendes Merkmal.

Diagnostik

Leider existiert kein einfach praktizierbares Verfahren, mit dem man rasch und verlässlich eine ZVK-Infektion diagnostizieren kann. In vielen Fällen bleibt lediglich die Option, den Katheter auf Verdacht zu entfernen und zur Kultur einzuschicken. Dieses Vorgehen ist durch das Risiko der Neuanlage (sofern erforderlich) des Katheters an anderer Stelle belastet.

Die häufigsten Erreger von ZVK-Infektionen sind Koagulase-negative Staphylokokken und *S. aureus*. Bei Kathetern, die vorwiegend zur parenteralen Ernährung mit Glukose- und Fettlösungen verwendet werden, finden sich relativ häufig auch *Candida spp.* als Erreger der ZVK-Infektion.

Therapie

Bei Verdacht auf Katheter-Sepsis Entfernung des Katheters. Dies ist bereits in vielen Fällen therapeutisch und man kann das mikrobiologische Ergebnis abwarten. Bei instabilem Patienten empirische Therapie mit *S.-aureus*-Aktivität (Flucloxacillin oder Cephalosporin Gruppe 1–2, evtl. Vancomycin).

Hygiene

Bei der Anlage des ZVK ist maximale Hygiene anzuwenden: Der Arzt soll neben sterilen Handschuhen auch sterilen Kittel, Mundschutz und Kopfhaube tragen. Ausführliche Hautdesinfektion. Es empfiehlt sich die Verwendung von angefärbter Hautdesinfektionslösung zur besseren Sichtkontrolle des Desinfektionsgebiets. Einwirkzeit der Desinfektionslösung beachten! Großflächiges Abdecken des Patienten um die Einstichstelle, möglichst atraumatische Anlage des Katheters. Die Hauteintrittstelle ist mit einem sterilen Verband zu versehen.

Die assistierende, steril anreichende Pflegeperson soll vor Beginn der Tätigkeit eine hygienische Händedesinfektion durchführen und einen Mundschutz anlegen.

Es gibt keinen Hinweis darauf, dass die Applikation von desinfizierenden Lösungen an die Eintrittstelle, „routine-" statt „bedarfs-"mäßiger Wechsel von ZVK oder „in-line"-Filter zu einer Verringerung der ZVK-Infektionsrate führen.

Pflege

Sorgfalt und Hygiene beim Umgang mit ZVK: Anschlüsse peinlich sauber halten, Händedesinfektion vor jeder Manipulation am ZVK, tägliche Inspektion der Eintrittstelle in die Haut.

Es empfiehlt sich die Verwendung von Transparentfolienverbänden zur besseren Sichtkontrolle der Einstichstelle.

Zystitis

siehe Harnwegsinfektionen, S. 72

Zytomegalie-Virus-Infektion

Das Zytomegalie-Virus (CMV) gehört ebenfalls zur Gruppe der Herpesviren. Es etabliert wie alle den Menschen infizierenden Viren dieser Gruppe eine lebenslang persistierende, latente Infektion. Die Durchseuchung der Bevölkerung ist hoch mit > 50 % im Erwachsenenalter. Die Primärinfektion mit CMV läuft in den meisten Fällen ohne schwerere Symptomatik ab. Medizinische Bedeutung hat vielmehr die endogene Reaktiverung des Virus bei Patienten mit Immundefekt vor allem der zellulären Immunität.

Übertragung

- Primärinfektion: Das CMV wird von latent infizierten Personen immer wieder ohne irgendwelche Symptome im Speichel oder im Urin ausgeschieden. Über Kontakt mit infizierten Körpersekreten kann die Infektion von nicht-immunen Menschen erfolgen. Die Inkubationszeit beträgt 3 Wochen bis 2 Monate.

- Reaktivierung: Die endogene Reaktivierung von CMV mit Krankheitssymptomen kann vorkommen in Phasen von physiologischer (Schwangerschaft), erworbener (AIDS, Bestrahlung etc.) oder therapieinduzierter Immunsuppression (Chemotherapie, Organ- und Knochenmarktransplantation).

Symptome

- Primärinfektion: In den meisten Fällen verläuft die Primärinfektion leicht mit den Zeichen eines unspezifischen fieberhaften Infektes, seltener in Form einer Mononukleose-ähnlichen Erkrankung mit Fieber und Allgemeinsymptomen (allerdings mit weit geringerer Pharyngitis/Tonsillitis als bei der EBV-Infektion). Diese Verlaufsform der Primärinfektion kann durch Hepatitis, Exanthem, interstitielle Pneumonie, Guillain-Barré-Syndrom, Befall des ZNS, hämatologischen Störungen oder Myokarditis begleitet sein. Kinder erkranken weit seltener schwer an CMV als Erwachsene.

- Die CMV-Reaktivierung kann sehr vielgestaltige Symptome hervorrufen. Gefürchtete Komplikationen der CMV-Reaktivierung sind interstitielle Pneumonie, Enterokolitis, Enzephalitis und Hepatitis. Bei Organtransplantierten wird nicht selten das transplantierte Organ betroffen und die dadurch induzierte Entzündung spielt eine wichtige Rolle bei der Transplantatabstoßung. Bei Knochenmarktransplantierten kann es zur Zytopenie kommen.

Diagnostik

Serologie zur Diagnostik der Primärinfektion (anti-CMV-IgM, kann erst deutlich nach Beginn der Krankheitssymptome positiv werden!) bzw. zur Bestimmung des Serostatus. Die CMV-Reaktivierung kann durch Nachweis des Virus mittels PCR, CMV-pp65-Antigen-Nachweis oder Virusanzucht auf Zellkulturen aus verschiedenen Untersuchungsmaterialien diagnostiziert werden.

Therapie

Mittlerweile stehen mehrere Virustatika zur Therapie der CMV-Infektion zur Verfügung:

- Ganciclovir 2 x 5 mg/kg KG/Tag; *strenge Anpassung an die Nierenfunktion!*
- Foscarnet 2 x 90 (oder 3 x 60) mg/kg KG/Tag i.v.; *strenge Anpassung an die Nierenfunktion!*
- Valganciclovir 2 x 900 mg/Tag p.o.;
- (Cidofovir: Reservemittel für CMV-Infektionen, die refraktär auf Ganciclovir oder Foscarnet sind, Anwendung genau nach Packungsbeilage).

Die Therapie erfolgt meist über 14 (–21) Tage, je nach Symptomatik und Ansprechen auch länger, gefolgt von einer Erhaltungstherapie mit der Hälfte der Dosis der Initialtherapie (z.B. als einmal tgl. Gabe).

Hygiene

Patienten mit symptomatischer CMV-Reaktivierung sind ebenfalls für andere endogen reaktivierte Infektionen und auch für exogene Infektionen sehr anfällig, daher evtl. Umkehrisolation erforderlich.

Pflege

Beachtung der Nephrotoxizität von Foscarnet und Cidofovir (hoher Flüssigkeitsumsatz, Dosisreduktion bei Niereninsuffizienz) und der Myelotoxizität von Ganciclovir und Valganciclovir (Dosisreduktion bei Niereninsuffizienz!).

Teil II: Wirkstoffe von A bis Z

Grundprinzipien der antiinfektiven Chemotherapie

Das Grundprinzip der „Chemotherapie" von Infektionskrankheiten ist einfach: den die Infektion verursachenden Erreger so zu schädigen, dass dieser abstirbt, ohne dabei gleichzeitig den Organismus des „Wirts" des Erregers, in unserem Fall den menschlichen Organismus, in Mitleidenschaft zu ziehen.

In diesem Ziel unterscheidet sich die antiinfektive Chemotherapie nicht von der antineoplastischen (anti-Tumor-)Chemotherapie. Glücklicherweise gibt es im Stoffwechsel von Bakterien, welche als Prokaryonten keinen Zellkern aufweisen, ziemlich viele Stoffwechselschritte, die bei höheren Lebewesen und damit auch im menschlichen Organismus nicht oder nur sehr unterschiedlich vorkommen. Ein solcher klassischer Stoffwechselschritt ist die Synthese der bakteriellen Zellwand. So sind z.B. Penicilline, die spezifisch die Synthese dieses Stoffwechselschritts hemmen, für den Menschen auch in hoher Konzentration ungiftig, dagegen für Bakterien (mit auf das entsprechende Präparat empfindlicher Zellwandsynthese) bereits in niedriger Konzentration hoch toxisch. Unmittelbar einsichtig wird damit, dass Penicilline bei Bakterien ohne Zellwand (z.B. Mykoplasmen), intrazellulär lebenden Bakterien mit Zellwand (z.B. Chlamydien) oder Bakterien mit einer strukturell veränderten Zellwand (z.B. MRSA mit veränderten Penicillin-Bindungsproteinen) nicht wirken können. Für Bakterien existieren jedoch noch eine Reihe von weiteren Stoffwechselschritten als effektive Ziele für antibakterielle Chemotherapeutika, im engeren Sinn als „Antibiotika" bezeichnet (Angriffspunkte von Antibiotika siehe Tabelle 4).

Tab. 4: Angriffspunkte von Antibiotika im Stoffwechsel von Bakterien.

Angriffspunkte von Antibiotika	Substanzklassen
Verhinderung der Zellwandsynthese	Penicilline
	Cefalosporine
	Carbapeneme
	Monobactame
	Glykopeptid-Antibiotika
	Fosfomycin
Verhinderung der DNA-Synthese	Fluorchinolone
	Folsäure-Antagonisten
	Metronidazol
Blockierung der Eiweiß-Synthese durch Hemmung der Umsetzung von Genen in Proteine	Rifamycine
	Oxazolidinone
	Makrolide, Ketolide
	Tetrazykline
	Lincosamine
	Aminoglykoside
	Chloramphenicol

Bei den Pilzen, deren Zellen als Eukaryonten einen Zellkern aufweisen und die z.t. mehrzellige Lebensformen bilden, wird die antiinfektive Chemotherapie schwieriger, da die Stoffwechselunterschiede im Vergleich zu Zellen höherer Lebewesen für Pilze bereits deutlich geringer ausfallen als für Bakterien. Erst in den letzten Jahren wurde eine Reihe von potenten und gleichzeitig wenig toxischen Chemotherapeutika gegen Pilze („Antimykotika") entwickelt. Ähnlich wie für Pilze finden sich relativ weniger Angriffspunkte für die Behandlung von parasitären Infektionen. Besonders schwierig ist die antivirale Therapie, da Viren keinen eigenen Stoffwechsel besitzen, sondern die Wirtszelle für die eigene Vermehrung umprogrammieren. Dennoch konnte in den letzten Jahren eine Vielzahl von hoch wirksamen Substanzen in die Behandlung von viralen Infektionen eingeführt werden, u.a. gegen Herpesviren, Influenza, Hepatitis B und vor allem gegen HIV. Allerdings weisen diese Substanzen in der Regel ein sehr schmales Wirkspektrum auf, d.h. nur ein oder allenfalls wenige, in der Regel eng verwandte Viren sind auf ein bestimmtes Virostatikum empfindlich. Ein „Breitspektrum"-Virostatikum, wie es dies für viele Antibiotika bei bakteriellen Infektionen gibt, existiert bisher nicht, und überhaupt ist die Mehrzahl der Virusinfektionen bisher nicht oder nur unbefriedigend antiviral behandelbar.

Resistenzen bei Infektionserregern

Leider ist die antiinfektive Therapie in Wirklichkeit erheblich komplexer als oben skizziert. Beim Einsatz von Antiinfektiva wird es immer in einzelnen Geweben (z.B. aufgrund unzureichender Penetration des Wirkstoffs) und zu manchen Zeitpunkten (z.B. zwischen der Applikation von 2 Dosen eines Wirkstoffs) Grenzkonzentrationen geben, bei denen sich einzelne Bakterien gerade eben vermehren können oder zumindest nicht abgetötet werden. Bei der großen Erregermenge im Rahmen einer Infektion und der meist kurzen Generationszeit der Erreger ist es nicht verwunderlich, dass einzelne Keime mit diesen resistenteren Eigenschaften überleben, sich zu einem späteren Zeitpunkt wieder vermehren und natürlich diese Eigenschaft beibehalten – ein kleiner Schritt in Richtung Resistenz-Entwicklung. Über die Wiederholung solcher Prozesse werden Erreger mit zunehmend geringer Empfindlichkeit auf das betreffende Präparat selektiert, und schließlich führt dies zu einer für die Therapie bedeutsamen Resistenz. Grenzwertig niedrige Antibiotikakonzentrationen, wodurch und wie auch immer zustande kommend, sollten daher bei der Gestaltung der antiinfektiven Therapie soweit wie möglich vermieden werden, z.B. durch Einhalten der empfohlenen Dosierungen und Applikationsintervalle.

Glücklicherweise ist die Selektion von klinisch bedeutsamen Resistenzen ein seltenes Ereignis. Viele Erreger überleben aber lange Zeit in der Umwelt, oder –

ohne Krankheit zu verursachen – ganz natürlich als Bestandteil der Haut-, Schleimhaut- oder Darmflora. So bleibt leider eine von einem Erreger einmal erworbene Resistenz oft erhalten und die entsprechenden Stämme werden über die Umwelt oder von Mensch zu Mensch weitergegeben. Darüber hinaus können Bakterien „Resistenz-Information" über den Austausch von Chromosomenstücken auf andere Bakterien übertragen, wobei diese dafür nicht einmal unbedingt zur selben Spezies gehören müssen. Begünstigt wird die Ausbreitung resistenter Erreger, wenn (selbst geringe) Antiinfektiva-Konzentrationen häufig vorhanden sind und so ein relativ kontinuierlicher Selektionsdruck ausgeübt wird, z.B. in vielen Ländern durch unkritische Überverordnung von Antibiotika oder Zusatz von Antibiotika in der Tiermast.

Resistenz bei Mikroorganismen kann über sehr unterschiedliche Mechanismen vermittelt werden. die wichtigsten davon sind

1. die chemische Inaktivierung des antimikrobiellen Wirkstoffs,
2. die Veränderung der Struktur, an die der antimikrobielle Wirkstoff an der Zellwand oder im Zellinneren bindet, so dass diese Bindung nicht mehr erfolgen kann, und
3. Membran-Pumpen, welche aktiv den Wirkstoff aus dem Zellinneren herauspumpen.

Aktuelle Probleme bei der Entwicklung neuer antiinfektiver Chemotherapeutika

Nach der Entdeckung eines neuen Therapieprinzips gelang es der Forschung bisher meist durch Abwandlung der ursprünglichen Struktur, das Spektrum der neu entwickelten Derivate zu verbreitern und/oder deren Wirksamkeit zu verstärken. Im Verlauf der Zeit wurden so meist einige „verwandte" Präparate des Grundwirkstoffs einer Substanzklasse entwickelt und zugelassen, die – charakterisiert durch neue Eigenschaften bzw. erweitertes oder anderes antibiotisches Spektrum – z.T. in „Generationen" eingeteilt wurden. Dies gilt so für die Cefalosporine, die Fluorchinolone und – ohne dass der Begriff „Generation" explizit erwähnt wird – analog für Penicilline und Carbapeneme. Der Begriff „Generation" sollte jedoch heute zugunsten des Begriffs „Gruppe" verlassen werden (s. Abb. 4).

Unter dem Eindruck der raschen Entwicklung neuer Antibiotika in den 60er- und 70er-Jahren des 20. Jahrhunderts (meist jedoch innerhalb von bekannten Wirkstoff-Gruppen) begann die Industrie die Entwicklung von neuen Antibiotika zurückzufahren, da damals laut allgemeiner „Expertenmeinung" das „Problem Infektionskrankheiten" im Griff schien und damit viele Firmen ihre lang-

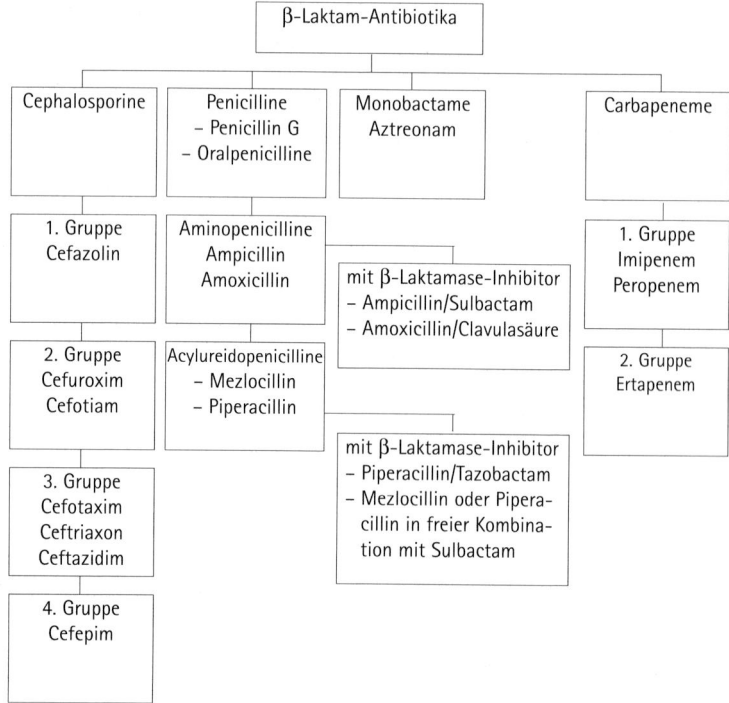

Abb. 4: Einteilung der β-Laktam-Antibiotika.

fristigen strategischen Planungen in andere Richtungen (z.B. Anti-Tumor-The-rapie) ausrichteten (s. Abb. 5).

Heutzutage haben mehrere der großen Pharmakonzerne leider die Entwick-lung und z.T. auch die Herstellung von Antibiotika völlig aufgegeben – und dies in einer Zeit, da uns die wachsende Resistenzentwicklung von Bakterien immer größere Probleme bei der Therapie von Infektionskrankheiten bereitet. Die Pro-phezeiung, dass die Infektionskrankheiten im Griff seien, hat sich bei den all-gemein bekannten riesigen, weltweiten Problemen durch multiresistente Erre-ger wie MRSA, Vancomycin-resistente Enterokokken, Penicillin-resistente Pneumokokken und multiresistente Tuberkulosebakterien (um nur einige zu nennen) leider nicht erfüllt.

Seit gut 50 Jahren wird antiinfektive Chemotherapie verbreitet eingesetzt. Die Resistenzproblematik ist in den letzten Jahren zu einem so großen Problem ge-

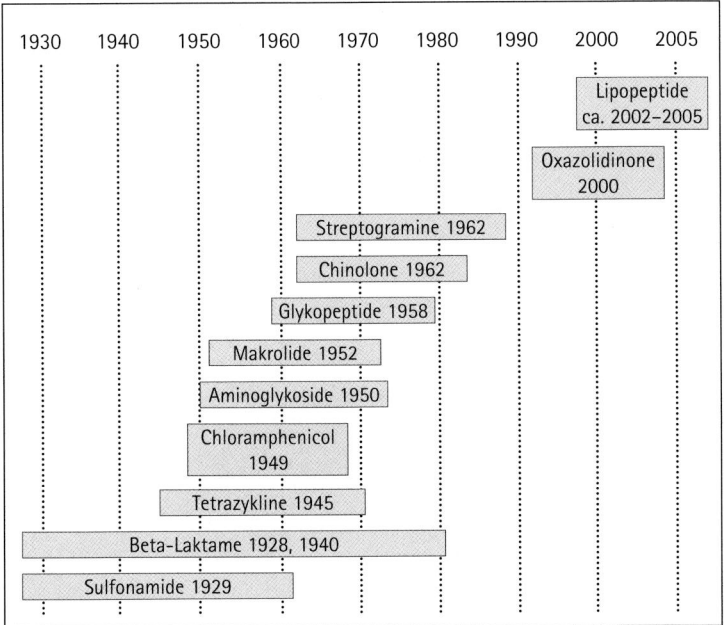

Abb. 5: Zeitliche Sequenz der Einführung neuer Antibiotikaklassen.

worden, dass manche Experten bereits vor einem „postantibiotischen Zeitalter"
warnen, d.h. einer Zeit, in der Antibiotika und andere Antiinfektiva nicht mehr
wirken, weil die Mikroorganismen zu viele Resistenzen angesammelt haben.

Um dies zu verhindern oder zumindest möglichst lange hinauszuzögern, und
dennoch den individuellen Patienten optimal zu behandeln, müssen wir sehr
überlegt, diszipliniert und rationell mit den zur Verfügung stehenden Antiinfektiva umgehen, denn in den kommenden Jahren sind nicht allzu viele neue Substanzen, geschweige denn neue Wirkprinzipien in Aussicht. Dazu gehört eine
möglichst spezifische antibiotische Therapie, deren korrekte Dosierung, insbesondere in kritischen Situationen wie bei eingeschränkter Leber- oder Nierenfunktion, und die optimierte Verabreichung der einzelnen Wirkstoffe. Tipps
hierzu werden im Teil II des vorliegenden Buches gegeben. Auch die Beachtung
der allgemeinen und der für einzelne Erreger spezifischen, im Teil I dargelegten
Hygienehinweise ist von größter Wichtigkeit.

Nur durch Beachtung aller Behandlungsdimensionen wird uns die antiinfektive Chemotherapie im Management von Infektionen langfristig erhalten bleiben.

Allgemeine Hinweise zur antiinfektiven Therapie

Einnahme/Verabreichung

Um einen optimalen Wirkstoffspiegel aufrechtzuerhalten, müssen die verordneten oder vorgeschriebenen Zeitintervalle eingehalten werden.

Antibiotika sollten unbedingt über den gesamten, verordneten Zeitraum eingenommen werden, auch wenn schon vorher das Fieber abklingt und sich der Allgemeinzustand bessert. Die Dauer des Einsatzes von antimikrobiellen Medikamenten muss individuell festgelegt werden und richtet sich nach publizierten Erfahrungswerten. Es spricht *nichts* gegen einen Wechsel der Therapie – nach Identifikation und Empfindlichkeitstestung des Erregers – auf ein geeignetes Präparat mit schmalerem Wirkungsspektrum, das evtl. sogar billiger ist. Die oft geübte Praxis, trotz Erregeridentifikation und Antibiogramm mit einer empirischen „breiten" Therapie fortzufahren nach dem Motto „never change a winning team", ist nicht sinnvoll und leistet der Resistenzentwicklung Vorschub.

Werden Antibiotika per Infusion verabreicht, bitte darauf achten, dass es bei gemeinsamer Infusion oder Mischen mit anderen Substanzen zu Ausflockungen kommen kann. Deshalb: Die Substanzen nicht mit anderen Medikamenten in der gleichen Spritze oder Infusionsflasche mischen. Nach erfolgter Applikation entweder ein neues Infusionssystem verwenden oder mit geeigneter Lösung nachspülen. Ein optimaler Zeitabstand wird bei den Wirkstoffen angegeben. Treten allergische Reaktionen auf, sofort die Applikation beenden, den Arzt informieren und ggf. Notfallmaßnahmen einleiten.

Aufbewahrung/Haltbarkeit

Sofern nicht extra aufgeführt, sollten alle Darreichungsformen (Tabletten, Salben etc.) dunkel und trocken gelagert werden. Zur Zubereitung, Haltbarkeitsdauer und Lagerung von Infusions-Lösungen und Trockensäften sind die Herstellerhinweise zu beachten. Die Flasche stets mit Datum und Uhrzeit beschriften. Bei Säften, Salben und Tropfen nach Anbruch das Verfalldatum beachten. Generell werden Präparate nach Ablauf des Verfalldatums nicht weiter verwendet bzw. verabreicht.

Kontraindikation

Mögliche Allergien gegen Penicilline, Cephalosporine, Sulfonamide etc. sollten vor einer Antibiotika-Gabe abgefragt werden. Gibt der Patient eine Allergie gegen das jeweilige Antibiotikum an, so darf dieses nur unter bestimmten Bedingungen und engmaschiger Überwachung des Patienten eingesetzt werden (s. unter „Penicillin-Allergie" im Anhang, S. 302/303).

Bei Schwangerschaft und Stillzeit liegen oft keine gesicherten Daten vor. Daher ist der jeweilige Nutzen bzw. das Risiko individuell abzuwägen. Besteht eine Kontraindikation, wird diese beim jeweiligen Wirkstoff erwähnt (s. a. S. 308/309).

Zu beachten

Unter einer Antibiotika-Therapie kommt es oft zu Übelkeit und Durchfall. Der Aufbau der natürlichen Darmflora kann durch die Aufnahme von Naturjoghurt oder Lactobazillus-Präparaten in den Speiseplan unterstützt werden.

Manche Antibiotika können die Wirkung oraler Kontrazeptiva abschwächen. Besonders wenn Durchfälle auftreten, sollten zusätzliche Maßnahmen zur Verhütung ergriffen werden. Auch mit anderen Medikamenten können ggf. Wechselwirkungen (Wirkungsabschwächung, aber auch Wirkungsverstärkung) auftreten. Deshalb muss der Patient unbedingt nach gleichzeitig eingenommenen Medikamenten befragt werden.

Besteht eine Nieren- oder Leberinsuffizienz, muss meist die Dosis entsprechend angepasst werden. Daten hierzu finden sich beim einzelnen Wirkstoff sowie im Anhang (S. 304–307).

Aciclovir

Handelspräparate (Auswahl)

Aciclovir Tabletten à 200, 400 oder 800 mg von verschiedenen Herstellern. Originalpräparat ist Zovirax® Tabletten. Zur oralen Anwendung steht weiterhin eine Suspension (40 und 80 mg/ml) zur Verfügung, für die lokale Anwendung Creme und Augensalbe. Weiterhin sind Infusionsflaschen à 250 und 500 mg von verschiedenen Herstellern im Handel.

Wirkung

Virushemmstoff, der in erster Linie gegen Viren der Herpesgruppe wirkt: Windpocken (Varizellen), Gürtelrose (Herpes zoster), Lippenbläschen (Herpes simplex). In parenteraler Form wird das Präparat hoch dosiert eingesetzt zur Therapie der Meningitis bzw. Enzephalitis durch das Herpes-simplex-Virus sowie des Herpes zoster bei immunkomprimierten Patienten.

Nebenwirkungen

Bei hoher Dosierung Magen-Darm-Beschwerden, bei zu rascher Infusion Krampfanfälle, Anstieg des Kreatinin bis hin zum Nierenversagen. Bei versehentlicher paravasaler Infusion von Aciclovir-Lösung kann es zu schweren Hautnekrosen kommen.

Dosierung

Bei Herpes-simplex-Infektionen der Haut und Schleimhaut 5 x 200–400 mg p.o. über 5 Tage, d.h. die Gesamtdosis beträgt ca. 5–10 g.

Bei Herpes zoster wird die Substanz aufgrund der geringeren Empfindlichkeit des Varizella-zoster-Virus (VZV) wesentlich höher dosiert, im Allgemeinen 5 x 800 mg/Tag (entsprechend 4 g pro Tag) über 7 Tage.

Bei Herpes-simplex-Meningitis werden 3 x 10–12 mg pro kg KG/Tag über 10 Tage i.v. infundiert. Die Infusion muss jeweils mit reichlich Flüssigkeit, z.B. 0,5 l NaCl 0,9 % erfolgen.

Dosierung bei Niereninsuffizienz:

	Normale Dosierung	Krea-Clearance 50–80 ml/min	Krea-Clearance 10–50 ml/min	Krea-Clearance < 10 ml/min
Aciclovir p.o.	5 x 800 mg p.o.	5 x 800 mg p.o.	3 x 800 mg p.o.	2 x 800 mg p.o.
Aciclovir i.v.	3 x 10–12 mg/ kg/d i.v	3 x 10 mg/ kg/d i.v	2 x 5–10 mg/ kg/d i.v	1 x 2,5–5 mg/ kg/d i.v

Dosisanpassung bei Leberinsuffizienz nicht erforderlich.

Regeln zur Einnahme

Die Tabletten ca. 30 Minuten nach dem Essen mit etwas Wasser einnehmen.
Sondenapplikation: Tabletten sind zermörserbar, der Wirkstoff ist in Wasser
aber nur schwer löslich. Alternativ eine aufbereitete Suspensionslösung verwen-
den, die man vorher gut schüttelt.
Parenterale Applikation: Langsam über mindestens 1 Stunde infundieren.
Schnellere Infusionsgeschwindigkeit kann, insbesondere bei unzureichender
Eigendiurese, dazu führen, dass der Wirkstoff in den Nierentubuli auskristallisiert
(Nephrotoxizität!).
Nicht gemeinsam mit kolloidalen Lösungen oder Blut-/Plasmaprodukten in-
fundieren – Ausflockungsreaktionen sind möglich.

Hinweise für Pflegende

Die Salbe mit Handschuhen oder einem Latexfingerling auftragen. Anschließend Händedesinfektion. Nicht im Augenbereich einsetzen. Die Aciclovir-Creme
muss vor dem Aufblühen der Bläschen eingesetzt werden, da bei der Applikation sonst das Virus auf den Schleimhäuten verteilt wird und die Applikation
als Salbe nicht genügend wirksam ist.

Patienteninformation

Bei rezidivierender Herpes-simplex-Infektion der Lippen oder des Genitale
sollte stets beim ersten Anzeichen eines Wiederauftretens (z.B. Kribbeln in der
Lippe) mit der erneuten oralen Einnahme oder ggf. topischen Therapie begonnen werden. In einzelnen Fällen kann auch eine Therapie über längere Zeiträume von Nutzen sein, um Rückfälle zu unterdrücken.
Bei Herpes genitalis: Kein Geschlechtsverkehr bei bestehenden Hautläsionen.
Die zeitgleiche Aciclovir-Therapie verhindert nicht die Infektionsübertragung.

Amikacin

Handelspräparate (Auswahl)

Biklin® 100/250/500 mg Ampullen. Amikacin Fresenius 250/500 mg Infusionsflaschen.

Wirkung

Amikacin ist ein Antibiotikum aus der Gruppe der Aminoglykoside (siehe Gentamicin), die nur zur parenteralen Anwendung zur Verfügung stehen. Auf Gewichtsbasis schwächere Wirkung im Vergleich zu den übrigen Aminoglykosiden. Qualitativ jedoch stärkere Wirkung bei *Pseudomonas aeruginosa*. Amikacin wird vorwiegend auf der Intensivstation zur Behandlung schwerer Infektionen des Bauchraums (Peritonitis, nekrot. Pankreatitis), pulmonalen Infektionen oder Sepsis eingesetzt. Verwendung nur in Kombination mit anderen Antibiotika (meist β-Laktamen). Neuerdings gewinnt Amikacin als Reservemittel zur Therapie multiresistenter Tuberkuloseformen an Bedeutung.

Nebenwirkungen

Bei hoher und insbesondere lang dauernder Dosierung können Hörschäden bis zur Taubheit, Störungen des Gleichgewichtssinns und Nierenschäden entstehen. Bleibende Hörstörungen treten selten auf.

Dosierung

Erwachsene 10–15 mg/kg KG (Idealkörpergewicht) täglich, entweder als Einmaldosis morgens in einer Kurzinfusion oder aufgeteilt auf 3 Dosen.
Dosierung bei Niereninsuffizienz:

	Normale Dosierung	Krea-Clearance 50–80 ml/min	Krea-Clearance 10–50 ml/min	Krea-Clearance < 10 ml/min
Amikacin i.v.	10–15 mg/kg/d	7–10 mg/kg/d	3–7 mg/kg/d	2–3 mg/kg/d

Dosisanpassung bei Leberinsuffizienz nicht erforderlich.

Überdosierung

Bei zu hoher Dosierung Hör- und Gleichgewichtsstörungen sowie Nierenschädigung. Zur Vermeidung von Überdosierungen regelmäßige Talspiegelbestimmung durchführen. Hierzu wird eine Blutprobe morgens unmittelbar vor der nächsten Infusion entnommen. Bei Eindosistherapie sollte der Talspiegel < 5 mg/l, bei 3 x täglicher Gabe 5–10 mg/l betragen.

Regeln zur Einnahme

Die Applikation erfolgt per Kurzinfusion über einen Zeitraum von 30–60 Minuten (Erwachsene). Dieser Zeitraum darf wegen der hohen Nephro- und Ototoxizität nicht unterschritten werden. Um dies zu gewährleisten, sollte die Infusion pumpengesteuert (Infusomat) erfolgen. Amikacin separat infundieren.

Bei Kombinationstherapie mit Penicillinen muss zuerst Amikacin verabreicht werden, da es durch Penicilline inaktiviert wird!

Hinweise für Pflegende

Nach der Applikation von Amikacin eine Stunde bis zur nächsten Antibiotikagabe verstreichen lassen, um eine optimale Wirkung zu erreichen.

Ca. 94 % einer Tagesdosis Amikacin werden innerhalb von 24 Stunden über den Urin ausgeschieden. Bei bestehender Nierenschädigung ist die Ausscheidung prolongiert: Strikte Ein- und Ausfuhrkontrolle, ausreichende Flüssigkeitszufuhr („Nieren spülen"), Flüssigkeitsbilanzierung.

Lösung enthält Sulfit; dies kann bei prädisponierten Patienten Asthma auslösen!

Amoxicillin, Ampicillin

Handelspräparate (Auswahl)

Parenterale Formulierung: Ampicillin: Binotal® Trockensubstanz zur Herstellung von Infusionslösungen. Ampicillin-ratiopharm®, Ampicillin STADA®.

Orale Formulierung: Amoxicillin: Zahlreiche Handelspräparate als Filmtabletten, Brausetabletten, Granulat, Trockensaft.

Wirkung

Amoxicillin und Ampicillin sind bakterizide Antibiotika aus der Gruppe der Aminopenicilline. Das Wirkspektrum erstreckt sich auf die Mehrzahl der typischen Atemwegserreger: Streptokokken, Pneumokokken, *H. influenzae*; andere Atemwegserreger wie z.B. *Moraxella (Branhamella) catharrhalis* oder der Erreger des Keuchhustens *(Bordetella pertussis)* sind jedoch in der Mehrzahl resistent. Weiterhin empfindlich sind Enterokokken, Listerien und einige Stämme von *E. coli* (ca. 40 % Resistenz!), Salmonellen, Shigellen und ein Teil der Proteus-Stämme. Amoxicillin kann zur Behandlung einer Helicobacter-Infektion mit anderen Substanzen kombiniert verwendet werden (siehe Teil I, Gastritis).

Nebenwirkungen

Die häufigste Nebenwirkung ist eine Allergie, die sich in erster Linie mit einem masernähnlichen oder kleinfleckigen Ausschlag manifestiert. Gleichzeitig kann Fieber auftreten. Meldung an Arzt (s. „Penicillin-Allergie" im Anhang, S. 302)! Die Therapie dieser Nebenwirkung erfolgt üblicherweise mit Antihistaminika oder bei schwererem Verlauf mit Kortikoiden. Wie bei jedem Breitbandantibiotikum kann durch die Störung der Darmflora wässriger Durchfall auftreten, vereinzelt kann es auch zu schwereren blutigen Durchfällen kommen.

Dosierung

Je nach Präparat 2–4 x 750 mg oder 3 x 1 g pro Tag p. o.
Bei parenteraler Anwendung (i.v.) 3 x 2 bis 5 x 3 g i.v.
Dosierung bei Niereninsuffizienz:

	Normale Dosierung	Krea-Clearance 50–80 ml/min	Krea-Clearance 10–50 ml/min	Krea-Clearance < 10 ml/min
Ampicillin i.v.	max. 5 x 3 g i.v.	5 x 2 g i.v.	max. 3 x 2 g i.v.	max. 2 x 2 g i.v.
Amoxicillin p.o.	3 x 1 g p.o.	3 x 1 g p.o.	3 x 1 g p.o.	3 x 0,5 g p.o.

Dosisanpassung bei Leberinsuffizienz nicht erforderlich.

Überdosierung

Überdosierungen sind nur bei parenteraler Gabe möglich. Vorsicht ist geboten bei niereninsuffizienten Patienten, da Amoxicillin und Ampicillin zu etwa 80 % über die Niere ausgeschieden werden. Bei extremer Überdosierung kann es zu Krampfanfällen kommen: Arzt informieren, Behandlung mit Valium, Präparat sofort absetzen.

Regeln zur Einnahme

Tabletten sollten $1/2$ Stunde vor der Mahlzeit mit reichlich Wasser geschluckt werden. Filmtabletten können bei magenempfindlichen Patienten auch zu den Mahlzeiten eingenommen werden.
   Erhält der Patient zeitgleich Adsorbentien gegen Durchfälle (z.B. Kaolin, Pektin), wird die Resorption vermindert. Daher Adsorbentien frühestens 2 Stunden nach Ampicillin-Gabe verabreichen.

Sondenapplikation: Tabletten und Filmtabletten sind teilbar, zermörserbar und sondengeeignet. Günstiger ist es, Brausetabletten oder Trockensaft zu verwenden. i.v.-Applikation: Substanz gemäß Herstellerangaben mit kompatibler Trägerlösung zubereiten. Dabei kann sich Schaum bilden. Hat dieser sich aufgelöst, die Lösung sofort verabreichen. Infusionsgeschwindigkeit ca. 20–30 Minuten.

Bei der selten notwendigen Kombinationstherapie mit Tetracyclinen muss Amoxicillin/Ampicillin zuerst infundiert werden. Frühestens nach 2 Stunden das Tetracyclin verabreichen, um eine Abschwächung der Penicillin-Wirkung zu vermeiden.

Hinweise für Pflegende

Bei zeitgleicher Einnahme von Ampicillin und Allopurinol (z.B. Zyloric®) kann ein Hautausschlag auftreten. DD: Penicillinallergie.

Ampicillin/Amoxicillin immer separat infundieren. Ausflockungen bei Parallelinfusion mit anderen Substanzen (Aminoglykosiden) möglich.

Patienteninformation

Während der Stillzeit können die mit der Muttermilch ausgeschiedenen Penicilline beim Säugling zu einer Entstehung von Pilzinfektionen, Diarrhoe, allergischen Reaktionen führen.

Amoxicillin-Clavulansäure

Handelspräparate (Auswahl)

Orale Formulierung: Amoklav® Tbl. 500/125 mg, Augmentan® Tbl. 875/125 mg. Weiterhin zahlreiche Generika (Amoxclav, Amoxiclav) als Tbl. und Saft.

Parenterale Formulierung: Augmentan® i.v. Trockensubstanz zur Herstellung einer Infusionslösung, 275 mg/600 mg/1,2 g/2,2 g sowie dieselben Mengen von verschiedenen Generika-Herstellern. Diese Dosen enthalten Clavulansäure wie folgt:

275 mg Infusionslösung enthält 25 mg Clavulansäure,
600 mg Infusionslösung enthält 100 mg Clavulansäure,
1,2 g Infusionslösung und 2,2 g Infusionslösung enthalten je 200 mg Clavulansäure.

Wirkung

Es handelt sich um Amoxicillinpräparate, die durch den Zusatz des β-Laktamase-Hemmstoffs Clavulansäure gegen den Angriff von β-Laktamasen (penicillinabbauenden Enzymen) geschützt sind. Das Wirkspektrum ist daher gegenüber Amoxicillin erweitert und umfasst auch penicillinasebildende Staphylokokken, β-laktamasebildende *Haemophilus-influenzae*-Stämme, β-laktamasebildende *Moraxella (Branhamella)-catarrhalis*-Stämme, einen höheren Anteil der E.-coli-Stämme sowie Klebsiella- und Proteus-Stämme. Keine Wirkung besteht gegen seltenere Enterobakteriazeen wie Morganella, Enterobacter und *Serratia spp.*; keine Wirkung gegen *Pseudomonas aeruginosa*. Gute Wirkung gegen β-laktamasebildende Anaerobier wie z.B. *Bacteroides spp.* Typische Indikationen sind obere Atemwegsinfektionen (orale Therapie), Infektionen des kleinen Beckens in der Gynäkologie und Geburtshilfe (meist parenterale Therapie), präoperative Prophylaxe in der Gynäkologie und Geburtshilfe oder Abdominalchirurgie.

Nebenwirkungen

Bei oraler Gabe häufig (ca. 20 %) Durchfälle, Erhöhungen der Leberwerte und Cholestase möglich. Selten Allergien (vgl. Amoxicillin). Neurologische Nebenwirkungen wie Angstzustände, Schlaflosigkeit, Verwirrtheit, Aggressionen möglich.

Dosierung

Bei oraler Gabe entweder 3 x 625 mg (Augmentan Tabs oder vergleichbare Generika) oder 2 x 875 mg (Filmtbl.). Parenterale Dosierung 3 x 1,2 bis 3 x 2,2 g i.v.
Dosierung bei Niereninsuffizienz:

	Normale Dosierung	Krea-Clearance 50–80 ml/min	Krea-Clearance 10–50 ml/min	Krea-Clearance < 10 ml/min
Amoxiclav p.o.	2 x 875 mg oder 3 x 625 mg	2 x 875 mg oder 3 x 625 mg	2 x 625 mg	1 x 625 mg
Amoxiclav i.v.	3 x 2,2 g	3 x 2,2 g	2 x 0,6–1,2 g	1 x 0,6–1,2 g

Dosisanpassung bei Leberinsuffizienz nicht erforderlich.

Überdosierung

Bei exzessiv hoher Dosierung Krampfanfälle möglich, wie bei allen β-Laktamen.

Regeln zur Einnahme

Tabletten zum Essen mit reichlich Wasser schlucken.

Der Trockensaft kann unabhängig von den Mahlzeiten mit reichlich Wasser eingenommen werden. Bei Sondenapplikation von Trockensaft beachten: Aufgrund der Größe der Suspensionspartikel ist erst ab einem Sondendurchmesser von ca. 12 Charr eine druckarme Applikation möglich.

i.v.-Applikation: Trockensubstanz nach Herstellerangaben mit kompatibler Trägerlösung für Kurzinfusion zubereiten. Keine Glucoselösungen zur Verdünnung verwenden! **Die Lösung muss sofort verabreicht werden, da sich sonst die Clavulansäure zersetzt.** Infusionsgeschwindigkeit ca. 30 Minuten.

Bei der selten notwendigen Kombinationstherapie mit Tetracyclinen muss Amoxiclav zuerst infundiert werden. Frühestens nach 2 Stunden das Tetracyclin verabreichen, um eine Abschwächung der Penicillin-Wirkung zu vermeiden.

Bei Kombinationstherapie mit Aminoglykosiden muss dieses zuerst infundiert werden, da Penicilline zu einer Inaktivierung von Aminoglykosiden führen können. Zeitversetzte Applikation von mindestens einer Stunde antibiotikafreiem Infusionsintervall.

Hinweise für Pflegende

Bei zeitgleicher Einnahme von Amoxiclav und Allopurinol (z.B. Zyloric®) kann ein Hautausschlag auftreten. DD: Penicillinallergie.

Amphotericin B

Handelspräparate (Auswahl)

Orale Formulierung: Ampho-Moronal-Tabletten 100 mg, Ampho-Moronal-Lutschtabletten 10 mg, Ampho-Moronal Suspension (100 mg pro ml)

Parenterale Formulierung: Amphotericin-B-Pulver, Flaschen à 50 mg. Liposomales Amphotericin B: AmBisome® Flaschen à 50 mg.

Lokale Applikationsformen: Ampho-Moronal-Salbe, Ampho-Moronal-Creme, in Kombination mit Triamcinolon: Ampho-Moronal V-Creme bzw. -salbe

Wirkung

Amphotericin B ist ein hochwirksames, fungizides Antimykotikum. Der Angriffspunkt ist die Zellmembran der Pilze, die in Gegenwart von Amphotericin B destabilisiert wird. Das Spektrum umfasst sowohl Hefe- als auch Schimmelpilze, darüber hinaus auch Leishmanien. Amphotericin B wird nach oraler Verabreichung nur minimal vom Magen-Darm-Trakt resorbiert. Die oralen Applikationsformen (Lutschtabletten, Suspension) dienen daher lediglich zur Sanierung einer Pilzbesiedlung der Schleimhaut des Magen-Darm-Traktes bzw. zur Prophylaxe von Pilzbesiedlung unter antineoplastischer Chemotherapie. Für die Behandlung schwerer systemischer Pilzinfektionen muss Amphotericin B stets parenteral verabreicht werden.

Liposomales Amphotericin B: Um die Verträglichkeit von Amphotericin B zu verbessern, wurden Präparate auf den Markt gebracht, in denen das Amphotericin-B-Molekül in Liposomen verkapselt oder in Fettsubstanzen emulgiert ist. In Deutschland ist hiervon lediglich das Präparat AmBisome® (liposomal verkapseltes Amphotericin B) im Handel. Aufgrund der verbesserten Verträglichkeit kann AmBisome® wesentlich höher dosiert werden bis zu Tagesdosen von 5 mg/kg. Die Nebenwirkungen sind jedoch qualitativ die gleichen wie bei Amphotericin B. Liposomales Amphotericin B ist ca. 6fach teurer als konventionelles Amphotericin B, daher sollte die Indikation sorgfältig gestellt werden.

Nebenwirkungen

Insgesamt sind Nebenwirkungen unter Amphotericin B relativ häufig. In absteigender Reihenfolge kommt es zu Fieber, Schüttelfrost, Appetitlosigkeit, Brechreiz, Erbrechen, Durchfall, epigastrischen Krämpfen und Phlebitiden an der Infusionsstelle. Weiterhin können Anämie, Leukozytopenie, Thrombozytopenie, aber auch Leukozytose auftreten. Gehörstörungen bis zum Hörverlust und Tinnitus sowie vorübergehender Schwindel sind möglich. Amphotericin B ist nephrotoxisch und kann eine Verschlechterung der Nierenfunktion bis zum Nierenversagen hervorrufen.

Dosierung

Wegen der Nebenwirkungsgefahr sollte Amphotericin B i.v. einschleichend dosiert werden. Die Therapie wird meist mit 0,5 mg/kg/Tag begonnen und über wenige Tage auf 1 mg/kg/Tag gesteigert (je nach vertragener Dosis). Die Infusion erfolgt aufgeteilt in 2 Einzeldosen pro Tag, gelöst in 5 %iger Glucose, die Infusionszeit sollte je ca. 6 Stunden betragen. Mit der Einführung z.T. besser verträglicher, Aspergillus-wirksamer Antimykotika wie Caspofungin oder Voriconazol hat die Bedeutung von Amphotericin B etwas abgenommen.

Bei oraler Applikation werden zur Prophylaxe von Pilzbesiedlungen des Intestinaltraktes 2 x täglich eine Tablette nach den Mahlzeiten eingenommen, zur Therapie 4 x täglich 1 Tablette nach den Mahlzeiten. Empfohlene Therapiedauer 2 Wochen. Ampho-Moronal-Suspension wird mit 4 x 1 ml (1 Pipette) pro Tag dosiert. Lutschtabletten werden bei oraler oder oropharyngealer Pilzbesiedlung 4 x täglich 1 Tablette nach den Mahlzeiten bzw. vor dem Schlafengehen gelutscht.

Liposomales Amphotericin B: Anfängliche Tagesdosierung 1 mg/kg, bei Bedarf rasche Steigerung auf 3 mg/kg oder mehr. Zur Behandlung der visceralen Leishmaniose: Immunkomp. Patient tgl. 1–1,5 mg/kg über 21 Tage, alternativ tgl. 3 mg/kg über 10 Tage; Immungeschwächte Patienten (z.B. HIV pos.) tgl. 1,9 mg/kg Amphotericin über 21 Tage, altern. 4 mg/kg über 10 Tage. Wegen Rezidivgefahr u. U. Langzeit- oder Wiederholungstherapie erforderlich.

Dosierung bei Niereninsuffizienz:

Dosisreduktion nicht vorgesehen, aber bei Kreatinin > 2 mg/dl wegen Nephrotoxizität meist kontraindiziert.

Dosisanpassung bei Leberinsuffizienz nicht erforderlich, aber Hepatotoxizität beachten!

Überdosierung

Nur bei parenteraler Applikation möglich. Zu beobachten sind akutes Nierenversagen, Schock, Krämpfe, akute Herzrhythmusstörungen, Atem- und Herzstillstand.

Regeln zur Einnahme

Bei i.v.-Applikation Infusionspumpen verwenden, um eine ausreichend lange Infusionsdauer zu gewährleisten. Hinsichtlich der vielfältigen Inkompatibilitäten mit anderen Substanzen und Lösungsmitteln bitte Herstellerhinweise beachten und in jedem Fall separat infundieren. Das Gleiche gilt bei Verwendung von i.v.-Filtern bezüglich Filtergrößen, Filterinkompatibilitäten.

Aufbewahrung

Amphotericin-B-Lösungen brauchen nicht mehr vor Licht geschützt zu werden, da die Substanz ausreichend lichtstabil ist.

Hinweise für Pflegende

Bei Applikation über periphere Venen erhöhtes Thrombophlebitisrisiko. Daher engmaschige Kontrolle des Infusionsarmes.

Patienteninformation

Bei Einnahme von Tabletten und Suspension sollte der Patient auf den möglichen unangenehmen Geschmack hingewiesen werden. Bei bewusstseinsklaren Patienten vor einer Infusion Hinweis auf die möglichen Nebenwirkungen wie Schüttelfrost und Fieber.

Ampicillin/Sulbactam und Sultamicillin

Handelspräparate (Auswahl)

Orale Formulierung: Unacid® PD oral Filmtabletten à 375 mg, Unacid® PD oral Trockensaft 76,45 g
   Parenterale Formulierung: Unacid® Ampullen zur i.v.-Injektion/-Infusion 750 mg, 1,5 g, 3,0 g

Wirkung

Es handelt sich um die fixe Kombination des Aminopenicillins Ampicillin mit dem β-Laktamase-Inhibitor Sulbactam (sehr ähnlich der Kombination Amoxicillin/Clavulansäure). Die Wirkung ist bakterizid durch Hemmung der bakteriellen Zellwandsynthese; Sulbactam hemmt zusätzlich irreversibel viele β-Laktamasen, die Ampicillin-Resistenz bei verschiedenen Erregern (gramnegative Enterobakterien, Staphylokokken und Anaerobier der Spezies *B. fragilis*) bewirken können. Durch die Eigenaktivität des Sulbactams besteht auch Wirksamkeit gegenüber Acinetobacter-Spezies. Einsatzbereiche sind Atemwegsinfektionen, Infektionen der Nieren und Harnwege, intraabdominelle Infektionen, gynäkologische Infektionen sowie Haut- und Weichteilinfektionen und die perioperative Prophylaxe.

Nebenwirkungen

Ampicillin/Sulbactam bzw. Sultamicillin weist eine penicillintypische gute Verträglichkeit auf, Hauptnebenwirkungen sind Überempfindlichkeitsreaktionen, Exantheme, gastrointestinale Störungen (Übelkeit, Durchfälle). In sehr seltenen Fällen Blutbildveränderungen (Anämie, Thrombopenie), neurologische Störungen (Kopfschmerzen, Krampfanfälle) sowie sehr selten Anstieg der Leberenzymwerte. Anwendung in der Schwangerschaft nach sorgfältiger Nutzen-/Risikoabwägung (unvollständige Datenlage).

Dosierung

3 bis 4 x 750 mg – 3,0 g i.v.
2 x 375–750 mg oral.

Dosierung bei Niereninsuffizienz:

	Normale Dosierung	Krea-Clearance 50–80 ml/min	Krea-Clearance 10–50 ml/min	Krea-Clearance < 10 ml/min
Sultamicillin p.o.	2 x 750 mg	2 x 750 mg	2 x 750 mg	1 x 750 mg
Ampicillin/ Sulbactam i.v.	3 x 3 g	3 x 3 g	2 x 1,5–3 g	1–2 x 750 mg

Dosierung bei Leberinsuffizienz: Dosisanpassung nicht erforderlich.

Überdosierung

In sehr hohen Dosen können β-Laktam-Antibiotika zu zerebralen Krampfanfällen führen. Ampicillin und Sulbactam sind hämodialysierbar.

Regeln zur Einnahme

Orale Einnahme: Trockensaft und Filmtabletten können unabhängig von den Mahlzeiten eingenommen werden. Trockensaft nach Herstellerangaben zubereiten und einnehmen.
　i.v.-Applikation: Trockensubstanz gemäß Herstellerangaben mit Wasser für Injektionszwecke auflösen. Zur intravenösen Kurzinfusion kann eine Weiterverdünnung mit 50–100 ml isotonischer Kochsalzlösung, 5 %iger Glucose in Wasser oder Ringerlaktatlösung erfolgen (Infusionsdauer 15–30 Minuten).
　Inkompatibilität besteht mit Blutbestandteilen, eiweißhaltigen Lösungen, Aminoglykosiden, Metronidazol, Tetrazyklinen, Tiopental, Prednisolon und Nordrenalin.

Aufbewahrung

Trockensubstanz kann bei Raumtemperatur 3 Jahre aufbewahrt werden. Sterile Zubereitungen in isotonischer Kochsalzlösung sind im Kühlschrank maximal 72 Stunden haltbar, Lösungen in Ringerlaktat sind maximal 24 Stunden haltbar (4 °C), Lösungen in 5 %iger Glucose sind im Kühlschrank nur 4 Stunden aufzubewahren.

Hinweise für Pflegende

Kontraindiziert bei bekannter Allergie gegen Penicilline (s. „Penicillin-Allergie" im Anhang, S. 302).

Bei infektiöser Mononukleose und Anwendung von Unacid® sehr häufig morbiliforme Exantheme (über 50 %), Anwendung in diesem Fall kontraindiziert.

Antiretrovirale Medikamente

Derzeit ist zur Therapie der HIV-Infektion eine Reihe von Medikamenten mit 4 verschiedenen Wirkmechanismen zugelassen:

- Nukleosidale Hemmstoffe der reversen Transkriptase des HIV-Virus (NRTI)
- Nicht-nukleosidale Hemmstoffe der reversen Transkriptase des HIV-Virus (NNRTI)
- Hemmstoffe der Protease des HIV-Virus (PI)
- Fusionsinhibitoren des HIV-Virus

Zur orientierenden Übersicht sind die Medikamente nach den verschiedenen Wirkmechanismen gruppiert in Tabelle 5 zusammengestellt. Die antiretrovirale Therapie ist immer eine Kombinationstherapie, deren grobe Regeln im Kapitel „HIV-Infektion und AIDS" des Teils I dieses Buches skizziert sind. Die Einstellung von Patienten mit HIV-Infektion auf antiretrovirale Therapie, und noch mehr die Therapieumstellung, erfordert viel Erfahrung, die in der Regel nur in Schwerpunktpraxen oder entsprechenden klinischen Zentren vorhanden ist, wohin die Patienten ggf. überwiesen werden sollten. Für weitergehende Informationen, auch für Dosisanpassungen bei Leber- und Niereninsuffizienz, sei auf die Spezialliteratur zum Thema HIV-Therapie verwiesen.

Tab. 5: Übersicht über die antiretroviralen Wirkstoffe.

Wirkstoff	Handelspräparat®	Dosierung (außer T-20 alle p.o./Tag)	typische Nebenwirkungen	Regeln zur Einnahme	Aufbewahrung
Nukleosidale Reverse-Transkriptase-Inhibitoren					
Zidovudin (AZT)	Retrovir	2 x 250 mg	Anämie, Übelkeit	–	–
Stavudin (d4T)	Zerit	< 60 kg: 2 x 30 mg > 60 kg: 2 x 40 mg	Neuropathie	nüchtern	–
Abacavir (ABC)	Ziagen	1 x 300 mg	Hypersensitivitätsreaktion (Reexposition lebensbedrohlich!)	–	–
Lamivudin (3TC)	Epivir	2 x 150 mg od. 1 x 300 mg	–	–	–
Zalcitabin (ddC)	Hivid	3 x 0,75 mg oder 1,5–0–0,75 mg	Neuropathie	–	–
Didanosin (ddI)	Videx	1 x 400 mg, wenn gleichzeitig TDF: 1 x 250 mg	Neuropathie, Pankreatitis	nüchtern, außer wenn zusammen mit Tenofovir	–
Emtricitabin	Emtriva	1 x 200 mg	Kopfschmerz, Exanthem, Diarrhoe		
AZT/3TC-Kombination (1 Tbl.)	Combivir	2 x 300/150 mg	Anämie, Übelkeit		
AZT/3TC/ABC-Kombination (1 Tbl.)	Trizivir	2 x 300/150/ 300 mg	Anämie, Übelkeit, Hypersensibilitätsreaktion		
Nukleotidale Reverse-Transkriptase-Inhibitoren					
Tenofovir (TDF)	Viread	1 x 245 mg	Nephrotoxizität bei Niereninsuffizienz	–	–
Nicht-Nukleosidale Reverse-Transkriptase-Inhibitoren					
Nevirapin (NVP)	Viramune	2 x 200 mg	Exanthem, Hepatitis	–	–
Efavirenz (EFV)	Sustiva	1 x 600 mg	Exanthem, Schwindel, Albträume, Hyperlipidämie	–	–

Tab. 5: Fortsetzung.

Wirkstoff	Handels-präparat®	Dosierung (außer T-20 alle p.o./Tag)	typische Neben-wirkungen	Regeln zur Einnahme	Aufbe-wahrung
Protease-Inhibitoren					
Indinavir (IDV)	Crixivan	3 x 800 mg mit 2 x 100 mg RTV: 2 x 800 mg	Alle PI (außer Atazanavir) rufen mehr oder weni-		
Nelfinavir (NFV)	Viracept	2 x 1250 mg	ger ausgeprägte		
Saquinavir (INV)	Invirase	3 x 1200 mg mit 2 x 100 mg RTV: 2 x 1000 mg	Diarrhoe, Hyper-lipidämie, und evtl. Störungen des Glukosestoff-		
Saquinavir (FTV)	Fortovase	3 x 1200 mg mit 2 x 100 mg RTV: 2 x 1000 mg	wechsels hervor. Bei allen PI be-		gekühlt
Ritonavir (RTV)	Norvir	2 x 600 mg (als „Booster" zu anderen PI: 2 x 100 mg)	stehen mehr oder weniger ausge-prägte, klinisch sehr bedeutende Arzneimittel-	Mono-therapie unüblich!	gekühlt
Lopinavir (LPV/r)	Kaletra	2 x 400/100 mg	interaktionen		gekühlt
Fosamprenavir (APV)	Telzir	2 x 700 mg + 2 x 100 mg RTV	(siehe http://www.hiv-drug-interactions.org)	alternative Dosierung: 1 x 1400 mg + 1 x 200 mg RTV	
Atazanavir	Reyataz	1 x 400 mg, mit 1 x 100 mg RTV: 1 x 300 mg	Einziger PI ohne „PI-typische" Ne-benwirkungen		
Tipranavir		voraussichtlich: 2 x 500 mg + 2 x 100 mg RTV			
Fusions-Inhibitoren					
Enfuvirtide (T20)	Fuzeon	2 x 90 mg s.c.	Lokale Reaktio-nen an der Stich-stelle, Exanthem		–

Hinweise für Patienten

Die typische Diarrhoe unter PI kann evtl. durch Einnahme von 2 x 1g Kalzium-Brause-Tbl./Tag gemildert werden. Falls erfolglos, Gabe von Loperamid, evtl. Tinctura opii.

Wegen der typischen Hyperlipidämie unter PI wird eine cholesterinarme Diät empfohlen, verbunden mit regelmäßiger körperlicher sportlicher Aktivität.

Antituberkulotika

Vorbemerkung

Zur Chemotherapie der Tuberkulose werden stets mehrere Mittel gleichzeitig eingesetzt, um eine Resistenzentwicklung der Mykobakterien unter Therapie zu verhindern bzw. um bei primär vorhandener Resistenz gegen einzelne Substanzen dennoch wirksam zu therapieren. Das übliche Therapieschema mit Erstrangmedikamenten beinhaltet die Gabe von Isoniazid, Rifampicin, Ethambutol und Pyrazinamid über 2 Monate, gefolgt von einer viermonatigen Stabilisierungsphase, in der nur noch 2 Medikamente, in der Regel Isoniazid und Rifampicin, gegeben werden. Die Gesamttherapiedauer beträgt somit 6 Monate. Eine längere Therapiedauer kann erforderlich sein bei TB-Meningitis oder zerebraler TB, bei gleichzeitig bestehender HIV-Infektion sowie bei Nachweis von resistenten Mykobakterien.

Für den Pflegedienst sind folgende Regeln wichtig: Die Einnahme der Antituberkulotika sollte stets morgens unter Aufsicht erfolgen, da bei kaum einer anderen Infektionskrankheit die Compliance des Patienten so wichtig ist. Bei ambulanten Patienten, die als unzuverlässig eingeschätzt werden, sollte die Verabreichung in der Ambulanz ebenfalls unter Aufsicht erfolgen.

Bei schweren Tuberkulose-Erkrankungen und Patienten, die keine Medikamente einnehmen können, ist eine parenterale Antituberkulotika-Therapie indiziert. Die Medikamente Isoniazid, Rifampicin, Ethambutol und Streptomycin sind parenteral verfügbar. Isoniazid, Rifampicin und Ethambutol können zusammen in 500 ml 5 % Glucoselösung aufgelöst und über 1–2 Stunden infundiert werden. Streptomycin kann getrennt davon i.m. injiziert oder langsam (> 90 min) i.v. infundiert werden. Pyrazinamid ist nicht parenteral verfügbar und muss für Patienten, die nicht schlucken können (z.B. Intensivpatienten) zermörsert und über die Magensonde gegeben werden.

Die lebertoxische Nebenwirkung der 3 Medikamente Isoniazid, Rifampicin und Pyrazinamid kann sich addieren. Unter der Therapie ist daher besonders auf eine ggf. auftretende Gelbsucht des Patienten sowie auf Übelkeit zu achten und dies dem Arzt zu berichten. Wöchentliche Laborwertkontrollen sind in der Anfangsphase der Therapie erforderlich.

Isoniazid kann neurotoxisch wirken. Bei Epileptikern ist daher die Indikation kritisch zu prüfen (Arztinformation!). Die periphere Neurotoxizität (Parästhesien, Kribbeln), kann meist recht gut durch gleichzeitige Gabe von Vitamin B 6 (z.B. Präparat B 6 Vicrotrat®, tgl. 40 mg oder 1 x pro Woche 300 mg p.o.) verhindert werden (in manchen Kombinationspräparaten mit Isoniazid bereits enthalten).

Tabelle 6 gibt einen Überblick über die wichtigsten Tuberkulosemittel und ihre Dosierung. Reservemittel bei Resistenz sind u.a. Protionamid, Terizidon, Amikazin, Moxifloxacin, Ofloxacin, Thioacetazon, Clofazimin und Para-Aminosalicylsäure. Diese Substanzen werden zur Therapie der Tuberkulose nur in Fachkliniken eingesetzt, da die Therapie eine sehr genaue Überwachung des Patienten hinsichtlich Nebenwirkungen und vor allem auch hinsichtlich des Therapieeffektes erfordert.

Tab. 6: Übersicht über die am häufigsten eingesetzten Tuberkulosemittel.

Wirkstoff	Isoniazid	Rifampicin	Ethambutol	Streptomycin	Pyrazinamid
Handelspräparate	Isozid® 50 mg/ 100 mg/200 mg Tbl., Isozid® 0,5 g Trockensubstanz zur Infusion, tebesium® 100 mg/ 250 mg Lösung zur Injektion, Infusion, Instillation	Eremfat®, 150 mg/300 mg/ 450 mg/600 mg Filmtbl., Eremfat® 300 mg/600 mg Trockensubstanz zur Infusion, Eremfat® Trockensirup, Rifa® parenteral 300/00 mg Trockensubstanz u.a.	EMB® Fatol 1,0 g Injektionslösung, EMB® Fatol 100 mg Tbl., Myambutol® 100 mg/ 400 mg Filmtbl., Myambutol® 400 mg/ 1000 mg Injektionslösung	zahlreiche Generika, z. B. Streptomycin „Grünenthal" 1,0 g Trockensubstanz zur Injektion	Pyrafat® 100 mg/ 500 mg Tbl., PZA-Hefa Filmtbl. u.a.
Wirkung	Bakterizide Wirkung durch Hemmung der Nukleinsäure- und Mykolsäuresynthese der Mykobakterien	Gute, bakterizide Wirkung auf Mykobakterien durch Hemmung der bakteriellen Nukleinsäuresynthese	Bakteriostatische Wirkung durch Hemmung der ribosomalen RNA-Synthese	Bakterizid durch Hemmung der Proteinsynthese	Bakterizide Wirkung, vor allem sehr gute intrazelluläre Wirkung
Pharmakokinetik	Gute Resorption nach oraler Gabe (80-100 %). Abbau durch Metabolisierung in der Leber. Serumhalbwertzeit 0,2-0,6 h (schnelle Acetylierer) bzw. 2,2-7,5 h (langsame Acetylierer). Im Liquor 25 % der Serumkonzentrationen	Gute Resorption nach oraler Gabe (>95 %). Serumhalbwertzeit 3 h. Im Liquor 10 % der Serumkonzentrationen. Überwiegende Ausscheidung als Metaboliten über die Galle	Resorption nach oraler Gabe ca. 80 %. Halbwertzeit 4–5 h. Im Liquor 50 % der Serumkonzentrationen. Ausscheidung zu 50 % über die Nieren, 20 % über Faeces	Keine Resorption nach oraler Gabe, daher nur i.m. oder i.v.-Gabe möglich. Halbwertzeit 2,5 h. Ausscheidung über die Nieren. Im Liquor nur 2-4 % der Serumkonzentrationen	Gute enterale Resorption (> 80 %), > 70 % Metabolisierung in der Leber. Serumhalbwertzeit 6 h. Im Liquor 50-70 % der Serumkonzentrationen

Tab. 6: Fortsetzung.

Wirkstoff	Isoniazid	Rifampicin	Ethambutol	Streptomycin	Pyrazinamid
Nebenwir-kungen	Akne, Transamina-senanstieg, Hepa-titis, periphere Neuropathie (z. B. Kribbeln der Fin-ger und Zehen), Schwindelgefühl, Krämpfe, Störun-gen des Blutbildes	Transaminasen-anstieg, Hepati-tis, Gallenstau-ung, Allergien, thrombozytope-nische Purpura. Nierenschäden möglich	Sehstörungen, Sehverlust durch Schädigung des Sehnerven. Ge-lenkschmerzen, periphere Ner-venschäden	Hörstörungen (Innenohrschä-digung), Neu-ritis, Nieren-schäden	Anstieg des Harnsäure-spiegels, Gichtanfälle möglich. Le-berfunktions-störungen
Dosierung bei TB	1 x täglich 5 mg/kg p.o. oder i.v. (ca. 300–400 mg)	1 x täglich 10 mg/kg p.o. oder i.v. (ca. 600 mg)	1 x täglich 25 mg/kg p.o. oder i.v.	1 x 15 mg/kg i.m. oder i.v.	< 60 kg 1,5 g pro Tag, > 60 kg 2 g/Tag in einer Dosis p.o.
Überdosie-rung	Krampfanfälle, akuter Ikterus, Le-berversagen	Akuter Ikterus, Leberversagen	Sehstörung, Seh-verlust	Akutes Nieren-versagen, Hör-verlust	Erbrechen, Brechreiz, akute Ge-sichtsrötung, Hepatitis
Schwan-gerschaft	Gabe möglich	Gabe möglich	Keine Gabe im 1. Trimenon	Keine Gabe	Gabe möglich
Hinweise für Pfle-gende und Patienten	Gleichzeitige Gabe von Diaze-pam, anderen An-tiepileptika und Cumarinen (z. B. Marcumar®): Der Serumspiegel die-ser Medikamente kann durch Iso-niazid erhöht werden, daher wegen Dosierung Arzt fragen	Isoniazid und Ri-fampicin können sich bei der Aus-lösung von Le-berschäden po-tenzieren, daher wöchentliche Bestimmung der Transaminasen! Bei Werten >100 I.E./ml Arzthinweis!	Unter Therapie monatliche An-meldung des Patienten zum Augenarzt: Ge-sichtsfeld-, Farb-sehprüfung	Gefahr der Nierenschädi-gung bei gleichzeitiger Gabe anderer nephrotoxi-scher Medika-mente, z. B. Schleifen-diuretika (Fu-rosemid u.a.), Vancomycin, Cisplatin u.a.! Arzt ggfs. auf Einnahme von derartigen Substanzen hinweisen.	Wöchentliche Harnsäure-kontrolle un-ter Therapie! Bei Harnsäu-reanstieg > 10 mg/dl Therapie mit Urikosurika (z. B. Benz-bromaron), bis Spiegel wie-der absinkt.

Azithromycin

Handelspräparate (Auswahl)

Zithromax® 250 mg Filmtabletten, Trockensaft zur Herstellung einer Suspension; Zithromax® uno: Packung mit 4 Kapseln à 250 mg zur Einmaltherapie. Präparat Ultreon® Filmtabletten à 600 mg zur Langzeitbehandlung von HIV-Patienten. Zithromax® i.v. Ampullen mit 500 mg Pulver zur Herstellung einer Infusionslösung.

Wirkung

Bakteriostatisch wirksames Antibiotikum aus der Gruppe der Azalide, bei denen es sich um eine Weiterentwicklung der Makrolide (Leitsubstanz Erythromycin) handelt. Die Wirkung erstreckt sich auf Atemwegserreger wie A-Streptokokken, Pneumokokken, *H. influenzae, Moraxella (Branhamella) catharrhalis* und *S. aureus*. Weiterhin werden atypische Atemwegserreger wie Clamydien, Mykoplasmen und Legionellen sowie genitale Erreger (Chlamydien, Gonokokken) und atypische Mykobakterien (*M. avium* und *M. kansasii*) erfasst.

Nebenwirkungen

Nervosität, bei längerer Dosierung Hörstörungen, Geruch- oder Geschmacksstörungen, selten Allergie. Letztere äußert sich am häufigsten durch masernähnliche Hautausschläge. Keine Metabolisierung über Cytochrom P 450, daher wenig Medikamenten-Interaktionen.

Dosierung

Azithromycin weist eine sehr lange Halbwertszeit auf, so dass nach 3–4-tägiger Gabe ausreichende Wirkspiegel für einige weitere Tage vorhanden sind.

Es gibt zwei Dosisschemata, bei denen jeweils insgesamt 1500 mg verabreicht werden. Beim Schema 1 werden an 3 Tagen hintereinander je 500 mg 1 x täglich p.o. gegeben. Beim Schema 2 werden am ersten Tag 500 mg, an den nachfolgenden 4 Tagen je 250 mg p.o. verabreicht. Das Präparat Ultreon® wird zur Prophylaxe gegen Infektionen durch Mycobacterium avium intracellulare (MAI) bei HIV-Patienten im fortgeschrittenen Stadium 1 x pro Woche mit 2 Filmtabletten à 600 mg, intravenös mit 500 mg pro Tag dosiert.

Dosierung bei Niereninsuffizienz: Keine Dosisreduktion

Dosierung bei Leberinsuffizienz: wenig Daten, zurückhaltende Anwendung

Regeln zur Einnahme

1 Stunde vor oder 2 Stunden nach den Mahlzeiten mit einem Glas Wasser einnehmen. Keine Säfte mit Zitrusfruchtanteil verwenden! Zeitgleiche Nahrungs- oder Antazida-Einnahme vermindern die Resorption.
Die Filmtabletten/Kapseln dürfen nicht zerbrochen oder zermörsert werden! Bei Schluckstörungen oder zur Sondengabe ausschließlich Suspensionslösung verwenden. Diese vor Gebrauch gut schütteln.
Beim Saft die vorgegebenen Saftlöffel benutzen.

Aufbewahrung

Angebrochene Säfte sind bis maximal 5 Tage im Kühlschrank bei 4–8 °C lagerfähig.

Hinweise für Pflegende

Bei Schwangerschaft und Stillzeit wird Azithromycin derzeit nicht eingesetzt.
Nicht einsetzen bei bekannter Allergie bzw. Empfindlichkeit auf Erythromycin oder andere Makrolide.

Aztreonam

Handelspräparate (Auswahl)

Azactam® 0,5 g/1 g/2 g Ampullen.

Wirkung

Bei Aztreonam handelt es sich um ein β-Laktam-Antibiotikum, das zur Gruppe der Monobaktame gerechnet wird. Die Wirkung auf die Zellwandsynthese ist ähnlich der von Penicillin, es besteht jedoch ausschließlich Wirkung gegenüber gramnegativen Bakterien. Der Wirkungsmechanismus ist bakterizid. Aztreonam kann in Kombination mit Substanzen, die im grampositiven Bereich wirken, wie z.B. Flucloxacillin, Vancomycin oder Linezolid bei Intensivpatienten mit schweren Infektionen eingesetzt werden.

Nebenwirkungen

Allergische Hautreaktionen, EKG-Veränderungen, Magen-Darm-Störungen wie Durchfall, Erhöhung der Leberwerte, Kopfschmerz, Schwindel und Schlafstörungen. Keine Kreuzallergie zu Penicillin!

Dosierung

Bei schweren systemischen Infektionen 3–4 x 2 g i.v., bei Harnwegsinfektionen auch niedrigere Dosierung möglich.
Dosierung bei Niereninsuffizienz:

	Normale Dosierung	Krea-Clearance 50–80 ml/min	Krea-Clearance 10–50 ml/min	Krea-Clearance < 10 ml/min
Aztreonam i.v.	3 x 2 g i.v.	3 x 2 g i.v.	2 x 1–2 g i.v.	1 x 1–2 g i.v.

Dosisanpassung bei Leberinsuffizienz nicht erforderlich.

Überdosierung

Leberschäden, zentralnervöse Störungen wie Verwirrtheit und Krampfanfälle.

Regeln zur Einnahme

Aztreonam ist auch zur i.m.-Applikation geeignet: Die zubereitete Lösung kräftig durchschütteln, da die Substanz in Flüssigkeit nur schwer löslich ist.
Dosierungen größer 1 g sollen jedoch als i.v.-Kurzinfusion verabreicht werden, um lokale Gewebereizungen zu vermeiden. Infusionsgeschwindigkeit ca. 30 Minuten.

Hinweise für Pflegende

Nicht parallel mit Metronidazol- oder Natriumhydrogenkarbonat-Lösungen infundieren (Ausflockung)!
Bei Schwangerschaft und Stillzeit soll Aztreonam nicht eingesetzt werden.

Caspofungin

Handelspräparate (Auswahl)

Cancidas® 50 mg bzw. 70 mg Pulver zur Herstellung einer Infusionslösung

Wirkung

Es handelt sich um ein neues Antimykotikum aus der Gruppe der Echinocandine. Die Wirkung beruht auf einer Störung der Synthese des β-1,3-D-Glucans, eines essenziellen Bausteins der Pilz-Zellwand. Caspofungin wirkt fungizid auf alle Candidaarten, einschließlich Fluconazol-resistenter Species. Eine Aktivität besteht auch gegen *Aspergillus spp.* Caspofungin ist zur Therapie von invasiven Aspergillosen zugelassen. Weiterhin besteht eine Indikation bei invasiver Candidiasis bei nicht neutropenischen erwachsenen Patienten und zur empirischen Therapie bei neutropenischem Fieber, wenn eine Pilzinfektion vermutet wird.

Nebenwirkungen

Caspofungin ist gut verträglich, Nebenwirkungen treten nur bei ca. 2 % der Patienten auf. Gelegentlich kommt es zu Transaminasenerhöhungen, selten zu Juckreiz oder einem brennenden Gefühl an der Infusionsstelle und Kopfschmerzen. Weitere mögliche Nebenwirkungen sind Anämie, Bauchschmerzen, Fieber und Hautrötung. Wegen ungenügender Erfahrungen zur Verträglichkeit in der Schwangerschaft ist die Gabe bei Schwangeren nur unter kritischer Abwägung der Risiken anzuraten.

Dosierung

Bei normalgewichtigen Patienten am ersten Tag 70 mg i.v., an den folgenden Tagen 50 mg i.v. Die Infusionsdauer beträgt 1 Stunde. Keine Mischung mit anderen Mitteln!
Eine Dosisanpassung bei Niereninsuffizienz ist nicht erforderlich.
Dosierung bei Leberinsuffizienz:
Bei mäßiger Einschränkung Reduktion der Tagesdosis auf 35 mg (1. Tag: 50 mg); keine Daten bei schwerer Leberinsuffizienz.

Überdosierung

Keine besonderen Erscheinungen. Caspofungin ist nicht dialysierbar.

Regeln zur Einnahme

Caspofungin ist nur als Infusionslösung verfügbar. Die gekühlte Trockensubstanz wird auf Zimmertemperatur gebracht und mit 10,5 ml Aqua destillata versetzt. Hat sich die Substanz aufgelöst, wird mit 250 ml NaCl 0,9 % oder Ringerlaktat verdünnt. Glucosehaltige Lösungen dürfen nicht verwendet werden, da diese die Stabilität von Caspofungin gefährden. Infusionsdauer ca. 60 Minuten, evtl. mit Infusomat.

Hinweise für Pflegende

Bei Schwangerschaft und Stillzeit sollte Caspofungin nicht verabreicht werden. Ebenso ist es bei Patienten unter 18 Jahren (wenig Daten!) nur unter besonderer Risikoabwägung einzusetzen.

Cefazolin

Handelspräparate (Auswahl)

Elzogram® 1 g/2 g, Cefazolin 2,0 Hexal®, Cefazolin-saar 2000 i.v., Basocef® 1 g/2 g u. a., Trockensubstanz zur Herstellung einer Injektions- bzw. Infusionslösung.

Wirkung

Cefazolin ist die älteste auf dem Markt befindliche Substanz aus der Gruppe der Cephalosporine und wird zur Cephalosporin-Gruppe 1 gezählt. Die Ausgangssubstanz 7-Amino-Cephalosporan-Säure wird von dem Pilz *Cephalosporium acremonium* gebildet. Die neueren Cephalosporine sind hiervon halbsynthetisch abgeleitet. Cefazolin wird aus dem Magen-Darm-Trakt nicht resorbiert und ist daher nur parenteral applizierbar. Die Wirkung erstreckt sich auf grampositive Kokken, *E. coli, Klebsiella spp., Proteus mirabilis* und *H. influenzae*. Hervorzuheben ist die sehr gute Wirkung gegenüber Staphylococcus aureus (außer MRSA-Stämme).

Keine Wirkung gegen Enterobacter, Citrobacter und *Pseudomonas aeruginosa*. Keine Wirkung gegen gramnegative Anaerobier. Wie nahezu alle Cephalsosporine hat Cefazolin eine „Enterokokkenlücke".

Nebenwirkungen

Bei Infusion über periphere Venenverweilkanüle erhöhtes Phlebitisrisiko (gut mit NaCl 0,9 % nachspülen!), gastrointestinale Störungen (Übelkeit, Durchfall). Erhöhung der Leberwerte, allergische Reaktionen in 1–4 %. Diese äußern sich am häufigsten durch urtikarielle Exantheme. Bei sehr hoher Dosierung Neurotoxizität mit Krampfanfällen.

Bei bekannter Penicillin-Allergie besteht in < 10 % eine Kreuzallergie zu Cefazolin (s. „Penicillin-Allergie" im Anhang S. 302).

Dosierung

Zur perioperativen Prophylaxe einmalig 2 g i.v., gegebenenfalls Wiederholung nach 4 Stunden. Zur Therapie 3 x 1 g bis 3 x 2 g/Tag i.v.
Dosierung bei Niereninsuffizienz:

	Normale Dosierung	Krea-Clearance 50–80 ml/min	Krea-Clearance 10–50 ml/min	Krea-Clearance < 10 ml/min
Cefazolin i.v.	3 x 2 g i.v.	3 x 2 g i.v.	3 x 1 g i.v.	1 x 1 g i.v.

Dosisanpassung bei Leberinsuffizienz nicht erforderlich.

Dosisanpassung (Erhöhung) während einer Schwangerschaft nötig (wegen verstärkter Elimination).

Überdosierung

Bei zu rascher Injektion Gefahr von Krampfanfällen. Bei langer Therapiedauer (> 20 Tage) reversible Blutbildungsstörungen möglich.

Regeln zur Einnahme

i.v.-Applikation: Lösung zubereiten mit 10 ml sterilem Wasser/NaCl 0,9 %/ G 5 % pro Gramm. Zubereitete Lösung vor der Applikation kräftig schütteln, da sich die Substanz nur schwer auflöst. Langsam injizieren bzw. infundieren. Bei Kombinationstherapie mit Aminoglykosiden muss die Applikation zeitversetzt erfolgen, da die Substanzen antagonisierend wirken.

Cefepim

Handelspräparate (Auswahl)

Maxipime® 0,5 g/1,0 g/2,0 g Ampullen. Trockensubstanz zur Herstellung einer Injektions- bzw. Infusionslösung.

Wirkung

Breitbandspektrum-Cephalosporin der Gruppe 4 mit sehr guter Wirkung gegen *Pseudomonas aeruginosa* und gramnegative Bakterien. Im Vergleich zu Ceftazidim hat die Substanz eine deutlich bessere Wirkung auf *S. aureus*. Cefepim eignet sich zur Behandlung schwerer Infektionen auf der Intensivstation, einschließlich Meningitis, sowie zur Behandlung von neutropenischem Fieber bei Patienten in der Hämatologie/Onkologie.

Nebenwirkungen

Gastrointestinale Beschwerden (Übelkeit, Diarrhoe, pseudomembranöse Kolitis), allergische Reaktionen (Exanthem, Urtikaria), Erhöhung der Leberwerte.

Dosierung

2 x täglich 2 g i.v. (max. 3 x 2 g)
Dosierung bei Niereninsuffizienz:

	Normale Dosierung	Krea-Clearance 50–80 ml/min	Krea-Clearance 10–50 ml/min	Krea-Clearance < 10 ml/min
Cefepim i.v.	2(–3) x 2 g	2 x 2 g	1–2 x 1–2 g	1 x 1 g

Dosisanpassung bei Leberinsuffizienz nicht erforderlich.

Überdosierung

Kopfschmerzen, Parästhesien, Schüttelfrost, Gelenkschmerzen, Verwirrtheit, Schwindel, Geschmacksstörungen, Bewusstseinsstörungen möglich.

Regeln zur Einnahme

Bei Kombinationstherapie mit Metronidazol, Vancomycin, Gentamicin, Tobramycin, Netilmicin, Aminophyllin, Ampicillin muss die Applikation zeitversetzt erfolgen.
Infusionsdauer ca. 30 Minuten.

Hinweise für Pflegende

Bei bekannter Penicillin-Allergie besteht das Risiko einer Kreuzallergie zu Cefepim (< 5 %), bei Anaphylaxie auf Penicillin ist Cefepim relativ kontraindiziert (s. „Penicillin-Allergie" im Anhang).

Cefotaxim

Handelspräparate (Auswahl)

Claforan® 0,5/1/2 g, Cefotaxim 0,5/1/2 g Hexal®, Cefotaxim 500/1000/2000 mg curasan, Cefotaxim 2,0 g Abbott und andere Generika-Präparate.

Wirkung

Cefotaxim ist ein parenterales Cephalosporin der Gruppe 3a mit hervorragender Aktivität gegenüber nahezu allen gramnegativen Bakterien wie *E. coli, Klebsiella spp.*, Morganella, Citrobacter, Serratia und Proteus-Arten. Geringere Wirkung bei *Enterobacter spp.* Keine Wirkung gegenüber gramnegativen Anaerobiern, Enterokokken und *Pseudomonas aeruginosa*. Bei grampositiven Erregern sehr gute Wirkung gegen Pneumokokken und andere Streptokokken, mäßige Wirkung gegenüber *S. aureus*, unwirksam bei MRSA.

Nebenwirkungen

Auch bei sehr hohen Dosierungen ist Cefotaxim hervorragend verträglich; schnelle Infusionen sollten wegen der Gefahr der Neurotoxizität (Krampfanfällen) vermieden werden. Bei langer Therapiedauer mit hohen Dosen können reversible Blutbildveränderungen (Leukopenie, Thrombopenie) auftreten.

Dosierung

2 x 1 g bis 4 x 2 g i.v.
Dosierung bei Niereninsuffizienz:

	Normale Dosierung	Krea-Clearance 50–80 ml/min	Krea-Clearance 10–50 ml/min	Krea-Clearance < 10 ml/min
Cefotaxim i.v.	3 x 2 g i.v.	3 x 2 g i.v.	2 x 2 g i.v.	2 x 1–2 g i.v.

Dosisanpassung bei Leberinsuffizienz nicht erforderlich.

Überdosierung

Nicht bekannt.

Regeln zur Einnahme

Bei Kombinationstherapie mit Aminoglykosiden muss die Applikation zeitversetzt erfolgen (Inaktivierung der Aminoglykoside).

i.v.-Applikation: Trockensubstanz in 50–100 ml kompatibler Trägerlösung zubereiten.

Infusionsdauer ca. 30–60 Minuten.

Hinweise für Pflegende

Bei bekannter Penicillin-Allergie besteht das Risiko einer Kreuzallergie zu Cefotaxim (< 5 %), bei Anaphylaxie auf Penicillin ist Cefotaxim relativ kontraindiziert (s. „Penicillin-Allergie" im Anhang).

Ceftazidim

Handelspräparate (Auswahl)

Fortum® 0,5/1,0/2,0 g Ampullen

Wirkung

Ceftazidim ist ein parenterales Breitspektrum-Cephalosporin der Gruppe 3b. Diese Substanzgruppe zeichnet sich durch eine sehr gute Aktivität gegen *Pseudomonas aeruginosa* aus, während die Wirksamkeit gegenüber *Staphylococcus aureus* etwas geringer ist als diejenige von Cefotaxim und deutlich geringer als diejenige der Cephalosporine der Gruppe 2 (z.B. Cefuroxim). Ceftazidim wird bei schweren systemischen Infektionen in der Intensivmedizin und in der Hämatologie/Onkologie (so genanntes „neutropenisches Fieber") eingesetzt.

Nebenwirkungen

Schnelle Infusionen sollten wegen der Gefahr der Neurotoxizität (Krampfanfälle) vermieden werden. Bei langer Therapiedauer mit hohen Dosen Blutbildveränderungen (Leukopenie, Thrombopenie) möglich.

Dosierung

3 x 1 g bis 3 x 2 g i.v. Bei Gonorrhoe einmalige Gabe von 0,5 g i.m., gegebenenfalls Wiederholung nach einer Woche.
Dosierung bei Niereninsuffizienz:

	Normale Dosierung	Krea-Clearance 50–80 ml/min	Krea-Clearance 10–50 ml/min	Krea-Clearance < 10 ml/min
Ceftazidim i.v.	3 x 2 g i.v.	3 x 1–2 g i.v.	2 x 1 g i.v.	1 x 0,5–1 g i.v.

Dosisanpassung bei Leberinsuffizienz nicht erforderlich.

Überdosierung

Bei sehr hoher Dosierung Kopfschmerzen, Schwindel, Parästhesien, schlechter
Geschmack sowie zentralnervöse Störungen (Zittern, Muskelkrämpfe, Bewusstseinstrübung) möglich.

Regeln zur Einnahme

Bei Kombinationstherapie mit Aminoglykosiden und Natriumbikarbonat muss
die Applikation zeitversetzt erfolgen. Bei i.v.-Applikation: Trockensubstanz in
kompatibler Trägerlösung zubereiten.
Infusionsdauer ca. 30 Minuten.

Hinweise für Pflegende

Bei bekannter Penicillin-Allergie besteht das Risiko einer Kreuzallergie zu
Ceftazidim (< 5 %), bei Anaphylaxie auf Penicillin ist Ceftazidim relativ kontraindiziert (s. „Penicillin-Allergie" im Anhang).

Ceftriaxon

Handelspräparate (Auswahl)

Rocephin® 0,5 g/1,0 g/2,0 g Ampullen, Ceftriaxon-ratiopharm® 0,5 g/1,0 g/2,0 g
Ampullen, Ceftriaxon 0,5 g/ 1 g/2 g Curamed Ampullen und viele Generika-
Präparate.

Wirkung

Ceftriaxon ist ein parenterales Breitspektrum-Cephalosporin der Gruppe 3a. Die Aktivität gegenüber grampositiven und gramnegativen Erregern entspricht der des Cefotaxim. Die Serumhalbwertszeit beträgt jedoch im Mittel 7 Stunden und erlaubt damit eine 1 x tägliche Dosierung. Ceftriaxon erreicht 8- bis 10-mal höhere Serumspiegel als Cefotaxim. Eine Eigenschaft der Substanz ist die hohe biliäre Ausscheidungsrate von 35–40 %, die eine Dosisreduktion bei Niereninsuffizienz nicht erforderlich macht. Ceftriaxon weist eine hohe Eiweißbindung auf, die andere Medikamente von den Serumeiweißen verdrängen kann. Eine Hauptindikation ist die Lyme-Borreliose ab dem Stadium II. Speziell die neurologischen Manifestationen dieser Erkrankung lassen sich gut mit Ceftriaxon behandeln.

Nebenwirkungen

Schnelle Infusionen sollten wegen der Gefahr der Neurotoxizität vermieden werden. Bei langer Therapiedauer mit hohen Dosen sind reversible Blutbildveränderungen (Leukopenie, Thrombopenie) möglich.

Als besondere Nebenwirkung kann es zur Ausfällung von Ceftriaxon in den Gallenwegen und in der Gallenblase kommen: Hierdurch kam es bei kleinen Kindern vereinzelt zum Gallenstau. Im Erwachsenenalter bleibt diese Ausfällung meist symptomlos und löst sich nach Therapie-Ende wieder auf.

Dosierung

1 x 1 g bis 1 x 2 g (Standarddosis). Bei Meningitis in Ausnahmefällen 2 x 2 g i.v. Bei Gonorrhoe einmalig 0,5 g i. m. Die Lyme-Borreliose wird im Stadium II (nur neurologische Manifestationen) üblicherweise mit 1 x 2 g i.v. über 14 Tage, im Stadium III mit 1 x 2 g i.v. über 3 Wochen behandelt (s. Borreliose, Teil I).

Keine Dosisanpassung bei Nieren- und Leberinsuffizienz erforderlich.

Regeln zur Einnahme

i.v.-Applikation: Trockensubstanz in 50 ml kompatibler Trägerlösung lösen. Infusionsdauer ca. 30–60 Minuten.

Hinweise für Pflegende

Bei bekannter Penicillin-Allergie besteht das Risiko einer Kreuzallergie zu Ceftriaxon (< 5 %), bei Anaphylaxie auf Penicillin ist Ceftriaxon relativ kontraindiziert (s. „Penicillin-Allergie" im Anhang S. 302).

Patienteninformation

Während der Behandlung reichlich trinken, um die Nierenausscheidung von Ceftriaxon zu fördern.

Cefuroxim

Handelspräparate (Auswahl)

Parenterale Formulierung: Zinacef® Ampullen 1,5 g, Cefuroxim 750/-1500 Hexal®, Cefuroxim 250 mg/750 mg/1500 mg Ampullen.
Orale Formulierung: Elobact® 125/250/500 mg Filmtabletten, Zinnat® Tbl. und Trockensaft, Cefuroximaxetil. Cefuroxim-ratiopharm® 250/500 mg Filmtabletten, Cefuroxim-ratiopharm® TS Suspension.

Wirkung

Cefuroxim ist das bekannteste der so genannten „Basiscephalosporine", die überwiegend zur Prophylaxe vor chirurgischen Eingriffen sowie zur Therapie von Infektionen auf der Allgemeinstation eingesetzt werden. Wie alle Cephalosporine hat Cefuroxim eine bakterizide Wirkung auf grampositive und gramnegative Keime. Das Wirkspektrum entspricht dem des Cefazolins, die β-Laktamase-Stabilität ist jedoch höher und führt zu einer mäßig guten Wirkung auch gegenüber Morganella-, Citrobacter- und Enterobacter-Arten (Cephalosporin-Gruppe 2). Keine Wirkung besteht gegen gramnegative Anaerobier, Enterokokken und so genannte „atypische Erreger" (Clamydien, Mykoplasmen). Neuerdings wird die Aktivität von Cefuroxim gegenüber Borrelia burgdorferi therapeutisch genutzt.

Die Ursprungssubstanz Cefuroxim wird aus dem Magen-Darm-Trakt kaum resorbiert und muss daher parenteral verabreicht werden. Durch Veresterung des Moleküls (Wirkstoffderivat: Cefuroximaxetil) gelang es, die Substanz partiell resorbierbar zu machen. Auch bei diesem Derivat beträgt die Resorptionsrate jedoch nur ca. 50 %.

Nebenwirkungen

Nach rascher i.v.-Injektion Unverträglichkeitsgefühl wie Hitzegefühl und Brechreiz, daher besser als Kurzinfusion verabreichen. Allergische Reaktionen (Urtikaria, selten Schock), Übelkeit, Diarrhoe, selten Erhöhung der Leberwerte und Blutbildungsstörungen.

Dosierung

Cefuroxim: Zur Prophylaxe vor operativen Eingriffen einmalig 1,5 g i.v., gegebenenfalls Wiederholung nach 4 Stunden. Zur Therapie mittelschwerer Infektionen auf der Normalstation 3 x 0,75 bis 3 x 1,5 g i.v.

Cefuroximaxetil: Filmtabletten und Saft werden überwiegend zur Therapie oberer Atemwegsinfektionen wie z.B. Streptokokkenangina (bei Penicillin-Allergie), Sinusitis, Otitis media und eitriger Bronchitis eingesetzt. Die Dosierungen liegen bei Kindern ab 5 Jahre bei 2 x 250 mg, bei Erwachsenen bei 2 x 250 bis 2 x 500 mg pro Tag p.o. Therapie der Lyme-Borreliose Stadium I: Kinder von 5 bis 11 Jahren: 2 x 250 mg p.o., Kinder ≥ 12 Jahre und Erwachsene: 2 x 500 mg p.o., Therapiedauer 14 Tage.

Dosisanpassung bei Niereninsuffizienz:

	Normale Dosierung	Krea-Clearance 50–80 ml/min	Krea-Clearance 10–50 ml/min	Krea-Clearance < 10 ml/min
Cefuroxim i.v.	3 x 1,5 g i.v.	3 x 1,5 g i.v.	2 x 1,5 g oder 3 x 0,75 g i.v.	1 x 0,75 g i.v.
Cefuroxim-axetil p.o.	2 x 0,5 g p.o.	2 x 0,5 g p.o.	2 x 0,5 g p.o.	2 x 0,25 g p.o.

Dosisanpassung bei Leberinsuffizienz nicht erforderlich.

Überdosierung

Nach schneller Infusion sehr hoher Dosen sind zentralnervöse Störungen wie Halluzinationen, Hyperreflexie und Bewusstseinstrübung möglich. Bei langer Gabe hoher Dosierungen können Blutbildveränderungen wie z. B. Thrombopenie und Leukopenie auftreten.

Regeln zur Einnahme

Bei i.v.-Kombinationstherapie mit Aminoglykosiden muss die Applikation zeitversetzt erfolgen.

Infusionsdauer ca. 30 Minuten.

Hinweise zur oralen Applikation siehe Oralcephalosporine.

Hinweise für Pflegende

Bei bekannter Penicillin-Allergie besteht das Risiko einer Kreuzallergie zu Cefuroxim (< 5 %), bei Anaphylaxie auf Penicillin ist Cefuroxim relativ kontraindiziert (s. „Penicillin-Allergie" im Anhang S. 302).

Ciprofloxacin

Handelspräparate (Auswahl)

Ciprobay®, Keciflox®, Cipro-saar, u.a., jeweils als Filmtabletten à 100–750 mg pro Tabletten oder als Saft bzw. Granulat. Ciprobay® Infusionslösung 100/200/400 mg Flaschen.

Wirkung

Ciprofloxacin ist das erste sowohl oral als auch parenteral verfügbare, breitwirksame Präparat aus der Gruppe der Fluorchinolone. Der Wirkmechanismus dieser Substanzgruppe beruht auf einer Bindung des Antibiotikums an ein Enzym, welches normalerweise die bakterielle DNA in einen Spiralzustand versetzt. Durch die Bindung des Antibiotikums an das Enzym wird diese Spiralisierung gehemmt. Die DNA passt damit nicht mehr in die Bakterienzelle – diese stirbt ab. Die Fluorchinolone werden heute nach ihrem antibakteriellen Wirkungsspektrum in 4 Gruppen eingeteilt (Tab. 7). Ciprofloxacin wird der Gruppe 2 zugeordnet und hat eine sehr starke bakterizide Wirkung auf viele gramnegative Bakterien, einschließlich vieler Erreger bakterieller Durchfallerkrankungen wie Salmonellen, Shigellen, Yersinien und Campylobacter.

Ciprofloxacin wird bei oraler Gabe nur zu ca. 60 % resorbiert, der Rest verbleibt im Darm. Hierdurch eignet sich Ciprofloxacin besonders gut zur Behandlung bakterieller Diarrhoeformen.

Tab. 7: Einteilung der Fluorchinolone.

Gruppe	Mikrobiologische Eigenschaften	Präparate
1	Aktivität nur gegen gramneg. Bakterien. Keine systemische Wirksamkeit. Indikation nur noch bei Harnwegsinfektionen.	Norfloxacin (z.B. Norflox®, Barazan®)
2	Aktivität gegen gramneg. Bakterien, begrenzt gegen grampositive Kokken, gut gegen atypische pulmonale Erreger (Mykoplasmen, Chlamydien, Legionellen). Auch gegen genitale Chlamydien wirksam.	Ciprofloxacin (z.B. Ciprobay®), Ofloxacin (z.B. Tarivid®)
3	Wie 2, verbesserte Aktivität gegen grampositive Erreger.	Levofloxacin (Tavanic®)
4	Sehr starke Aktivität gegen grampositive Kokken, Aktivität gegen Anaerobier.	Moxifloxacin (Avalox®) Gatifloxacin (Bonoq®) Sitafloxacin (noch nicht im Handel) Gemifloxacin (noch nicht im Handel)

Nebenwirkungen

Fluorchinolone werden im Allgemeinen gut vertragen, dennoch können folgende Nebenwirkungen auftreten: Übelkeit, Erbrechen, Diarrhoe, selten schwere Antibiotika-assoziierte Kolitis, Sehstörungen (Doppeltsehen, Farbsehen), zentralnervöse Störungen wie Schwindel und Schlaflosigkeit, Kopfschmerzen, Agitiertheit und psychische Unruhe bis Verwirrtheit. Bei Patienten mit vorbestehender Krampfneigung besteht die Möglichkeit der Auslösung von generalisierten Krampfanfällen. In Einzelfällen wurden Blutbild- und Leberstörungen beobachtet. Weiterhin sind Allergien und Hautrötungen (Phototoxizität) bei verstärkter Sonnenexposition möglich. Aufgrund möglicher Knorpeltoxizität sollen Fluorchinolone nur bei vitaler Bedrohung Anwendung bei Kindern und Jugendlichen finden.

Ciprofloxacin zeigt seltener zentralnervöse Störungen als andere Fluorchinolone.

Fluorchinolone können ein breites Spektrum an Wechselwirkungen bei gleichzeitiger Gabe mit anderen Medikamenten hervorrufen. Vorsicht ist vor allem geboten bei gleichzeitiger Verabreichung von Theophyllin, Coffein, Ciclosporin, oralen Antidiabetika (z.B. Glibenclamid) – mögliche Folgen fasst die Tabelle 8 zusammen.

Tab. 8: Mögliche Wechselwirkungen von Fluorchinolon-Antibiotika (Fc).

Gleichzeitig eingenommene Substanz	Mögliche Folge bei gleichzeitiger Einnahme von Fc
Mineralische Antazida, Eisen, Zink, Multivitamine	Verzögerte und verminderte Resorption des Antibiotikums
Theophyllin, Coffein	Erhöhte und verlängerte Konzentration von Theophyllin und Coffein im Blut
Ciclosporin	Erhöhter Ciclosporinspiegel im Blut
Orale Antikoagulanzien	Verstärkte Wirkung der Antikoagulanzien
Glibenclamid	Erhöhtes Hypoglykämierisiko
Antihistaminika	Kardiale Nebenwirkungen (Rhythmusstörungen) möglich

Dosierung

2 x 250–500 mg p.o., bei sehr schweren Infektionen im Krankenhaus auch bis zu 2 x 750 mg p.o. Bei intravenöser Gabe 2 x 200 bis 3 x 400 mg i.v.

Dosisanpassung bei Niereninsuffizienz:

	Normale Dosierung	Krea-Clearance 50–80 ml/min	Krea-Clearance 10–50 ml/min	Krea-Clearance < 10 ml/min
Ciprofloxacin p.o.	2 x 500 mg	2 x 500 mg	2 x 500 mg	2 x 250 mg
Ciprofloxacin i.v.	2(-max. 3)	2 x 400 mg	2 x 200–400 mg	1 x 200–400 mg x 400 mg

Dosisanpassung bei Leberinsuffizienz nicht erforderlich.

Hinweis

Orale Gabe ist deutlich billiger als die i.v.-Gabe und erreicht ähnlich wirksame Serumspiegel, daher so bald wie möglich Umstellung von i.v.- auf p.o.-Gabe.

Überdosierung

Sehr selten, da Ciprofloxacin sowohl über die Niere ausgeschieden (50–70 %) als auch in der Leber verstoffwechselt wird (10–15 %). Zeichen einer Überdosierung können sich am ehesten als zentralnervöse Störungen mit Unruhe und Schlaflosigkeit manifestieren.

Regeln zur Einnahme

Absorption und Bioverfügbarkeit der Chinolone wird gehemmt, wenn sie gleichzeitig mit mineralischen Antazida, Sucralfat oder Calcium, Zink, Eisen, Aluminium sowie mit Milchprodukten, Didanosin-haltigen Virustatika oder Multivitaminpräparaten eingenommen werden. Daher Fluorchinolone ca. 2 Stunden vor oder 4 Stunden nach den oben genannten Substanzen einnehmen.

Tabletten, Saft oder Granulat mit Wasser einnehmen. Dabei sollte das Mineralwasser einen **niedrigen Calcium- oder Magnesiumgehalt** haben, da Calcium und Magnesium Komplexe mit Fluorchinolonen bilden. Keine Milchprodukte oder Kaffee (verzögerter Koffein-Abbau) zum Einnehmen verwenden.

Beispiel: Ciprobay® Filmtabletten sind zermörserbar, Sondenapplikation ist möglich. Der Saft ist hier vorzuziehen.

Für die i.v-Applikation gibt es industriell hergestellte Fertiglösung.

Hinweise für Pflegende

Kontraindiziert bei Allergie auf Fluorchinolone, Chinolone und in der Schwangerschaft. Bei einem Lebensalter < 17 Jahre wegen möglicher Schädigung des Gelenkknorpels nur bei vitaler Indikation einsetzen!

Clarithromycin

Handelspräparate (Auswahl)

Klacid®/Klacid pro® Filmtabletten, Klacid Saft®, Klacid-forte® 250 mg/ 5 ml Granulat, Klacid® Trinkgranulat 250 mg, Biaxin® HP Filmtabletten, Marvid® Filmtabletten, Klacid® 500 g Ampullen mit Pulver zur Herstellung einer Infusionslösung.

Wirkung

Clarithromycin ist eines der am häufigsten eingesetzten Makrolidpräparate. Zum Wirkmechanismus siehe Erythromycin. Gegenüber *Hämophilus influenzae* und *Helicobacter pylori* zeigt Clarithromycin eine stärkere Wirkung als Erythromycin L. Wirkung besteht auch gegen atypische Mykobakterien (*M. avium, M. kansasii, M. malmoense* u.a.).

Nebenwirkungen

Wie bei Erythromycin sind die Interaktionen mit anderen Substanzen zu beachten, die über die Leber verstoffwechselt werden. Insbesondere ist Vorsicht geboten bei gleichzeitiger Gabe von Antiarrhythmika, Omeprazol (Wirkungsverstärkung), Zidovudin (verminderte Resorption) und manchen Antihistaminika (z.B. Astemizol; verstärkte Wirkung, Kardiotoxizität; Cetirizin kann aber gegeben werden).

Dosierung

Bei Atemwegsinfektionen 2 x 250 mg p.o., bei Sinusitis 2 x 500 mg p.o. Bei Kindern < 12 Jahre reduzierte Dosierung gemäß Beipackzettel. Die i.v. Formulierung wird in Kombination mit β-Laktam-Antibiotika zur Behandlung der schweren ambulant erworbenen Pneumonie eingesetzt, ebenso zur Therapie der schweren „atypischen" Pneumonien z.B. durch Legionellen (Dosis 2 x 500 mg i.v.).

Therapie der *H.-pylori*-Infektion: Clarithromycin ist Bestandteil der Tripletherapie von *H. pylori* in Kombination mit Omeprazol und Amoxicillin. Ein Reserveschema ist die kombinierte Anwendung mit Omeprazol und Metronidazol. Übliche Dosierung und Therapiedauer siehe Teil I unter Gastritis (S. 61).

Dosisanpassung bei Niereninsuffizienz:

	Normale Dosierung	Krea-Clearance 50–80 ml/min	Krea-Clearance 10–50 ml/min	Krea-Clearance < 10 ml/min
Clarithromycin	2 x 250 mg p.o.	2 x 250 mg p.o.	2 x 250 mg p.o.	1 x 250 mg p.o.

Bei Leberinsuffizienz nur bedingt einsetzbar.

Überdosierung

Leberschäden, Herzrhythmusstörungen. Vorübergehende Beeinträchtigung des Geschmacks- oder Geruchssinns.

Regeln zur Einnahme

Clarithromycin-Tabletten mit reichlich Wasser vor den Mahlzeiten einnehmen. Kleinkinder ab 6 Monaten können mit dem Saft behandelt werden, der nach der Angabe im Beipackzettel aus dem Granulat hergestellt werden muss.

Die Tabletten sind zermörserbar, allerdings bleiben die Wirkstoffe der pulverisierten Tablette nur lichtgeschützt stabil. Für die Sondenapplikation ist der Saft oder das Trinkgranulat besser geeignet.

Aufbewahrung

Nach Anbruch des Saftes auf die maximale Haltbarkeit im Kühlschrank achten (Beipackzettel).

Hinweise für Pflegende

Bei der (seltenen) Allergie gegen Erythromycin und andere Makrolide ist Clarithromycin kontraindiziert.

Clindamycin

Handelspräparate (Auswahl)

Orale Formulierung: Sobelin® Tbl. à 150/300 mg, Clindabeta 300 Kapseln à 300 mg, Clindahexal 150/300 Kapseln und weitere Generika-Präparate.

Parenterale Formulierung: Sobelin® 600 mg Ampullen, Clindahexal 600 injekt Injektionslösung, Clindamycin-ratiopharm 300/600/900 Injektionslösung und weitere Generika-Präparate.

Wirkung

Clindamycin ist ein bakteriostatisch wirksames Antibiotikum aus der Gruppe der Lincomycine. Diese Substanzen greifen in den bakteriellen Proteinstoffwechsel auf der Ebene der ribosomalen Proteinsynthese ein. Das Wirkspektrum erstreckt sich im Wesentlichen auf grampositive Kokken und anaerobe grampositive und gramnegative Bakterien. Empfindlich sind auch einige Parasiten wie z.B. *Toxoplasma gondii.* Clindamycin wird nach oraler Gabe unabhängig von der Nahrungsaufnahme zu 75 % resorbiert. Die Serum-Eliminationshalbwertszeit beträgt 2,5 Stunden. Die Gewebegängigkeit, insbesondere die Penetration in den Knochen ist gut, weshalb Clindamycin gerne zur Behandlung von Infektionen mit Knochenbeteiligung im Mund-Kieferbereich sowie bei Osteomyelitiden verwendet wird. Weitere Indikationen sind die ZNS- und Augentoxoplasmose, insbesondere bei AIDS-Patienten.

Nebenwirkungen

Relativ häufig tritt unter Clindamycin eine Antibiotika-assoziierte Diarrhoe auf; klinisch äußert sich diese mit Bauchschmerzen und Durchfällen, evtl. auch Übelkeit und Erbrechen. Selten kommt es zu einer pseudomembranösen Enterokolitis, die durch toxinbildende Clostridien wie *(Clostridium difficile)* hervorgerufen wird. Sie zeichnet sich durch schwere, oft grünliche Durchfälle mit Blut und Schleimbeimengung sowie starke krampfartige Bauchschmerzen aus. Das Präparat muss in solchen Fällen sofort abgesetzt und eine orale Therapie mit Metronidazol (oder Vancomycin) eingeleitet werden.

Dosierung

Bei oraler Gabe täglich 0,6–max. 2,4 g in 3 bis 4 Einzelgaben. Bei parenteraler Gabe gleiche Dosierung, bevorzugt als i.v.-Kurzinfusion.
Dosisanpassung bei Niereninsuffizienz:

	Normale Dosierung	Krea-Clearance 50–80 ml/min	Krea-Clearance 10–50 ml/min	Krea-Clearance < 10 ml/min
Clindamycin p.o.	3 x 300 mg p.o.	3 x 300 mg p.o.	3 x 300 mg p.o.	3 x 300 mg p.o.
Clindamycin i.v.	4 x 600 mg i.v.	4 x 600 mg i.v.	4 x 600 mg i.v.	3 x 600 mg i.v.

Bei Leberinsuffizienz Verminderung der Dosierung auf die Hälfte.

Überdosierung

Erhöhung der Leberwerte, Ikterus, Blutdruckabfall.

Regeln zur Einnahme

Erhält der Patient zeitgleich Adsorbentien gegen Durchfälle (z.B. Kaolin, Pektin), wird die Resorption vermindert. Adsorbentien frühestens 2 Stunden nach Clindamycin-Gabe verabreichen.

Kapseln zum oder nach dem Essen mit mindestens einem Glas Wasser einnehmen. Bei Schluckstörungen oder zur Sondenapplikation können die Kapseln geöffnet, der Wirkstoff mit Wasser dispergiert werden. Alternative: Granulat.

i.v.-Applikation: Die Fertiglösung gemäß Herstellerangaben mit ca. 100 ml NaCl 0,9 %/Glucose 5 % verdünnen. Infusionsgeschwindigkeit ca. 40 Minuten. Die maximale Applikationsgeschwindigkeit von 1200 mg/Stunde darf nicht überschritten werden.

Hinweise für Pflegende

Bei Überempfindlichkeit auf Lincomycine, Leberfunktionsstörung, in der Schwangerschaft und Stillzeit ist Clindamycin kontraindiziert.

Co-trimoxazol

Handelspräparate (Auswahl)

Orale Formulierung: Viele Generika-Präparate.

Die Präparate enthalten entweder 80 mg Trimethoprim und 400 mg Sulfamethoxazol (Tablette normaler Stärke) oder 160 mg Trimethoprim und 800 mg Sulfamethoxazol (sog. „Forte"-Tabletten).

Für den Gebrauch bei Kindern sind Suspensionen und Säfte im Handel, welche die beiden Wirkstoffe ebenfalls im Verhältnis 1:5 enthalten.

Parenterale Formulierung: Es stehen Ampullen mit 80 mg Trimethoprim und 400 mg Sulfamethoxazol zur Verfügung, z.B. Cotrim-ratiopharm® Ampullen SF.

Wirkung

Es handelt sich um eine fixe Kombination aus Trimethoprim und Sulfamethoxazol. Die Substanzen greifen an zwei verschiedenen Stellen in die Folsäuresynthese der Bakterien ein. Folsäure wird von den Bakterien zur Herstellung der

Erbsubstanz benötigt. Die menschliche Folsäuresynthese wird bei den üblichen Dosierungen nicht oder kaum beeinträchtigt. Co-trimoxazol wird in oraler Form überwiegend zur Behandlung von Harnwegsinfektionen, in der i.v.-Form u.a. bei AIDS-Patienten mit Pneumocystis-jiroveci (carinii)-Pneumonie eingesetzt.

Nebenwirkungen

Allergien sind relativ häufig. Das Spektrum reicht von leichten Formen mit Juckreiz und Hautausschlag bis zu schwersten Formen mit allgemeiner Hautablösung oder Schleimhautbeteiligung (Stevens-Johnson-Syndrom). Blutbildveränderungen kommen vor (Leukopenie, Thrombopenie, Panzytopenie). HIV-Patienten haben besonders häufig Exantheme. Bei der Infusion kommt es wegen relativ hohem Alkoholgehalt der Lösung in den Ampullen oft zu Venenreizungen -> mit viel NaCl 0,9 % verdünnen (mindestens 75 ml pro Ampulle zu 80/400 mg).

Dosierung

Bei Erwachsenen beträgt die Tagesdosis 2 x 1 Tablette normaler Stärke bis zu 2 x 1 Tablette „forte". Bei Pneumocystis-jiroveci-Pneumonie Gabe von 20 mg/kg KG, bezogen auf den Trimethoprim-Anteil, in 3–4 Dosen auf den Tag verteilt (z.B. 4 x 4 Ampullen) in je 500 ml Glucose 5 % oder NaCl 0,9 % i.v. für 21 Tage.

Dosisanpassung bei Niereninsuffizienz:

	Normale Dosierung	Krea-Clearance 50–80 ml/min	Krea-Clearance 10–50 ml/min	Krea-Clearance < 10 ml/min
Co-trimoxazol p.o.	2 x 960 mg p.o.	2 x 960 mg p.o.	2 x 480 mg p.o.	vermeiden

Bei Leberinsuffizienz nur bedingt einsetzbar.

Überdosierung

Schwindel, Verwirrtheit, Leberschädigung, Blutbildungsstörungen.

Regeln zur Einnahme

Beispiel: Co-trimoxazol forte Tabletten nach dem Essen mit reichlich Flüssigkeit einnehmen. Bei Schluckbeschwerden kann man die Tabletten an der Bruchrille teilen, in Wasser auflösen und trinken. Wird der Geschmack nicht toleriert, zur Suspensionslösung wechseln (vor Gebrauch gut schütteln!).

i.v.-Applikation: Ampulleninhalt in 150–500 ml Glucose 5 %, G 10 % oder NaCl 0,9 %/Trägerlösung verdünnen. Infusionsdauer ca. 60–90 Minuten. Die Infusionslösung auf Trübung oder Auskristallisation kontrollieren.

Hinweise für Pflegende

Bei Überempfindlichkeit auf Sulfonamide, Folsäuremangel-bedingter megaloblastischer Anämie, akuter Hepatitis, Asthma bei Sulfid-Überempfindlichkeit ist Co-trimoxazol kontraindiziert.

Schwangeren und Stillenden sollte die Substanz nicht verabreicht werden.

Patienteninformation

Unter einer Therapie mit Co-trimoxazol reichlich trinken, um eine Kristallurie zu vermeiden. Bei Auftreten von Juckreiz und Hautausschlägen beim Arzt melden.

Doxycyclin

Handelspräparate (Auswahl)

Orale Formulierung: Supracyclin®, doxy von ct®, Azudoxat®, Doxycyclin-ratiopharm® und weitere Generika-Präparate.

Die Tabletten, Kapseln oder Filmtabletten enthalten 100 oder 200 mg Doxycyclin. Für die Behandlung der Akne vulgaris sind niedrig dosierte Formen wie z.B. Clinofug® D 50 (50 mg Doxycyclin pro Filmtablette) im Handel.

Parenterale Formulierung: Doxycyclin-Ampullen à 5 ml enthalten 100 mg Doxycyclin (Handelspräparat z.B. Vibravenös® SF).

Wirkung

Doxycyclin ist das am häufigsten verwendete Präparat aus der Antibiotikaklasse der Tetracycline. Die Substanz wird halbsynthetisch hergestellt, das Ursprungsprodukt stammt aus *Streptomyces aureofaciens*. Der Wirkmechanismus ist bakteriostatisch, d.h. die bakterielle Zellteilung wird gehemmt. Angriffspunkt ist die Proteinsynthese der Bakterien. Tetracycline werden eingesetzt bei oberen Atemwegsinfektionen, leichterer Pneumonie im Jugend- und mittleren Erwachsenenalter, bei Lyme-Borreliose, speziellen Infektionskrankheiten wie Rickettsiosen und Rückfallfiebern sowie als Alternativmittel bei Lues I und II. Langfristige Einnahme bei bestimmten Hautinfektionen wie z.B. Acne vulgaris und Rosacea.

Nebenwirkungen

Häufig Magen-Darm-Störungen wie Fettstuhl, Übelkeit, Erbrechen, Entzündungen der Mund- und Rachenschleimhaut, schwarze Haarzunge (durch Überwuchern von Pilzen). Allergische Überempfindlichkeitsreaktionen äußern sich gelegentlich durch Gesichtsödeme, Zungenschwellung, innere Kehlkopfschwellung mit Einengung der Luftwege, Herzjagen, Luftnot und Blutdruckabfall. Bei Epileptikern ist eine strenge Indikationsstellung erforderlich, da Anfälle ausgelöst werden können. Weitere zentralnervöse Nebenwirkungen äußern sich in Unruhe und Angstzuständen sowie Störungen bzw. Verlust der Geruchs- und Geschmacksempfindung. Bestehende Nierenfunktionsstörungen können verschlimmert werden, leichte bis mäßige Leberfunktionsstörungen, die sich in Transaminasen-Erhöhungen äußern, kommen gelegentlich vor. Alle Tetracyclinderivate können eine Lichtüberempfindlichkeit hervorrufen (über Wochen anhaltendes Risiko eines starken Sonnenbrands nach bereits geringer Sonnen-(UV-)Exposition).

Tetracycline bilden Komplexe mit Calcium und lagern sich daher u.a. in den Knochen und in sich bildenden Zahnschmelz ein. Sie sind deshalb bei Kindern unter 9 Jahren wegen der Gefahr von Zahnschäden streng kontraindiziert.

Dosierung

Aufgrund der langen Halbwertszeit reicht die 1 x tägliche Dosierung. Bei leichteren Infektionen wird die Therapie mit einer Anfangsdosis von 200 mg 1 x morgens begonnen und anschließend über 7–10 Tage mit 1 x 100 mg morgens fortgeführt. Bei schwereren Erkrankungen durchgehende Therapie mit 200 mg 1 x täglich möglich. Das Erythema migrans (erstes Stadium der Lyme-Borreliose) wird über 2–3 Wochen mit 200 mg 1 x morgens behandelt. I.v.-Therapie (selten notwendig) z.B. mit Vibravenös® in derselben Dosis wie p.o. Bei Erwachsenen 2 Ampullen am ersten Tag, danach eine Ampulle pro Tag.

Zur Behandlung der Akne werden täglich 50 mg eingenommen.

Dosisanpassung bei Niereninsuffizienz:

	Normale Dosierung	Krea-Clearance 50–80 ml/min	Krea-Clearance 10–50 ml/min	Krea-Clearance < 10 ml/min
Doxycyclin p.o.	2 x 100 mg p.o.	2 x 100 mg p.o.	2 x 100 mg p.o.	2 x 100 mg p.o.

Bei Leberinsuffizienz nur bedingt einsetzbar.

Überdosierung

Akute Hepatotoxizität und Ikterus möglich, passagerer zentraler Schwindel, Nierenschädigung.

Regeln zur Einnahme

Doxycyclin Kapseln oder Tabletten zu den Mahlzeiten in aufrechter Position mit reichlich Wasser einnehmen. Bei Schluck- und Transportstörungen (z.b. Hiatushernie, Ösophagusstenose) kann es aufgrund der pH-sauren Zubereitung von Doxycyclin zu Ösophagitis und retrosternalen Schmerzen kommen. Nicht mit Milch, Milchprodukten, calciumhaltigen Fruchtsäften, stark calcium- oder magnesiumhaltigen Mineralwässern wegen Komplexbildung und Störung der Resorption einnehmen. Antazida, Magnesiumpräparate, Eisenpräparate, Aktivkohle und Colestyramin sollten um ca. 2–3 Stunden zeitversetzt eingenommen werden.

Doxycyclin Kapseln dürfen *nicht* geöffnet werden und sind *nicht* für eine Sondenapplikation geeignet. Doxycyclin Tabletten sind teilbar, zermörserbar und für Ernährungssonden geeignet.

i.v.-Applikation: Substanz gemäß Herstellerangaben mit kompatibler Trägerlösung herstellen. Infusionsdauer ca. 60 Minuten (wegen der venenreizenden Wirkung).

Hinweise für Pflegende

Bei Tetracyclin-Überempfindlichkeit, einem Lebensalter < 9 Jahre (Störungen im Knochenaufbau, nicht reversible Zahnverfärbungen) und bei Myasthenia gravis ist Doxycyclin kontraindiziert.

Schwangeren und Stillenden darf die Substanz **nicht** verabreicht werden.

Ertapenem

Handelspräparat

Invanz® 1 g Ampullen mit Pulver zur Herstellung einer Infusionslösung.

Wirkung

Ertapenem ist ein neues Carbapenem, das sich in der Pharmakokinetik und im Wirkspektrum von den bisher zugelassenen Vertretern dieser Antibiotikagruppe unterscheidet und als erster Vertreter der neuen Carbapenem-Gruppe 2 zugeordnet wird, die bereits länger eingeführten Meropenem und Imipenem/Cilastatin der Gruppe 1.

In Unterschied zu Meropenem und Imipenem/Cilastatin weist Ertapenem eine längere Halbwertszeit auf, so dass es nur einmal täglich infudiert werden muss.

Das Wirkspektrum von Ertapenem ist breit und reicht von grampositiven (*S. aureus*, Streptokokken, etc.) über gramnegative Bakterien (*E. coli*, Klebsiellen, Acinetobacter, incl. ESBL-Bildner) bis zu den Anaerobiern. Im Gegensatz zu den Carbapenemen der Gruppe 1 fehlt allerdings eine sichere Pseudomonas-Wirksamkeit.

Aufgrund seiner Spektrums ist Ertapenem gut geeignet zur Behandlung von intraabdominellen Infektionen, schweren Haut-Weichteil-Infektionen und der schweren, nicht-nosokomialen Pneumonie. Die fehlende Pseudomonas-Aktivität schränkt allerdings seinen Einsatz bei nosokomialen Infektionen ein, da bei diesen Pseudomonas eine Rolle spielen kann.

Nebenwirkungen

Ertapenem ist allgemein gut verträglich. An relativ häufigen Komplikationen treten Diarrhoe, Komplikationen an der Infusionsstelle und Übelkeit auf. Ebenso können Kopfschmerzen, Exanthem und (reversible) Erhöhung der Transaminasen auftreten.

Dosierung

Die Gabe erfolgt einmal täglich als Kurzinfusion von 1 g Ertapenem über 30 Minuten.

Unter einer Kreatinin-Clearance < 30 ml/min soll lt. der Fachinformation Ertapenem nicht mehr angewandt werden, andere Quellen empfehlen eine Reduktion auf die Hälfte der normalen Dosis.

Überdosierung

Auch in der 3fachen der empfohlenen Dosierung wurde keine Toxizität beobachtet.

Regeln zur Einnahme

Ertapenem muss nach derzeitiger Zulassung im Kühlschrank gelagert werden (diese Vorschrift wird in Zukunft evtl. entfallen).

Erythromycin

Handelspräparate (Auswahl)

Orale Formulierung: ERYCINUM® i.v. 0,5 g/1 g Ampullen, Erythromycin 500 mg curasan Filmtabletten, Eryhexal® 500/1000 Granulat, Eryhexal® Saft/-forte Saft, Erythromycin-ratiopharm® 250/500/1000 Dosierbeutel mit Granulat und weitere Generika-Präparate.
Parenterale Formulierung: Erythrocin i.v. 0,5 g/1,0 g Trockensubstanz zur Herstellung einer Infusionslösung und weitere Generika-Präparate.

Wirkung

Erythromycin ist das älteste Antibiotikum aus der Gruppe der Makrolide. Der Wirkmechanismus dieser Substanzen beruht auf einer Hemmung der Proteinsynthese im Inneren der Bakterienzelle. Die Wirkung ist bakteriostatisch, d.h. die Bakterien werden nicht vollständig abgetötet, sondern nur in ihrem Wachstum gehemmt. Makrolide wirken gegen viele Atemwegserreger wie Streptokokken, Pneumokokken, *Staphylococcus aureus* und besonders gegen atypische Erreger wie Clamydien, Mykoplasmen und Legionellen.

Nebenwirkungen

Erythromycin wird nur zu etwa 50 % aus dem Magen-Darm-Trakt resorbiert. Es besitzt darüber hinaus eine eigenständige anregende Wirkung auf die Darmmotilität, so dass es nahezu vorhersagbar zu häufigeren Darmentleerungen bis hin zum Durchfall und zu Magenkrämpfen kommt. Dies wird gelegentlich in der Intensivmedizin bei Darmatonie therapeutisch genutzt. Weitere Nebenwirkungen sind cholestatische Leberzellschäden bis zum Leberversagen und (selten) Allergien. Bei gleichzeitiger Gabe von bestimmten Antihistaminika (Astemizol) kann es zu lebensbedrohlichen Herzrhythmusstörungen kommen. Prinzipiell können diese Nebenwirkungen bei allen Makroliden auftreten. Die anregende Wirkung auf die Darmmotilität ist bei anderen Makroliden dagegen deutlich geringer ausgeprägt. Die anderen Makroliden (Clarithromycin, Azithromycin, Roxithromycin) sind insgesamt besser verträglich als Erythromycin.
    Wechselwirkungen mit in der Leber verstoffwechselten Medikamenten sind unbedingt zu beachten (siehe Beipackzettel).

Dosierung

Kinder von 8–14 Jahre 3 x 500 mg, Jugendliche über 14 Jahre und Erwachsene 3–4 x 1 g/Tag p.o. Säuglinge und Kleinkinder erhalten am besten die verschiedenen Saftformulierungen, die nach Angaben des Herstellers mit den beigefügten Messlöffeln zu dosieren sind.

Dosisanpassung bei Niereninsuffizienz:

	Normale Dosierung	Krea-Clearance 50–80 ml/min	Krea-Clearance 10–50 ml/min	Krea-Clearance < 10 ml/min
Erythromycin i.v.	4 x 0,5–1 g i.v.	4 x 0,5–1 g i.v.	4 x 0,5–1 g i.v.	4 x 0,5–1 g i.v.

Bei Leberinsuffizienz nur bedingt einsetzbar.

Überdosierung

Akute Leberzellschäden möglich.

Regeln zur Einnahme

Erythromycin Tabletten und Kapseln vor dem Essen mit reichlich Wasser einnehmen. Säfte, Granulate, Suspensionen zu den Mahlzeiten einnehmen. Tabletten sind zermörserbar, die pulverisierte Tablette kann über Ernährungssonde appliziert werden. Suspensionslösungen sind vorzuziehen.

i.v.-Applikation: Aus Trockensubstanz gemäß Herstellerangaben eine Stammlösung zubereiten. Je nach Dosierung auf 100–250 ml Trägerlösung weiter verdünnen. Keine Mischung mit organischen Salzlösungen! Infusionsdauer ca. 60 Minuten pro Gramm.

Aufbewahrung

Trockensäfte mit der angegebenen Menge Wasser exakt bis zum Spiegelstrich auffüllen und im Kühlschrank aufbewahren. Maximale Lagerdauer siehe Beipackzettel.

Flucloxacillin

Handelspräparate (Auswahl)

Orale Formulierung: Staphylex® 250 mg/500 mg Kapseln, Staphylex Trockensaft. *Parenterale Formulierung:* Staphylex® 1 g, 2 g Ampullen, Staphylex® 1 g/2 g/ 4 g Trockensubstanz zur Herstellung einer i.v. oder i.m. Applikation, Flucloxacillin 1 g/ 2 g curasan Trockensubstanz in Durchstechflaschen.

Wirkung

Flucloxacillin ist der wichtigste Vertreter der so genannten Isoxazolyl-Penicilline. Chemisch zeichnet sich diese Substanzgruppe durch einen Penicillinring aus, der durch halbsynthetische Anheftung einer größeren aromatischen Seitenkette ergänzt wird. Diese Seitenkette schützt das Molekül gegen den Angriff bakterieller β-Laktamasen, d.h. der Enzyme, die das Penicillinmolekül zerstören können. Die Isoxazolyl-Penicilline werden daher auch als „penicillinasefeste" Penicilline bezeichnet. Die typischen Indikationen sind schwere Staphylokokken-Infektionen. Beim therapeutischen Einsatz von Flucloxacillin sind jedoch 3 Punkte zu beachten:

1. Flucloxacillin ist nur bei penicillinasebildenden S.-aureus-Stämmen wirksamer als Penicillin G.
2. Bei penicillinempfindlichen Erregern, z.B. aeroben und anaeroben (Pepto-) Streptokokken, ist Flucloxacillin ca. 10fach schlechter wirksam als Penicillin G.
3. Flucloxacillin ist nicht wirksam, wenn es sich um so genannte Methicillin-resistente *S.-aureus*-Stämme (MRSA) handelt. Das Indikationsspektrum ist daher relativ eng und praktisch auf *S.-aureus*-Stämme beschränkt.

Nebenwirkungen

An der Infusionsstelle kommt es häufig zur Venenreizung, wenn das Präparat über eine Venenverweilkanüle appliziert wird. Weitere, seltene Nebenwirkungen sind eine leichte, vorübergehende Erhöhung von Leberenzymen, in Einzelfällen reversible cholestatische Hepatitis, selten Hypernatriämie oder Hypomagnesiämie.

Dosierung

Orale Gabe: Bei Staphylokokken-Infektionen mit Penicillin-resistenten *S.-aureus*-Stämmen orale Gabe von 2-4 g Flucloxacillin pro Tag, aufgeteilt auf 4-6 Einzeldosen.

Parenterale Gabe: Je nach Schwere der Infektion 4 x 1 g – max. 3 x 4 g täglich i.v. (meist 4 x 2 g). Die i.m.-Applikation kleinerer Dosen ist möglich, wird jedoch heute kaum noch durchgeführt.

Dosisanpassung bei Niereninsuffizienz:

	Normale Dosierung	Krea-Clearance 50–80 ml/min	Krea-Clearance 10–50 ml/min	Krea-Clearance < 10 ml/min
Flucloxacillin p.o.	4 x 0,5 (– 1) g p.o.	4 x 0,5 (– 1) g p.o.	4 x 0,5 (– 1) g p.o.	3 x 0,5 g p.o.
Flucloxacillin i.v.	4 x 2 g i.v.	4 x 2 g i.v.	4 x 1–2 g i.v.	3 x 1 g i.v.

Dosisanpassung bei Leberinsuffizienz nicht erforderlich.

Überdosierung

Bei sehr hoher Dosierung ist wie bei allen Penicillinen mit dem Auftreten von Krampfanfällen zu rechnen.

Regeln zur Einnahme

Beispiel: Staphylex® Kapseln auf nüchternen Magen mindestens eine Stunde vor der Mahlzeit mit einem Glas Wasser einnehmen. Bei Schluckstörungen oder zur Sondenapplikation kann die Kapsel geteilt werden. Der pulverisierte Kapselinhalt ist zur Applikation über Ernährungssonde geeignet.

i.v.-Applikation: Aus Trockensubstanz gemäß Herstellerangaben Stammlösung ansetzen. Mit kompatibler Trägerlösung weiter zur Kurzinfusion verdünnen. Infusionsgeschwindigkeit ca. 20–30 Minuten. Bei Kombinationstherapie mit Aminoglykosiden muss das Aminoglykosid vor dem Penicillin verabreicht werden. Abstand des Antibiotika-freien Intervalls: ca. 2 Stunden.

Hinweise für Pflegende

Bei Verdacht auf Allergie s. „Penicillin-Allergie" im Anhang S. 302.

Patienteninformation

Während der Stillzeit können die mit der Muttermilch ausgeschiedenen Penicilline beim Säugling zu einer Entstehung von Pilzinfektionen, Diarrhoe, allergischen Reaktionen führen.

Fluconazol

Handelspräparate

Diflucan® 50/100/200 mg Tbl., Saft, Trockensaft 50 mg/5 ml und viele Generika-Präparate
Diflucan® 100/200/400 mg Flaschen mit fertiger Infusionslösung
Fungata® 150 mg Kps. (Einzeldosis).

Wirkung

Flucanazol ist das erste Azol-Antimykotikum zur systemischen Behandlung von Candida-Mykosen. Es wirkt fungizid durch Hemmung der Ergosterol-Synthese, eines wichtigen Bausteins für die Zellmembran von Hefepilzen. Das Wirkspektrum umfasst *Candida spp.* mit der Ausnahme von *C. krusei,* auch ein Teil der *C. glabrata*-Stämme ist resistent. Gute Wirkung besteht weiterhin auf Kryptokokken, *Coccidioides, Histoplasma* und *Trichosporon spp.*, keine Wirkung dagegen auf Schimmelpilze. Fluconazol steht oral wie i.v. zur Verfügung und wird nach oraler Gabe annähernd vollständig resorbiert. Es penetriert gut in viele Kompartimente des Körpers inklusive das ZNS.

Nebenwirkungen

Fluconazol wird allgemein auch in hohen Dosen von 800 mg/Tag sehr gut vertragen. Gelegentlich treten Übelkeit, Kopfschmerzen, Hautausschlag oder Durchfall auf. Bei weniger als 1 % der mit Fluconazol behandelten Patienten wird Heptotoxitität mit Transaminasenanstieg beobachtet. In diesen Fällen muss Fluconazol sofort abgesetzt werden.

Bei Patienten mit HIV-Infektion scheinen Nebenwirkungen häufiger aufzutreten.

Dosierung

Zur Behandlung von systemischen Candidainfektionen oder Candida- bzw. Kryptokokken-Meningitis werden in der Regel Dosierungen von mindestens 400 mg bis 800 mg/Tag in ein bis zwei Dosen gegeben. Wird Fluconazol i.v. verabreicht, so dürfen nicht mehr als 200 mg/Stunde infundiert werden. Bei Soorbefall der tiefen Schleimhäute (Ösophagitis) werden Dosierungen von ca. 200 mg/Tag benötigt, vorteilhaft als Saft, da zur systemischen Wirkung auch noch die topische hinzukommt. Bei Mundsoor reichen bereits Dosen von ca. 100 mg/Tag.

Zur Sekundär-Prophylaxe der Kryptokokken-Meningitis werden Dosen von ca. 200 mg/d p.o. eingesetzt.

Bei nicht immunkompromitierten Patientinnen mit Vaginalsoor ist eine Einzeldosis von 150 mg meist ausreichend.

Bei Niereninsuffizienz (Kreatinin-Clearance < 50 ml/min) soll die Dosis auf die Hälfte reduziert werden.

Überdosierung

Auch Dosierungen von deutlich über 800 mg/Tag wurden ohne größere Toxizität überstanden.

Regeln zur Einnahme

Fluconazol kann unabhängig von der Nahrung eingenommen werden. Wegen der langen Halbwertszeit von ca. 25 Std. ist eine einmal tägliche Gabe ausreichend. Fluconazol sollte bei Schwangerschaft nicht eingenommen werden.

Vorsicht wegen Wirkungsverstärkung bei gleichzeitiger Gabe von Marcumar, oralen Antidiabetika, Phenytoin, Theophyllin, Cyclosporin A. Rifampicin senkt den Fluconazol-Spiegel.

Da p.o. wie i.v. ähnliche Spiegel erreichbar sind, sollte, wenn immer möglich, der oralen Gabe wegen der günstigeren Therapiekosten der Vorzug gegeben werden.

Fosfomycin

Handelspräparate (Auswahl)

Orale Formulierung: Monuril® 3000 Granulat, Beutel à 3 g Fosfomycin
  Parenterale Formulierung: Infectofos® 2,0/3,0/5,0 g Trockensubstanz in Infusionsflaschen.

Wirkung

Fosfomycin ist ein bakterizides Breitspektrumantibiotikum mit Wirkungsort an der Zellwand ähnlich wie Penicillin. Die Substanz ist kleinmolekular und dringt daher gut in tiefe Gewebskompartimente, insbesondere sehr gut in den Liquor cerebrospinalis und ins Gehirn sowie in Knochengewebe ein. Fosfomycin eignet sich daher sehr gut als Reservetherapeutikum für Meningitiden, Hirnabszesse und Osteomyelitis. Mikrobiologisch ist die Substanz wirksam gegen ein breites Spektrum von grampositiven und gramnegativen Erregern einschließlich Staphylokokken, Streptokokken, Gonokokken, *Haemophilus influenzae*, Enterobakteriazeen, z.T. auch gegen *Pseudomonas aeruginosa* und *Serratia marcescens*. Fosfomycin ist auch gegenüber vielen Anaerobiern wirksam.

Die orale Formulierung Monuril enthält das Salzderivat des Fosfomycins, Fosfomycin-Trometanol. Dieses wird zu etwa 40 % aus den Magen-Darm-Trakt resorbiert und vorwiegend im Harn ausgeschieden. Da das Wirkspektrum von Fosfomycin die meisten Erreger von Harnwegsinfektionen umfasst, eignet sich die orale Formulierung zur Einmaltherapie unkomplizierter Harnwegsinfektionen bei Frauen.

Nebenwirkungen

Bei oraler Gabe Durchfall und Erbrechen, bei i.v.-Gabe Venenreizung, in 8 % Brechreiz und Magendruck, seltener Erbrechen und Durchfall. Gelegentlich Erhöhungen der Leberwerte. Bei hoher Dosierung muss die starke Natriumbelastung durch das Präparat bedacht werden.

Dosierung

Bei parenteraler Gabe 2–3 x täglich 3–5 g (je nach Erregerempfindlichkeit), bei Meningitis üblicherweise 3 x 5 g. Reduzierte Dosierung bei Niereninsuffizienz. Die orale Form Monuril® wird zur Eindosis-Therapie von Harnwegsinfektionen bei Frauen mit 1 Beutel entsprechend 3 g Fosfomycin dosiert.

Dosisanpassung bei Niereninsuffizienz:

	Normale Dosierung	Krea-Clearance 50–80 ml/min	Krea-Clearance 10–50 ml/min	Krea-Clearance < 10 ml/min
Fosfomycin i.v.	2–3 x 3–5 g i.v.	2–3 x 3 g i.v.	2 x 3 g i.v.	1 x 3 g i.v.

Dosisanpassung bei Leberinsuffizienz nicht erforderlich.

Überdosierung

Kopfschmerzen, Dyspnoe, Durchfall, Erhöhung der Leberwerte, erhöhte Natriumbelastung durch hohen Natriumanteil des Präparates. Letzteres ist insbesondere bei Patienten mit Ödemneigung (Herzinsuffizienz) zu beachten.

Regeln zur Einnahme

Monoril® Granulat soll ca. 2 Stunden vor oder nach einer Mahlzeit eingenommen werden. Granulat nicht im Trockenzustand einnehmen! Zur Zubereitung den Beutelinhalt in ca. ein halbes Glas *kaltes* Leitungswasser geben und leicht aufrühren. Das gelöste Granulat sofort nach der Zubereitung einnehmen. Mindestens ein Glas Wasser hinterher trinken.

i.v.-Applikation: Trockensubstanz für Kurzinfusion gemäß Herstellerangabe zubereiten und über mindestens 20 Minuten infundieren.

Gentamicin

Handelspräparate (Auswahl)

Parenterale Formulierung: Injektionslösung: Refobacin® 10/40/80/120 mg Ampullen, Gentamicin 40/80 Brahms, Gentamicin 40/80/160 Hexal SF
Lokale Applikationsformen: z.B. Refobacin® Augensalbe, Augentropfen, Creme
Knochenchirurgische Applikationsformen: Refobacin-Palacos (Knochenzement), Sulmycin Implant Schwamm u.a.

Wirkung

Gentamicin wird zu den Aminoglykosid-Antibiotika gerechnet. Hierbei handelt es sich um natürlich vorkommende, aus Mikromonospora- oder Streptomyces-Arten isolierte Antibiotika. Alle Aminoglykoside wirken schnell und konzentrationsabhängig bakterizid und besitzen einen lang anhaltenden „postantibiotischen Effekt". Dies bedeutet, dass Bakterien, die mit Aminoglykosiden Kontakt hatten, sich auch längere Zeit nach der Einwirkung des Antibiotikums nicht mehr vermehren. Je höher der im Serum erreichte Spitzenspiegel, desto länger dauert dieser postantibiotische Effekt. Aufgrund dieser Beobachtung werden heute nahezu alle Aminoglykoside in Form der täglichen Einmalgabe (als Kurzinfusion) verabreicht. Aminoglykoside wirken gut gegen viele gramnegative Darmbakterien (*E. coli*, Klebsiellen, Enterobacter, Citrobacter) und Brucellen. Mäßige Wirksamkeit besteht gegen grampositive Bakterien, einschließlich *Staphylococcus aureus;* schwache Wirkung bis Resistenz bei Streptokokken und Enterokokken. Die Aminoglykoside werden heute überwiegend als Kombinationspartner von β-Laktam-Antibiotika bei schwereren Infektionen eingesetzt. Zur Lokaltherapie eignen sie sich vor allem bei der Applikation am Auge (Augentropfen, Augensalbe), gegebenenfalls in Kombination mit anderen Antibiotika. Die Verwendung von Gentamicin-haltigem Knochenzement oder implantierbaren Schwämmen in der Unfall- und Gelenkchirurgie ist üblich, in der Wirkung jedoch umstritten.

Nebenwirkungen

Bei hoher Dosierung und insbesondere bei lang dauernder Gabe treten nicht selten Hörschäden bis zur Taubheit, Störungen des Gleichgewichtssinns und Nierenschäden auf. Diese Störungen können sich vor allem dann entwickeln, wenn gleichzeitig andere nephro- oder ototoxische Substanzen wie z.B. Vancomycin, Diuretika oder manche Zytostatika eingesetzt werden.

Dosierung

Bei der heute üblichen Einmalgabe werden 3 (-max. 4) mg/kg KG einmal morgens als Kurzinfusion verabreicht. Bei einigen Indikationen wie z.B. bei der Endokarditis-Therapie wird noch 3 x täglich dosiert, in diesem Fall werden 3 x 1–1,5 mg/kg KG/Tag (meist 3 x 80 mg/Tag) i.v. als Kurzinfusion verabreicht.

Dosisanpassung bei Niereninsuffizienz: Bei Gentamicin besteht nur ein schmaler therapeutischer Bereich; Dosisempfehlung bei Niereninsuffizienz s. Beipackzettel und im Anhang (S. 307). Bestimmung des Talspiegels (unmittelbar vor der Gabe) 2 x pro Woche erforderlich.

Dosisanpassung bei Leberinsuffizienz nicht erforderlich.

Überdosierung

Bei zu hoher Dosierung Hör- und Gleichgewichtsstörungen sowie Nierenschädigung (siehe oben). Eine zu hohe Dosierung sollte heute im Allgemeinen

durch Bestimmung der Talspiegel verhinderbar sein. Hierzu wird eine Blutprobe morgens unmittelbar vor der nächsten Gentamicin-Infusion entnommen.
Bei Einmaldosierung sollte der Gentamicin-Plasmaspiegel unter 0,5 mg/l liegen,
bei 3 x täglicher Gabe unter 1–2 mg/l. Bei höheren Werten oder bei Anstieg des
Kreatinins ist eine Therapieunterbrechung angezeigt.

Regeln zur Einnahme

i.v.-Applikation: Die Applikation erfolgt per Kurzinfusion. Die gelöste Substanz
wird je nach Dosierung mit einer kompatiblen Trägerlösung auf ca. 100–250 ml
verdünnt. Die Infusion erfolgt über einen Zeitraum von 30–60 Minuten. Dieser
Zeitraum darf wegen der hohen Nephro- und Ototoxizität des Pharmakons nicht
unterschritten werden. Um dies zu gewährleisten, sollte die Infusion pumpengesteuert (Infusomat) erfolgen.

Hinweise für Pflegende

Bei (der seltenen) Aminoglykosid-Allergie ist Gentamicin kontraindiziert.
Schwangeren und Stillenden darf die Substanz nicht verabreicht werden.

Levofloxacin

Handelspräparate (Auswahl)

Orale Formulierung: Tavanic® Tabletten 250/500 mg
   Parenterale Formulierung: Tavanic® Infusionsflaschen 250/500 mg

Wirkung

Levofloxacin zählt zu den Fluorchinolon der Gruppe 3. Es handelt sich um die
chemisch gereinigte, linksdrehende Form des Ofloxacin (siehe dort). Aufgrund
der höheren chemischen Reinheit erreicht der eigentliche Wirkstoff höhere Serumspiegel. Einsatzgebiete von Levofloxacin sind komplizierte Harnwegsinfektionen, ambulant erworbene Pneumonien (hier allerdings eher als Reservemittel) sowie Haut- und Weichteilinfektionen. In oraler Form ist es zur Therapie
von oberen Atemwegsinfektionen wie akute Sinusitis oder exazerbierte chronische Bronchitis geeignet.
   Zum Wirkmechanismus und Wirkspektrum siehe Ciprofloxacin (S. 237).

Nebenwirkungen

Die Verträglichkeit von Levofloxacin ist im Allgemeinen gut. Gelegentlich treten Übelkeit, Erbrechen, Diarrhoe auf, selten schwere Antibiotika-assoziierte Kolitis, Sehstörungen (Doppeltsehen, Farbsehen), zentralnervöse Störungen wie Schwindel und Schlaflosigkeit, Kopfschmerzen, Agitiertheit und psychische Unruhe bis Verwirrtheit. Bei älteren Patienten über 70 Jahre treten die ZNS-Nebenwirkungen häufiger auf. Bei Patienten mit vorbestehender Krampfneigung können generalisierte Krampfanfälle ausgelöst werden. In Einzelfällen wurden Blutbild- und Leberstörungen beobachtet. Weiterhin sind Allergien und Hautrötungen (Phototoxizität) bei verstärkter Sonnenexposition möglich. Hinsichtlich der zahlreichen möglichen Wechselwirkungen siehe Ciprofloxacin.

Aufgrund möglicher Knorpeltoxizität sollte Levofloxacin keine Anwendung bei Kindern und Jugendlichen < 18 Jahren finden, außer bei lebensbedrohlichen Infektionen.

Dosierung

2 x 250–500 mg p.o., bei intravenöser Therapie 1 x 500 oder 1 x 750 mg morgens i.v., alternativ 500 mg morgens und abends i.v.
Dosisanpassung bei Niereninsuffizienz:

	Normale Dosierung	Krea-Clearance 50–80 ml/min	Krea-Clearance 10–50 ml/min	Krea-Clearance < 10 ml/min
Levofloxacin p.o.	1 x 500 mg p.o.	1 x 500 mg p.o.	1 x 250 mg p.o.	1 x 250 mg p.o. alle 2 Tage
Levofloxacin i.v.	1 x 500–750 mg i.v.	1 x 500 mg i.v.	1 x 250 mg i.v.	1 x 250 mg i.v. alle 2 Tage

Dosisanpassung bei Leberinsuffizienz nicht erforderlich.

Überdosierung

Möglich bei älteren Patienten über 70 Jahre und vorbestehender Niereninsuffizienz. Zeichen der Überdosierung sind vor allem die zentralnervösen Störungen (siehe oben).

Regeln zur Einnahme

Absorption und Bioverfügbarkeit der Fluorchinolone wird gehemmt, wenn sie gleichzeitig mit mineralischen Antazida, Sucralfat oder Magnesium, Calcium, Zink, Eisen, Aluminium sowie mit Milchprodukten oder Multivitaminpräparaten eingenommen werden. Daher sollte Levofloxacin zu diesen Präparaten ca.

2 Stunden zeitversetzt mit Wasser eingenommen werden. Ggf. dazu verwendetes Mineralwasser sollte einen niedrigen Calcium- oder Magnesiumgehalt haben. Keine Milchprodukte oder Kaffee zum Einnehmen verwenden.

Beispiel: Tavanic® Tabletten sind teilbar und zermörserbar, Sondenapplikation ist möglich.

Für die i.v-Applikation gibt es industriell hergestellte Fertiglösungen. Infusionsdauer ca. 60 Minuten.

Linezolid

Handelspräparate (Auswahl)

Orale Formulierung: Zyvoxid® 600 mg Filmtabletten, Zyvoxid® 100 mg/5 ml Granulat zur Herstellung einer Suspension zum Einnehmen.

Parenterale Formulierung: Zyvoxid® Infusionslösung 2 mg/ml (Infusionsbeutel à 300 ml = 600 mg).

Wirkung

Linezolid ist der erste Vertreter der Oxazolidinone, einer neuen Wirkstoffklasse. Bei diesen handelt es sich um eine Gruppe von vollsynthetisch hergestellten Präparaten, die in die bakterielle Proteinsynthese am Ribosom eingreifen. Das Wirkspektrum erstreckt sich auf nahezu alle grampositiven Erreger, insbesondere Staphylokokken, Streptokokken, Enterokokken, Corynebakterien, Listerien, Nokardien und grampositive Anaerobier (Clostridien). Von klinischem Interesse ist auch die Wirkung gegen Mykobakterien wie z.B. *Mycobacterium avium intracellulare* (am besten in Kombination mit Ethambutol) sowie gegen *Mycobacterium tuberculosis*, die bei der Behandlung der multiresistenten Tuberkulose genutzt werden kann. Bisher findet Linezolid vor allem in der Therapie von Infektionen durch multiresistente Staphylokokken (MRSA-Stämme) klinische Anwendung. Die Bioverfügbarkeit ist bei oraler Gabe sehr gut, d.h. die Substanz wird zu 100 % vom Magen-Darm-Kanal resorbiert. Die Serum-Eliminationshalbwertszeit beträgt im Mittel 7 Stunden. Linezolid wird sowohl in der Leber metabolisiert als auch zu ca. 30 % mit der Niere ausgeschieden.

Nebenwirkungen

Bei Gabe über mehr als 2 Wochen kommt es bei einem kleineren Teil der Patienten zu reversiblen Störungen des Blutbildes, wie z.b. Anämie und Thrombopenie. Linezolid hemmt die Monoaminoxidase, wodurch es zu Blutdrucksteigerung, Hyperthermie und ZNS-Störungen kommen kann. Der gleichzeitige Genuss von Tyramin-haltigen Substanzen wie Rotwein oder Käse sollte vermieden werden. Die häufigsten Nebenwirkungen sind Kopfschmerzen, Diarrhoen, Übelkeit.

Dosierung

2 x 600 mg p.o. oder i.v.

Dosisanpassung bei bis zu mäßiggradiger Leber- und Niereninsuffizienz nicht erforderlich, Einsatz bei schwerer Leber- und Niereninsuffizienz noch nicht untersucht.

Überdosierung

Bei Überdosierung kommt es zur akuten Blutdrucksteigerung, zu Kopfschmerzen, Schwindel und ZNS-Störungen. Die Substanz ist dialysabel, so dass bei schwerer Überdosierung eine Akutdialyse durchgeführt werden kann.

Regeln zur Einnahme

Granulat und Tabletten können unabhängig von den Mahlzeiten mit reichlich Wasser eingenommen werden. Granulat nach Herstellerangaben zubereiten und einnehmen.

Zur i.v.-Applikation gibt es pharmazeutisch hergestellte Fertiglösungen in lichtgeschützter Verpackung. Herstellerangaben für patientenabhängige Infusionsgeschwindigkeiten beachten (30–120 Minuten).

Meropenem

Handelspräparate (Auswahl)

Meronem® 500 mg/1000 mg Injektionsflaschen mit Pulver zur Herstellung einer Infusionslösung.

Wirkung

Meropenem ist ein Carbapenem der Gruppe 1 (siehe auch Imipenem). Im Unterschied zu Imipenem wirkt es stärker auf gramnegative Keime, insbesondere deutlich stärker gegen *Pseudomonas aeruginosa*. Gegenüber grampositiven Erregern wie Staphylokokken und Enterokokken ist Meropenem dagegen 1–2 Titerstufen schlechter wirksam als Imipenem. Im Gegensatz zu Imipenem besitzt Meropenem keine nennenswerte Neurotoxizität, so dass es auch bei zerebralen Infektionen (Meningitis, Hirnabszess) sowie in der Neugeborenenperiode, in der die Blut-Hirn-Schranke noch durchlässiger ist, gegeben werden kann.

Nebenwirkungen

Als Nebenwirkungen können an der Injektionsstelle Entzündungen und Thrombophlebitiden auftreten. Im Übrigen sind als Nebenwirkungen möglich: Abdominelle Schmerzen, Übelkeit, Erbrechen, Diarrhoe, pseudomembranöse Kolitis, Leukopenien, immunhämolytische Anämien, reversible Anstiege der Leberwerte sowie selten Kopfschmerzen, Schläfrigkeit oder Verwirrtheitszustände (Zusammenhang mit Meropenem unklar). Das Nebenwirkungsspektrum ist bis auf die geringere Neurotoxizität im Großen und Ganzen identisch mit dem des Imipenems.

Dosierung

Je nach Schwere der Erkrankung 3 x 500 mg bis 3 x 1 g Meropenem/Tag i.v., bei Meningitis ausnahmsweise und kurzfristig bis 3 x 2 g i. v.
Dosisanpassung bei Niereninsuffizienz:

	Normale Dosierung	Krea-Clearance 50–80 ml/min	Krea-Clearance 10–50 ml/min	Krea-Clearance < 10 ml/min
Meropenem i.v.	3 x 1 g i.v.	3 x 1 g i.v.	2 x 1 g i.v.	2 x 0,5-0,75 g i.v.

Dosisanpassung bei Leberinsuffizienz nicht erforderlich.

Überdosierung

Myoklonien, akutes Nierenversagen, Hepatitis, Blutdruckabfall möglich.

Regeln zur Einnahme

i.v.-Applikation: Aus der Trockensubstanz gemäß Herstellerangaben eine Stammlösung ansetzen. Diese mit kompatibler Trägerlösung für Kurzinfusion weiter verdünnen. Infusionsdauer ca. 15–30 Minuten.

Hinweise für Pflegende

Meropenem ist bei bekannter Allergie gegen Carbapeneme kontraindiziert. Möglichkeit der (seltenen) Kreuzallergie zu Penicillin beachten (s. Penicillin-Allergie im Anhang S. 302).

Metronidazol

Handelspräparate (Auswahl)

Orale Formulierung: Filmtabletten: Clont®, Arilin® und weitere Generika-Präparate.

Topische Applikationsformen: Vaginaltabletten: Clont® ,Vaginalzäpfchen: Arilin®, Arilin® rapid, Dentalgel: Elyzol® , Vaginalcreme: Metronidazol Artesan Creme

Parenterale Formulierung: Infusionslösung: Clont®, Metronidazol i.v. Braun und weitere Generika-Präparate.

Wirkung

Metronidazol ist das am häufigsten verwendete Antibiotikum aus der Gruppe der Nitroimidazole. Die Substanzen sind bakterizid wirksam gegenüber vielen Anaerobierspezies, gegen grampositive Anaerobier schwächer wirksam als Clindamycin. Weiterhin besteht Wirksamkeit gegen *Helicobacter pylori* sowie Aktinomyzeten. Metronidazol wirkt auch gegenüber verschiedenen Protozoen wie z.B. Amöben, Trichomonaden und *Giardia lamblia*.

Nebenwirkungen

Bei höherer Dosierung können zentralnervöse Störungen mit Schwindel, Krämpfen und Gleichgewichtsstörungen, Kopfschmerzen, gastrointestinale Beschwerden mit Übelkeit und Erbrechen, selten Exanthem oder Urtikaria auftreten. Metronidazol verstärkt die Wirkung von oralen Antikoagulanzien wie z.b. Marcumar®. Bei längerer Dosierung im Tierversuch mutagene und teratogene Wirkung, was in diesem Ausmaß beim Menschen nicht beobachtet wurde, daher möglichst nur kurz dauernde Verwendung über wenige Tage.

Dosierung

2–3 x 400–500 mg p.o. Bei I.v.-Infusion Anfangsdosis 3 x 500 mg, zur Erhaltung 2–3 x 500 mg i.v. Spezielle Dosierungen bei bestimmten Krankheitsbildern wie z.b. Trichomonadenbefall der Frau und des Mannes, Amöbeninfektion, Kombinationstherapie der H.-pylori-Infektion (s. Teil I unter Gastritis).

Dosisanpassung bei Niereninsuffizienz nicht erforderlich.

Bei Leberinsuffizienz reduzierte Dosis: 2 x 500 mg per os oder i.v.

Überdosierung

Kopfschmerzen, zentralnervöse Störungen, Schwindel.

Regeln zur Einnahme

Unter einer Metronidazol-Therapie besteht striktes Alkoholverbot, da schwere Unverträglichkeitsreaktionen auftreten können!

Metronidazol Tabletten zu oder nach den Mahlzeiten mit reichlich Wasser einnehmen. Die Tabletten sind zermörserbar, die pulverisierte Tablette kann über eine Ernährungssonde appliziert werden. Die Applikation sollte nach dem Zermörsern zügig erfolgen, da die Substanz unter Lichteinwirkung zerfällt.

Achtung: Metronidazol fällt unter die CMR-Arzneistoffe (carzinogen/mutagen/reproduktionstoxisch)! Deshalb beim Zerbrechen/Zermörsern mit Handschuhen und Mundschutz arbeiten. Nicht mit Staubpartikeln oder Aerosolen in Kontakt kommen! Pflegende im gebärfähigen Alter und schwangere Pflegefachkräfte sollten CMR-Arzneistoffe nicht zubereiten.

Zur i.v.-Applikation gibt es pharmazeutisch hergestellte Fertiglösungen. Infusionsdauer ca. 30 Minuten.

Hinweise für Pflegende

Bei Überempfindlichkeit auf Nitroimidazole ist Metronidazol kontraindiziert. Schwangeren und Stillenden wird der therapeutische Einsatz nicht empfohlen. Wenn doch, dann sollte während der Stillzeit die Milch abgepumpt und verworfen werden.

Patienteninformation

Unter Metronidazol kann es zu dunklen, rot-braunen Urin-Verfärbungen kommen, die jedoch unbedenklich sind. Alkoholverbot wegen schwerer Unverträglichkeitsreaktionen.

Mezlocillin

Handelspräparate (Auswahl)

Baypen® Ampullen 0,5/1/2/4 g

Wirkung

Mezlocillin ist ein halbsynthetisches Breitspektrum-Penicillin zur parenteralen Anwendung mit guter bakterizider Wirkung auf penicillinempfindliche grampositive Bakterien (Pneumokokken, Meningokokken, Streptokokken, Corynebakterien, Listerien), Salmonellen, Shigellen, *Hämophilus influenzae* sowie einen Teil der *E.-coli-* und Proteus-Stämme. Keine Wirkung auf *Enterobacter spp.* und *Pseudomonas spp.* Mezlocillin wurde in der Vergangenheit überwiegend zur Prophylaxe und Therapie von Infektionen des Bauchraumes in der Abdominalchirurgie eingesetzt; heute geringere Bedeutung wegen zunehmender Resistenzen, wenn es nicht mit einem β-Laktamase-Inhibitor (Sulbactam) kombiniert wird.

Nebenwirkungen

Bei hoher Dosierung Neurotoxizität (Krampfanfälle), Antibiotika-assoziierter Durchfall bis zur schweren Antibiotika-assoziierten Kolitis, Penicillinallergie.

Dosierung

3 x 2–4 g/Tag i.v.

Dosisanpassung bei Niereninsuffizienz:

	Normale Dosierung	Krea-Clearance 50–80 ml/min	Krea-Clearance 10–50 ml/min	Krea-Clearance < 10 ml/min
Mezlocillin i.v.	3 x 2–4 g i.v.	3 x 2–4 g i.v.	2 x 2–4 g i.v.	2 x 1–2 g i.v.

Dosisanpassung bei Leberinsuffizienz nicht erforderlich.

Überdosierung

Bei hoher Dosierung und zu rascher parenteraler Verabreichung Krampfanfälle möglich (siehe Penicillin). Bei lang dauernder Gabe (Gesamtdosen über 40 g) Schädigung des Knochenmarks mit Panzytopenie möglich. Diese ist nach Absetzen reversibel.

Regeln zur Einnahme

i.v.-Applikation: Trockensubstanz gemäß Herstellerangaben mit kompatibler Trägerlösung zur Kurzinfusion zubereiten. Lösung leicht schütteln, auf vollständige Auflösung der Trockensubstanz achten. Infusionsdauer ca. 60 Minuten.

Hinweise für Pflegende

Bei Verdacht auf Allergie s. „Penicillin-Allergie" im Anhang (S. 302).

Patienteninformation

Gestillte Säuglinge können mit Durchfällen, allergischen Reaktionen und bei längerer Wirkstoffaufnahme über die Muttermilch mit Pilzbefall reagieren.

Minocyclin

Handelspräparate (Auswahl)

Klinomycin®, Lederderm®, MINAKNE®, Minoclir® und weitere Generika-Präparate.

Wirkung

Minocyclin ist ein Tetracyclinderivat (wie Doxycyclin). Minocyclin wird überwiegend zur Therapie von Hautkrankheiten eingesetzt. Es besitzt einen bakteriostatischen, d.h. wachstumshemmenden Effekt auf Erreger, die an der Haut vorkommen und zum Entstehen von Akne beitragen (Propionibakterien, Staphylokokken).

Nebenwirkungen

Siehe Doxycyclin.

Dosierung

50 mg 1 x täglich.
Anwendung bei Leber- und Niereninsuffizienz vermeiden.

Überdosierung

Leberschädigung mit Ikterus, Nierenschädigung, zentraler Schwindel.

Regeln zur Einnahme

Tabletten zu den Mahlzeiten mit reichlich Leitungswasser in aufrechter Position einnehmen. Nicht mit Milch, Milchprodukten, calciumhaltigen Fruchtsäften, stark calcium- oder magnesiumhaltigen Mineralwässern einnehmen, da die Resorption dadurch verschlechtert wird. Diese Nahrungsmittel sollten um ca. 2–3 Stunden zeitversetzt eingenommen werden.

Hinweis für Pflegende

Bei bekannter Allergie gegen Tetracycline und bei einem Lebensalter < 9 Jahre ist Minocyclin kontraindiziert. Die Tabletteneinnahme sollte in aufrechter Position erfolgen. Eine liegende Position oder Bettruhe kurz nach der Einnahme vermeiden. Grund: Bei Schluck- und Transportstörungen kann es aufgrund der pH-sauren Zubereitung der Tabletten zu Ösophagitis und retrosternalen Schmerzen kommen.

Patienteninformation

Unter Minocyclin-Therapie kann es zu deutlichen Haut-, Schleimhaut- und Nagelpigmentierungen kommen, die sich nach Absetzen des Präparates nur langsam zurückbilden oder gar persistieren. Zahnverfärbungen sind möglich. Wegen ausgeprägter Photosensibilität Sonnenbäder, Solariumbesuche etc. während der Therapie vermeiden!

Moxifloxacin

Handelspräparate (Auswahl)

Orale Formulierung: Avalox® 400 mg Filmtabletten
Parenterale Formulierung: Avalox® 400 mg Infusionslösung

Wirkung

Moxifloxacin ist die neueste verfügbare Substanz der Fluorchinolone (siehe Ciprofloxacin und Tabelle 7 S. 237) und wird zur Gruppe 4 gezählt, die eine erheblich bessere Aktivität gegen grampositive Erreger und erstmals auch eine Aktivität gegen Anaerobier besitzt. Moxifloxacin wirkt gut bis sehr gut gegen Streptokokken, Pneumokokken und Staphylokokken, wobei auch *S. aureus* relativ gut erfasst wird. Moxifloxacin wirkt auch relativ gut gegen Penicillin-resistente Pneumokokken. Im gramnegativen Bereich besteht bei Darmbakterien, einschließlich Salmonellen und Shigellen, ähnliche Aktivität wie Ciprofloxacin, bei *P. aeruginosa* dagegen eine schlechtere als bei Ciprofloxacin. Moxifloxacin wird überwiegend bei Atemwegsinfektionen, einschließlich ambulant erworbenen Pneumonien, und bei Weichteilinfektionen eingesetzt. Zur Behandlung von Harnwegsinfekten ungeeignet, da **keine** ausreichende Konzentration im Urin erreicht wird!

Nebenwirkungen

Siehe Ciprofloxacin. Zusätzlich Kardiotoxizität möglich, die sich in Form von Rhythmusstörungen äußert. Vorsicht ist geboten bei der Kombination mit Antiarrhythmika und manchen Antihistaminika (Astemizol), da diese die Kardiotoxizität verstärken können. Keine Anwendung bei Kindern und Jugendlichen wegen möglicher Knorpeltoxizität, außer bei vitaler Indikation.

Dosierung

1 x 400 mg p.o. oder i.v.
Dosisanpassung bei Niereninsuffizienz nicht erforderlich. Bei Leberinsuffizienz nur bedingt einsetzbar.

Hinweis

Die i.v.-Gabe ist wesentlich teurer. Da die orale Gabe dieselben Wirkstoffspiegel erreicht, besteht kein Grund für eine i.v.-Gabe, wenn orale Applikation möglich ist (z.B. über die Magensonde).

Überdosierung

Kaum möglich, da Moxifloxacin sowohl über die Niere ausgeschieden (ca. 35 %) als auch über die Leber verstoffwechselt wird (ca. 50 %). Ein weiterer Anteil der Substanz wird unverändert über den Darm ausgeschieden. Zeichen der Überdosierung können vor allem zentralnervöse Störungen sein (Schwindel, Benommenheit, Verwirrtheit, Schlaflosigkeit).

Regeln zur Einnahme

Tabletten einmal täglich unabhängig von den Mahlzeiten mit einem Glas Leitungswasser einnehmen. Wegen Komplexbildung mit dem Präparat keine Einnahme mit Mineralwasser, das einen hohen Magnesium- oder Calciumgehalt aufweist. Keine gleichzeitige Einnahme mit Milchprodukten, Aluminium- oder Magnesium-haltigen Antazida, Sucralfat, Multivitaminpräparaten sowie Eisen- und Zinkpräparaten, da diese die Resorption verringern. Diese Arznei- und Nahrungsmittel sollten zeitversetzt um ca. 3–4 Stunden eingenommen werden.
Zur i.v.-Applikation gibt es pharmazeutisch hergestellte Fertiglösungen. Infusionsdauer ca. 60 Minuten.

Hinweise für Pflegende

Kontraindiziert bei bekannter Allergie gegen Moxifloxacin und andere Fluorchinolone. Bei einem Lebensalter < 17 Jahre wegen Risiko einer Gelenkknorpelschädigung nur bei lebensbedrohlichen Infektionen, die nicht anders behandelt werden können.

Patienteninformation

Keine ausgiebige oder verlängerte Sonnenexposition unter Moxifloxacin, da es ansonsten zur massiven Hautrötung (Phototoxizität) kommen kann!

Norfloxacin

Handelspräparate (Auswahl)

BARAZAN® und weitere Generika-Präparate.

Wirkung

Es handelt sich um die älteste noch im Handel befindliche Substanz aus der Gruppe der Fluorchinolone. Zum Wirkmechanismus siehe Ciprofloxacin (S. 237). Das Präparat ist nur für Harnwegsinfekte geeignet und zugelassen.

Nebenwirkungen

Gastrointestinale Beschwerden (Übelkeit, Erbrechen, Völlegefühl), zentralnervöse Störungen wie Schwindel, Schlaflosigkeit, im Einzelfall auch Verwirrtheit und andere psychische Störungen. Bei Patienten mit vorbestehender Krampfneigung können Krampfanfälle ausgelöst werden. In Einzelfällen Blutbild- und Leberstörungen. Weiteres siehe Ciprofloxacin.

Dosierung

2 x 400 mg p.o.
Bei stark eingeschränkter Nierenfunktion (Krea-Clearance < 30 ml/min) 1 x 400 mg p.o. Bei Leberinsuffizienz vermeiden.

Überdosierung

Tritt selten auf, da die Substanz teilweise über die Niere ausgeschieden wird (50–60 %), teilweise in der Leber verstoffwechselt wird (ca. 20 %). Ein Teil der Substanz wird auch unverändert mit der Galle ausgeschieden. Zu hohe Dosierungen können allenfalls bei Personen im hohen Lebensalter auftreten. Als Nebenwirkungen treten dann vorwiegend zentralnervöse Störungen auf (Verwirrtheit, Schlaflosigkeit, Agitiertheit, Krampfanfälle).

Regeln zur Einnahme

Die Filmtabletten sollen *unzerkaut* mit einem Glas Leitungswasser vor den Mahlzeiten eingenommen werden. Keine Einnahme mit Mineralwasser, das einen hohen Magnesium- oder Calciumgehalt aufweist. Keine gleichzeitige Einnahme mit Milchprodukten, Aluminium- oder Magnesium-haltigen Antazida, Sucralfat, Multivitaminpräparaten sowie Eisen- und Zinkpräparaten, da diese die Resorption verringern. Diese Arznei- und Nahrungsmittel sollen um mindestens 2 Stunden zeitversetzt eingenommen werden.

Hinweise für Pflegende

Kontraindiziert bei bekannter Allergie gegen Norfloxacin und andere Fluorchinolone und einem Lebensalter < 18 Jahre.

Patienteninformation

Unter der Therapie sind längere und stärkere Sonnenbestrahlung sowie Solarien zu vermeiden, da es ansonsten zur massiven Hautrötung (Phototoxizität) kommen kann!
Während der Behandlung möglichst viel trinken.

Ofloxacin

Handelspräparate (Auswahl)

Orale Formulierung: Tarivid® Filmtabletten, Ofloxacin-ratiopharm® Filmtabletten und andere Generika-Präparate.
Parenterale Formulierung: Tarivid® i.v. 100/200/400 mg Infusionslösung

Wirkung

Fluorchinolon der Gruppe 2 (siehe Tabelle 7, S. 237). Ofloxacin wird heute praktisch nur noch oral zur Therapie von Harnwegsinfektionen verordnet. Für systemische Infektionen sollte das chemisch gereinigte Derivat Levofloxacin verwendet werden (siehe S. 258).

Nebenwirkungen

Siehe Ciprofloxacin. Bei älteren Patienten über 70 Jahre treten ZNS-Nebenwirkungen häufiger auf.

Dosierung

2 x 200 bis 2 x 400 mg/Tag p.o., bei intravenöser Therapie 2 x 200 bis 3 x 400 mg i.v. je nach Erkrankungsschwere.

	Normale Dosierung	Krea-Clearance 50–80 ml/min	Krea-Clearance 10–50 ml/min	Krea-Clearance < 10 ml/min
Ofloxacin p.o./i.v.	2 x 200 bis max. 3 x 400 mg p.o./i.v.	2 x 200 bis 2 x 400 mg p.o./i.v.	2 x 100–200 mg p.o./i.v.	1 x 100–200 mg p.o./i.v.

Überdosierung

Möglich bei älteren Patienten über 70 Jahre und vorbestehender Niereninsuffizienz. Zeichen der Überdosierung sind vor allem die zentralnervösen Störungen (siehe oben).

Regeln zur Einnahme

Die Tarivid® Filmtabletten können unabhängig von Mahlzeiten mit reichlich Flüssigkeit eingenommen werden. Die Tabletten sind zermörserbar, die pulverisierte Tablette kann über Ernährungssonde appliziert werden.

Keine Einnahme mit Mineralwasser, das einen hohen Magnesium- oder Calciumgehalt aufweist. Keine gleichzeitige Einnahme mit Milchprodukten, Aluminium- oder Magnesium-haltigen Antazida, Sucralfat, Multivitaminpräparaten sowie Eisen- und Zinkpräparaten, da diese die Resorption verringern. Diese Arznei- und Nahrungsmittel sollen um mindestens 2 Stunden zeitversetzt eingenommen werden.

i.v-Applikation: Substanz gemäß Herstellerangaben mit kompatibler Trägerlösung für Kurzinfusion zubereiten. Infusionsdauer ca. 60 Minuten. Industriell hergestellte Fertiglösung. Infusionsgeschwindigkeit gemäß Dosierung beachten.

Hinweise für Pflegende

Kontraindiziert bei bekannter Allergie gegen Ofloxacin und andere Fluorchinolone. Bei einem Lebensalter < 17 Jahre nur bei vitaler Indikation einsetzen.

Patienteninformation

Unter der Therapie sind längere und stärkere Sonnenbestrahlung sowie Solarien zu vermeiden, da es ansonsten zur massiven Hautrötung (Phototoxizität) kommen kann!

Oralcephalosporine

Handelspräparate (Auswahl)

Wirkstoffgruppe 1
   Cefalexin: Cephalexin-ratiopharm® u.v.a.; Cefadroxil: Grüncef® u.a.; Cefaclor: Panoral®, Kefspor® und andere Generika-Präparate
Wirkstoffgruppe 2
   Loracarbef: Lorafem®; Cefuroxim-axetil: siehe unter Cefuroxim
Wirkstoffgruppe 3
   Cefpodoxim-proxetil: Orelox®, Podomexef®; Cefetamet-pivoxil: Globocef®; Ceftibuten: Keimax®; Cefixim: Cephoral® sowie weitere Generika-Präparate
   Die Substanzen sind jeweils als Tabletten, Trockensäfte zur Herstellung von Saft, als Fertigsaft oder als Granulat im Handel.

Wirkung

Das Wirkspektrum der Oralcephalosporine umfasst Staphylokokken (außer Ceftibuten und Cefixim), Streptokokken, einschließlich Pneumokokken, *Moraxella catarrhalis* und vor allem ab der Gruppe 2 *Haemophilus influenzae.*
   Die älteren Substanzen der Gruppe 1 werden überwiegend zur Therapie oberer Atemwegsinfektionen ab dem Alter von 5 Jahren eingesetzt. Hauptindikation ist die Streptokokken-Angina bei Penicillin-Allergie oder -Unverträglichkeit.
   Die Substanzen der Gruppe 2 haben eine verstärkte Wirkung gegenüber *H. influenzae*, bei dem es sich um den Haupterreger der kindlichen Otitis media handelt. *H. influenzae* spielt neben den Pneumokokken auch eine wichtige Rolle als Erreger der Sinusitis im Erwachsenenalter. Die Substanzen der Gruppe 2 werden daher für beide genannten Erkrankungen eingesetzt.
   Die Substanzen der Gruppe 3 haben eine verstärkte Wirkung gegen gramnegative Darmbakterien wie *E. coli*, Klebsiella, *Proteus mirabilis* und *Morganella-spezies*. Sie sind daher sehr gut wirksam bei Harnwegsinfektionen. Die am stärksten im gramnegativen Bereich wirksamen Substanzen wie Cefixim, Cefetamet und Cefpodoxim-proxetil können auch bei leichteren Formen der Pyelo-

nephritis und bei Gonorrhoe (Tripper) eingesetzt werden. **Sie weisen aber keine ausreichende Pneumokokken-Aktivität auf!**

Nebenwirkungen

Die so genannten Estercephalosporine Cefpodoxim-proxetil, Cefuroxim-axetil und Cefetamet-pivoxil werden nur zu 40–50 % vom Magen-Darm-Trakt aufgenommen und verursachen durch die im Darmtrakt verbleibende Restsubstanz häufiger Magen-Darm-Irritationen bis zur Diarrhoe. Allergische Reaktionen (Urtikaria, selten Schock), selten Erhöhung der Leberwerte und Blutbildungsstörungen können auftreten.

Dosierung

Die älteren Oralcephalosporine der Gruppe 1 werden je nach Alter des Patienten und Erkrankungsschwere mit 3 x 0,5 bis 4 x 1 g p.o. dosiert. Cefadroxil (z.B. Grüncef®) kann aufgrund verlängerter Halbwertszeit 2 x täglich gegeben werden (zu bevorzugen bei Schulkindern und Berufstätigen).

Die neueren Cephalosporine der Gruppe 2 und 3 können aufgrund der verbesserten In-vitro-Aktivität niedriger dosiert werden, je nach Präparat und Erkrankungsschwere 2 x 200 bis 2 x 500 mg p.o. Ceftibuten (z.B. Keimax®) wird 1 x täglich eingenommen.

Dosisanpassung bei Niereninsuffizienz erforderlich, unterschiedlich je nach Präparat (siehe Fachinformation). Bei Leberinsuffizienz sollten die rein renal ausgeschiedenen Cephalosporine wie Cefalexin, Cefadroxil oder Ceftibuten bevorzugt werden.

Überdosierung

Bei massiver Überdosierung zentralnervöse Störungen.

Regeln zur Einnahme

Interaktionen mit der Nahrung sind kaum bekannt; bei einigen Präparaten wird jedoch eine verzögerte Resorption und geringere Bioverfügbarkeit bei gleichzeitiger Nahrungsaufnahme insbesondere von Fetten beschrieben (z.B. Ceftibuten, Cefalexin, Cefadroxil). Hier sollte die Medikamenteneinnahme ca. 1–2 Stunden vor oder nach den Mahlzeiten erfolgen. Kapseln können unabhängig von den Mahlzeiten mit reichlich Wasser eingenommen werden. Brausetabletten sollten sofort nach dem Auflösen getrunken werden. Bei den Tabletten variieren die Empfehlungen für die Einnahme je nach Hersteller: Die Elobact® Filmtabletten sollen beispielsweise zu den Mahlzeiten, die Zinnat® Filmtabletten kurz nach den Mahlzeiten und die Cefuroxim-ratiopharm® Filmtabletten ca. 30 Minuten nach der Mahlzeit jeweils mit reichlich Wasser eingenommen werden.

Haben Patienten Schwierigkeiten beim Schlucken, kann man die Tabletten prinzipiell zermörsern, aber wegen des sehr unangenehm bitteren Geschmacks sollte darauf verzichtet werden. Besser geeignet ist hier der Trockensaft bzw. die Suspension.

Sondenapplikation: Der pulverisierte Kapselinhalt kann über Ernährungssonde appliziert werden. Die Tabletten sind zermörserbar und sondengängig. Allerdings sind auch hier ein Trockensaft oder Dosierbriefchen vorzuziehen.

Patienteninformation

Kein Alkoholgenuss unter der Therapie mit Oralcephalosporinen; es kann zu ausgeprägten und lebensgefährlichen Alkoholunverträglichkeitsreaktionen kommen!

Penicillin

Wirkstoffderivate

Penicillin G (= Benzylpenicillin), Benzylpenicillin-Procain, Clemizol-Penicillin, Benzathin-Penicillin, Penicillin V (= Phenoxymethylpenicillin).

Penicillin G war das erste, 1928 aus dem Pilz *Penicillium notatum* gewonnene Antibiotikum. Seit 1943 werden die Penicilline großtechnisch hergestellt. Da das ursprüngliche Penicillin (Penicillin G) eine sehr kurze Halbwertszeit im Körper hat, wurden so genannte „retardierte Penicilline" entwickelt (Clemizol-Penicillin, Benzathin-Penicillin), die unterschiedlich stark verlängerte Halbwertszeiten aufweisen. Penicillin G eignet sich nicht zur oralen Behandlung, da es durch die Magensäure rasch abgebaut wird. Es wurden daher säurestabile Penicilline wie z.B. das Penicillin V entwickelt, die sich zur oralen Behandlung eignen. Im Unterschied zu anderen Antibiotika werden Penicilline aus historischen Gründen auch heute noch in internationalen Einheiten (I.E.) dosiert.

Handelspräparate (Auswahl)

Penicillin G: Pencillin „Grünenthal" und viele Generika-Präparate
Benzylpenicillin-Procain: Jenacillin®
Benzylpenicillin-Benzathin: Pendysin®, Tardocillin®
Phenoxymethylpenicillin (Penicillin V): Arcasin®, Isocillin®, Megacillin® oral,
Penicillin V-ratiopharm® und viele andere Generika-Präparate
Phenoxypenicillin-Benzathin: Infectobicillin

Wirkung

Penicillin G wird als „falscher Baustein" in die Zellwand empfindlicher Bakterien eingebaut. Die defekte Zellwand kann das Zellplasma der Bakterien nicht mehr vollständig umschließen, die Bakterien zerplatzen. Die Penicilline sind Schmalspektrumantibiotika, die heute vor allem noch zur Therapie von Pneumokokken-, Meningokokken- und Streptokokken-Infektionen eingesetzt werden. Typische Indikationen für Oralpenicilline sind beispielsweise Tonsillitiden durch β-hämolysisierende Streptokokken der Gruppe A oder Pneumokokken-Infektionen des oberen Respirationstraktes, für Penicillin G i.v. sind es die Pneumokokken- und Meningokokken-Sepsis und -Meningitis. Weiterhin wird Penicillin G in der Behandlung der Endokarditis durch Viridans-Streptokokken, retardierte Penicilline werden zur Langzeitprophylaxe des rheumatischen Fiebers und zur Syphilis-Therapie eingesetzt.

Nebenwirkungen

Bei Überdosierung sind zerebrale Krampfanfälle möglich. Bei i.m.-Injektion von retardierten Penicillinen kann es zu lokaler Reaktion mit schweren Allergien und selten zum Hoigné-Syndrom kommen. Dieses Syndrom entsteht, wenn kristallines Penicillin versehentlich in ein Blutgefäß injiziert wird. Die Kristalle verursachen im Gehirn Mikroembolien, wodurch es vorübergehend zu akuter Verwirrtheit, Sprachstörungen, Sehstörungen, Tachykardie und akutem Bluthochdruck kommen kann. Die Injektion muss in diesem Fall sofort abgebrochen und ein Arzt gerufen werden. Das Hoigné-Syndrom hat nichts mit einer Penicillin-Allergie zu tun!

Bei oraler Gabe von Penicillin treten häufig leichte bis mäßige Diarrhoe, gelegentlich schwarze Haarzunge durch Überwuchern von Pilzen in der Mundhöhle auf.

Die Penicillin-Allergie tritt bei ca. 5 % der Patienten auf. Sie äußert sich in einem allergischen Ausschlag, selten auch in einem akuten Schockzustand („Penicillin-Schock", Risiko < 0,01 % der Patienten). Die Diagnose der Penicillin-

Allergie kann durch intrakutane Einspritzung einer kleinen Menge von Penicillin (Prick-Test) und durch Einträufeln in den Konjunktival-Sack bestätigt werden. Hierbei kommt es bei einer Allergie jeweils zu einer rasch einsetzenden Rötung (s. „Penicillin-Allergie" im Anhang S. 302).

Dosierung

Pencillin G: max. 30 Mio. I.E. i.v./Tag (6 x 5 Mio I.E.); wegen der kurzen Halbwertszeit ist es sinnvoller, 6 x 5 Mio. I.E. zu geben als 3 x 10 Mio. I.E.
Benzylpenicillin-Benzathin: monatlich 1–2 Injektionen je 1,2 Mio. I.E. i.m.
Benzylpenicillin-Procain: 1 x 1,2–2,4 Mio. I.E. i.m. in unterschiedlichen Abständen (je nach Erkrankung)
Penicillin V: 3 x täglich 1,0–1,5 Mio. I.E. p.o.
Penicillin V-Benzathin: 2 x täglich 0,75–1,5 Mio. I.E. p.o.
Dosisanpassung bei Niereninsuffizienz:

	Normale Dosierung	Krea-Clearance 50–80 ml/min	Krea-Clearance 10–50 ml/min	Krea-Clearance < 10 ml/min
Penicillin G i.v.	bis max. 6 x 5 Mega i.v.	max. 6 x 5 Mega i.v.	max. 4 x 5 Mega i.v	max. 3 x 3 Mega i.v.
Penicillin V p.o.	4 x 1 Mega p.o.	4 x 1 Mega p.o.	4 x 1 Mega p.o.	3 x 1 Mega p.o.

Dosisanpassung bei Leberinsuffizienz nicht erforderlich

Überdosierung

Bei hohen Dosen sowie bei Ausscheidungsstörung aufgrund einer Niereninsuffizienz können zerebrale Krampfanfälle auftreten. Es empfiehlt sich, hohe Dosen von 5–10 Mio. I.E. in je 250 ml physiologischer Kochsalzlösung aufzulösen und diese unter kontrollierten Bedingungen (Infusomat) über 1 Stunde einlaufen zu lassen. Erhöhte Krampfgefahr besteht bei Meningitis, daher aufgezogene Spritze mit 10 mg Diazepam bei den ersten Infusionen bereit halten. Sofortiger Infusionsstopp und Arztinformation bei Krampfanfall.
Die Penicilline sind abgesehen von dieser Nebenwirkung und den relativ häufigen Allergien sehr gut verträglich.

Regeln zur Einnahme

Oralpenicilline sollten $^1/_2$–1 Stunde vor der Mahlzeit mit einem Glas Wasser eingenommen werden. Die Tabletten sind zermörserbar/suspendierbar (mit ca. 30 ml Wasser) und sondengeeignet. Bei Schluckbeschwerden oder Sondenapplikation sollten jedoch Säfte oder Suspensionen vorgezogen werden.

Säfte nach Herstellerangaben mit Leitungswasser auflösen, gut durchschütteln und die auf dem Beipackzettel angebebene Anzahl von Messlöffeln jeweils vor den Mahlzeiten einnehmen. Brausetabletten in einem Glas Leitungswasser auflösen und ebenfalls vor den Mahlzeiten trinken.

i.v.-Applikation: Präparat nach Herstellerangaben verdünnen und infundieren. Dosisabhängige Infusionsgeschwindigkeit beachten.

Bei Kombinationstherapie mit Aminoglykosiden muss das Aminoglykosid *vor* dem Penicillin verabreicht werden. Abstand der Infusionen ca. 2 Stunden.

i.m-Applikation: Meist handelt es sich um Retard- oder Depotpenicilline. Hygienische Maßnahmen vor Punktion sind zur Vermeidung von Infektionen unbedingt zu beachten. Bei versehentlicher Punktion eines Blutgefäßes kann es bei stabilen Kreislaufverhältnissen zum Auftreten eines ca. 30-minütigen Symptomen-Komplex kommen (Hoigné-Syndrom): plötzlicher Temperaturanstieg, Tachykardie, Ohrensausen, Schwindel, Angstzustände. DD: allergische Reaktion.

Hinweise für Pflegende

Während der Penicillin-Einnahme sorgfältige Mundpflege: Gurgeln mit antiseptischem Mundwasser zur Vermeidung einer „schwarzen Haarzunge" (Pilzüberwucherung).

Piperacillin

Handelspräparate (Auswahl)

PiperacillinHEXAL, Piperacillin-ratiopharm®, Piperacillin, curasan, Piperacillin Fresenius

Wirkung

Das Wirkungsspektrum von Piperacillin ist ähnlich dem von Mezlocillin, weist jedoch gegenüber gramnegativen Bakterien deutlich erweiterte Aktivität auf, mit guter Wirkung gegen *E. coli, Klebsiella spp., Proteus spp., Enterobacter spp.* und andere gramnegative Bakterien, je nach Resistenzsituation im Krankenhaus mäßige bis gute Wirksamkeit gegenüber *Pseudomonas aeruginosa.*

Nebenwirkungen

Siehe Penicillin G. Bei hoher Dosierung Neurotoxizität (Krampfanfälle), Durchfall bis zur schweren Antibiotika-assoziierten Kolitis, Allergie, selten Lebertoxizität und Blutbildstörungen.

Dosierung

3–4 x täglich 2–4 g i.v.
Dosisanpassung bei Niereninsuffizienz:

	Normale Dosierung	Krea-Clearance 50–80 ml/min	Krea-Clearance 10–50 ml/min	Krea-Clearance < 10 ml/min
Piperacillin i.v.	3 x 4 g i.v.	3 x 4 g i.v.	3 x 4 g i.v.	2 x 4 g i.v.

Dosisanpassung bei Leberinsuffizienz nicht erforderlich.

Überdosierung

Bei hoher Dosierung und zu rascher parenteraler Verabreichung sind Krampfanfälle möglich. Bei lang dauernder Gabe kann es zur Schädigung des Knochenmarks mit Panzytopenie kommen. Diese ist nach Absetzen reversibel.

Regeln zur Einnahme

i.v.-Applikation: Präparat nach Herstellerangabe mit kompatibler Trägerlösung zur Kurzinfusion zubereiten. Infusionsgeschwindigkeit ca. 30 Minuten.

Bei Kombinationstherapie mit Aminoglykosiden sollte das Aminoglykosid 1–2 Stunden *vor* Piperacillin verabreicht werden.

i.m.-Applikation: Maximale Dosierung von 2 g Piperacillin pro Injektionsort sollte nicht überschritten werden (i.m.-Gabe nur selten erforderlich).

Patienteninformation

Während der Stillzeit können die mit der Muttermilch ausgeschiedenen Penicilline beim Säugling zu einer Entstehung von Pilzinfektionen, Diarrhoe, allergischen Reaktionen führen.

Piperacillin/β-Laktamase-Inhibitor (Tazobactam/Sulbactam)

Handelspräparate (Auswahl)

Piperacillin in fixer Kombination mit Tazobactam im Verhältnis von 4:1 (2,5 g Ampulle) oder 8:1 (4,5 g Ampulle): Tazobac® Ampullen à 2,5/4,5 g

Wirkung

Wie Piperacillin. Zusätzlich ist jedoch der β-Laktamase-Hemmstoff Tazobactam in dem Präparat enthalten bzw. wird Piperacillin frei mit Sulbactam kombiniert. Die β-Laktam-Inhibitoren verhindern die Zersetzung des Piperacillin durch die β-Laktamasen von Staphylokokken und gramnegativen Bakterien. Die Substanzkombination besitzt daher ein deutlich breiteres Wirkungsspektrum als Piperacillin. Dieses erstreckt sich auch auf penicillinasebildende *S. aureus*, gramnegative Bakterien und Anaerobier. Anaerobier und H. influenzae.

Tazobactam hat eine höhere Hemmwirkung auf β-Laktamasen einiger gramnegativer Erreger (u.a. β-Laktamase bildende *E. coli*), allerdings ist Piperacillin/Sulbactam erheblich preiswerter als Tazobac®.

Nebenwirkungen

Siehe Penicillin G. Bei hoher Dosierung Neurotoxizität (Krampfanfälle), Durchfall bis zur schweren Antibiotika-assoziierten Kolitis, Allergie.

Dosierung

1 x 2,5 g i.v. (Prophylaxe vor chirurgischen Eingriffen). Zur Therapie 3 x 4,5 g i.v. Dosisanpassung bei Niereninsuffizienz:

	Normale Dosierung	Krea-Clearance 50–80 ml/min	Krea-Clearance 10–50 ml/min	Krea-Clearance < 10 ml/min
Piperacillin/ Tazobactam i.v.	3 x 4,5 g i.v.	3 x 4,5 g i.v.	3 x 4,5 g i.v.	2 x 4,5 g i.v.
Piperacillin/ Sulbactam i.v.	3 x 4 g/1 g	3 x 4 g/1 g	3 x 4 g/1 g	2 x 4 g/1 g

Dosisanpassung bei Leberinsuffizienz nicht erforderlich.

Überdosierung

Bei hoher Dosierung und zu rascher parenteraler Verabreichung Krampfanfälle möglich. Bei lang dauernder Gabe Schädigung des Knochenmarks mit Panzytopenie möglich. Diese ist nach Absetzen reversibel.

Regeln zur Einnahme

i.v.-Applikation: Tazobac® nach Herstellerangaben mit kompatibler Trägerlösung zur Kurzinfusion zubereiten. Infusionsgeschwindigkeit ca. 30 Minuten.

Zur Zubereitung der Piperacillin-/Sulbactam-Kombination wird zunächst das lyophilisierte Piperacillin aufgelöst (gut schütteln) und **in diese Lösung** das Sulbactam durch Umstechen in die Sulbactam-Ampulle hinzugemischt. Nach Auflösen des Sulbactams ist die Lösung infusionsbereit.

Bei Kombinationstherapie mit Aminoglykosiden muss das Aminoglykosid vor dem Penicillin-Präparat verabreicht werden. Abstand der Infusionen ca. 2 Stunden.

Hinweise für Pflegende

Bei Verdacht auf Allergie s. „Penicillin-Allergie" im Anhang S. 302.

Patienteninformation

Während der Stillzeit können die mit der Muttermilch ausgeschiedenen Penicilline beim Säugling zu einer Entstehung von Pilzinfektionen, Diarrhoe, allergischen Reaktionen führen.

Pyrimethamin

Handelspräparate (Auswahl)

Daraprim® Tabletten à 25 mg

Wirkung

Pyrimethamin ist ein Folsäureantagonist aus der Gruppe der Diaminopyrimidine. Die Substanz wird meist in Kombination mit Sulfonamiden zur Wirkungsverstärkung eingesetzt. Typische Indikation ist die Therapie der Toxoplasmose in Kombination mit Sulfadiazin oder Clindamycin. Pyrimethamin hemmt in geringem Maße auch die menschliche Folsäuresynthese, so dass es vor allem bei höherer Dosis zu Blutbildungsstörungen kommen kann.

Nebenwirkungen

Typische Nebenwirkungen betreffen Hautpigmentationen, allergische Dermatitis, Depressionen, Schlaflosigkeit, häufig gastrointestinale Störungen wie Übelkeit, Erbrechen und Durchfall (meist zu Beginn der Therapie). Blutbildungsstörungen wie z.b. Leukopenie, Anämie und Thrombopenie können (reversibel) nach mehrwöchiger Therapie auftreten. Wirkungsverstärkung mit anderen Folsäureinhibitoren und oralen Antikoagulanzien wie z.b. Marcumar®.

Dosierung

Therapie der Toxoplasmose: Erwachsene und Kinder über 6 Jahre erhalten am ersten Tag 100 mg, danach 25–50 mg täglich über 3–6 Wochen in Kombination mit einem Sulfonamid wie z.B. Sulfadiazin (siehe „Toxoplasmose" S. 179). Regelmäßige Blutbildkontrollen unter der Therapie und Substitution von 5–10 mg/Tag **Folinsäure** sind empfehlenswert.

Ein weiteres, häufiger angewendetes Dosierungsschema bei AIDS-Patienten mit zerebraler Toxoplasmose ist die Gabe von 2–4 Tabletten Pyrimethamin (50–100 mg) täglich + 5–10 mg Folinsäure + 4 x 600 mg Clindamycin (= Tagesdosis 2,4 g). Dies ist besser verträglich als die Kombination mit einem Sulfonamid.

Achtung: Die Einnahme von Folsäure oder Multivitaminpräparaten, die Folsäure enthalten, kann die Wirkung u.U. stark abschwächen. Blutbildstörungen muss daher mit **Folinsäure** vorgebeugt werden.

Dosisanpassung bei Niereninsuffizienz nicht erforderlich. Bei Leberinsuffizienz nur bedingt einsetzbar.

Überdosierung

Intestinale Störungen, Blutbildschäden.

Regeln zur Einnahme

Tabletten mit reichlich Wasser nach den Mahlzeiten einnehmen. Die Tabletten sind zermörserbar, suspendierbar und für die Applikation via Ernährungssonde geeignet.

Hinweise für Pflegende

Wird Pyrimethamin zur Malaria-Prophylaxe eingenommen, sind die entsprechenden Hinweise der Tropenmedizinischen Institute und der Deutschen Tropenmedizinischen Gesellschaft (www.dtg.org) zu beachten.
Kontraindiziert bei Folsäuremangel-bedingter megaloblastärer Anämie.

Roxithromycin

Handelspräparate (Auswahl)

Rulid®/-300, RoxiHEXAL® 150/300 mg Filmtabletten, Roxigrün® 150/300 mg Filmtabletten und viele weitere Generika-Präparate

Wirkung

Roxithromycin ist ein neueres Makrolid mit besserer Resorption aus dem Magen-Darm-Trakt und besserer Wirkung gegen viele Atemwegserreger im Vergleich zu Erythromycin. Es wird bei oberen Atemwegsinfektionen im Kindes- und Erwachsenenalter eingesetzt.

Nebenwirkungen

Eigenständige anregende Wirkung auf die Darmmotilität, so dass es nahezu vorhersagbar zu häufigeren Darmentleerungen bis hin zum Durchfall kommt. Weitere Nebenwirkungen sind (selten) Allergien und cholestatische Leberzellschäden bis zum Leberversagen. Bei gleichzeitiger Gabe von bestimmten Antihistaminika (z.B. Astemizol) kann es zu lebensbedrohlichen Herzrhythmusstörungen kommen (das Antihistaminikum Cetirizin kann gegeben werden).

Dosierung

2 x 150 mg morgens und abends im Abstand von 12 Stunden oder 300 mg 1 x morgens als Einzeldosis. Kinder > 40 kg KG 2 x 150 mg Roxithromycin pro Tag, entsprechend morgens und abends je 150 mg Roxithromycin im Abstand von 12 Stunden. Dosierung bei kleineren Kindern siehe Beipackzettel.
Dosisanpassung bei Niereninsuffizienz nicht erforderlich. Bei Leberinsuffizienz nur bedingt einsetzbar, eventuell Halbierung der Dosis.

Überdosierung

Akute Leberzellschäden möglich.

Regeln zur Einnahme

Tabletten unzerteilt mit reichlich Wasser ca. 15 Minuten vor den Mahlzeiten einnehmen. Filmtabletten werden besser resorbiert, wenn sie mit Milch eingenommen werden. Die Tabletten sind zermörserbar, die pulverisierte Tablette kann über Ernährungssonde appliziert werden. Alternative: Saft-Zubereitungen.

Hinweise für Pflegende

Bei bekannter Allergie gegen Roxithromycin oder andere Makroliden und bei schweren Leberfunktionsstörungen kontraindiziert.
Schwangeren und Stillenden sollte die Substanz nicht verabreicht werden.

Spiramycin

Handelspräparate (Auswahl)

Rovamycine® 1.500 000 I.E. Filmtabletten

Wirkung

Spezialpräparat aus der Gruppe der Makrolide, welches sich durch eine besonders gute Wirkung gegenüber Toxoplasmen auszeichnet. Praktisch einzige Indikation für Spiramycin ist heute die Behandlung der Toxoplasmose während der Schwangerschaft (Verhütung einer Toxoplasma-Infektion des ungeborenen Kindes) und während des ersten Lebensjahres.

Nebenwirkungen

Selten Leberfunktionsstörungen oder schwerere Leberschädigungen, Parästhesien möglich.

Dosierung

Zur Toxoplasmose-Therapie erhalten Erwachsene 9 Mio. I.E. pro Tag p.o.,
entsprechend 3 x 2 Filmtabletten. Kinder im ersten Lebensjahr erhalten 300.000
I.E. pro kg KG täglich p.o. Einzelheiten dieser Therapieform siehe unter Toxoplasmose (Teil I).
  Dosisanpassung bei Niereninsuffizienz nicht erforderlich. Bei Leberinsuffizienz möglichst vermeiden.

Überdosierung

Akute Leberzellschäden möglich.

Regeln zur Einnahme

Die Tabletten möglichst nüchtern, vor dem Essen mit reichlich Flüssigkeit einnehmen.

Hinweise für Pflegende

Kontraindiziert bei bekannter Allergie gegen Spiramycin oder andere Makrolidpräparate und schweren Leberfunktionsstörungen.

Streptomycin

Handelspräparate (Auswahl)

Strepto-Fatol Ampullen 1 g, Strepto-Hefa 1,0 g Ampullen

Wirkung

Streptomycin wurde 1946 von Selman Waksman in den USA aus Streptomyces
griseus isoliert. Es handelte sich um das erste Aminoglykosid-Antibiotikum.
Diese Substanzen wirken durch Hemmung der Proteinsynthese bakterizid auf
ruhende und in Vermehrung befindliche Keime. Streptomycin ist hochaktiv gegenüber Tuberkulosebakterien (*Mycobacterium tuberculosis, Mycobacterium
bovis, Mycobacterium africanum*) sowie gegen viele gramnegative Erreger. Aufgrund der relativ hohen Ototoxizität von Streptomycin wird dieses heute nur
noch gelegentlich zur Tuberkulosebehandlung sowie bei speziellen Infektionskrankheiten wie Brucellose und Tularämie eingesetzt.

Nebenwirkungen

Nierenfunktionsstörungen bis zum akuten Nierenversagen, Störungen der Leberfunktion, Hör- und Gleichgewichtsstörungen, Blutbildschäden.

Dosierung

15 mg/kg KG (max. 1 g) i.m. oder als Kurzinfusion i.v. Bei normalgewichtigen Erwachsenen beträgt die Tagesdosis 1 g.
Bei Niereninsuffizienz muss die Dosis angepasst werden (s.a. Packungsbeilage). Spiegelkontrollen (Talspiegel vor Gabe) werden empfohlen.

	Normale Dosierung	Krea-Clearance 50–80 ml/min	Krea-Clearance 10–50 ml/min	Krea-Clearance < 10 ml/min
Streptomycin i.v.	15 mg/kg i.v.	15 mg/kg i.v.	1 x 5 mg/kg i.v.	1 x 2,5 mg/kg i.v.

Bei Leberinsuffizienz keine Dosisanpassung erforderlich.

Überdosierung

Muskelschmerzen, neuromuskuläre Blockade, Parästhesien, Gleichgewichts- und Hörstörungen bis zur kompletten Taubheit, Nierenschäden. Bei akuter Überdosierung kommt es meist zur akuten Gleichgewichtsstörung und zum Nierenversagen.

Regeln zur Einnahme

Die Applikation kann sowohl intravenös als auch intramuskulär erfolgen.
Die Infusionslösung gemäß Herstellerangaben zubereiten. Die Herstellerangaben für die Infusionsgeschwindigkeiten unbedingt beachten (Infusomat)! Dieser Zeitraum darf wegen der hohen Nephro- und Ototoxizität von Streptomycin nicht unterschritten werden.
Möglichst separat infundieren. Vor Parallelinfusion Kompatibilitätskontrolle durchführen.
Bei Kombinationstherapie mit Penicillinen muss Streptomycin zuerst verabreicht werden, da die Substanz durch Penicilline inaktiviert wird! Penicillin zeitversetzt um 2 Stunden applizieren.

Hinweise für Pflegende

Kontraindiziert bei Allergie auf Streptomycin oder Aminoglykoside und Schwangerschaft (verursacht fetale Hörschädigungen).

Streptomycin kann bei Haut-/Schleimhautkontakt Allergien auslösen. Deshalb sind bei Zubereitung und Applikation des Wirkstoffs geeignete Schutzmaßnahmen zu ergreifen (Handschuhe, Mund-/Augenschutz).

Regelmäßige Überprüfung von Blutbild, Nierenretentionsparametern und Leberwerten sowie des Hörvermögens bei längerer Therapiedauer.

Sulbactam

Handelspräparate (Auswahl)

Combactam® 0,5 g/1,0 g Trockensubstanz zur Herstellung einer Injektions-/Infusionslösung

Wirkung

Sulbactam ist ein β-Laktamase-Inhibitor zur freien Kombination mit Piperacillin, Mezlocillin, Penicillin G oder Cefotaxim. Sulbactam hemmt irreversibel bakterielle β-Laktamasen und erweitert somit das Wirkspektrum dieser Antibiotika auf β-Laktamase-produzierende Enterobakterien, Staphylokokken und β-Laktamase-positive Anaerobier (*Bacteroides-Spezies* und *Prevotella-Spezies*). Sulbactam besitzt eine deutliche Eigenaktivität gegenüber *Acinetobacter-Spezies*. Hauptindikationen sind mittelschwere bis schwere Infektionen (einschl. nosokomialer Infektionen) durch Erreger, die aufgrund von β-Laktamase-Bildung resistent gegenüber Penicillin G, Amino- und Acylaminopenicillinen sind. Penicillin G/Sulbactam ist wirksam gegenüber *H. influenzae* und *Moraxella catarrhalis*, jedoch nicht gegenüber gramnegativen Enterobakterien. Sulbactam erweitert das Spektrum von Cefotaxim sinnvoll auf Acinetobacter und Anaerobier.

Nebenwirkungen

Sulbactam weist eine β-Laktam-Struktur auf, so dass β-Laktam-typische Nebenwirkungen wie Überempfindlichkeitsreaktionen, gastrointestinale Störungen (Übelkeit, Durchfälle) und sehr selten Blutbildveränderungen (Anämie, Leukopenie, Thrombozytopenie) auftreten können. β-Laktam-typisch sind ebenfalls gelegentlich Kopfschmerzen und in Einzelfällen zerebrale Krampfanfälle sowie sehr selten ein reversibler Anstieg von Leberenzymen. Bisher gibt es keine Hinweise, dass durch den Zusatz von Combactam® zu β-Laktam-Antibiotika Nebenwirkungen auftreten, die mit dem β-Laktam-Antibiotikum alleine nicht beobachtet wurden.

Dosierung

0,5 bzw. 1,0 g i.v. jeweils 3–4 x täglich, unmittelbar vor oder zusammen mit dem kombinierten β-Laktam-Antibiotikum als intravenöse Injektion oder Infusion.
Dosierung bei Niereninsuffizienz:
Bei Kreatinin-Clearance < 10 ml/min max. 2 x 1 g i.v./Tag.
Keine Dosisreduktion bei Leberinsuffizienz

Überdosierung

Bei sehr hohen Dosierungen kann es zu zentralnervösen Erregungszuständen bis hin zu zerebralen Krampfanfällen kommen, wie sie für β-Laktame beschrieben sind. Sulbactam ist dialysabel.

Regeln zur Einnahme

i.v.-Applikation: Sulbactam 0,5/1,0 g wird in 2 bzw. 4 ml Wasser für Injektionszwecke oder isotonischer Kochsalzlösung gelöst. Die i.v.-Injektion sollte über 3–5 Minuten erfolgen.

Gelöstes Sulbactam kann auch direkt fertig zubereiteten Infusionslösungen von Mezlocillin, Piperacillin, Penicillin G und Cefotaxim zugefügt werden. Alternativ ist auch ein Auflösen der Sulbactam-Trockensubstanz mit einer bereits fertig zubereiteten Antibiotikumslösung möglich. Die Kurzinfusion zusammen mit dem β-Laktam-Antibiotikum sollte über 15–30 Minuten erfolgen.

Häufig angewandte Kombinationen sind Piperacillin 4 g/Sulbactam 1 g i.v. 3 x tgl. oder Mezlocillin 2–4 g/Sulbactam 1 g 3 x tgl.

Aufbewahrung

Die Trockensubstanz ist bei Lagerung unter 30 °C 5 Jahre haltbar.

Fertig zubereitete Lösungen von Mezlocillin, Piperacillin, Cefotaxim mit Sulbactam sind im Kühlschrank (2–8 °C) maximal 24 Stunden haltbar, Lösungen von Penicillin G mit Sulbactam sollten unmittelbar nach Zubereitung verbraucht werden.

Hinweise für Pflegende

Kontraindiziert bei bekannter Überempfindlichkeit gegenüber β-Laktam-Antibiotika, Kreuzallergie mit Cephalosporinen ist zu beachten (s.a. „Penicillin-Allergie" S. 302).

Unbedenklichkeit in der Schwangerschaft noch nicht abschließend gesichert. Anwendung in der Stillzeit nur nach sorgfältiger Abwägung des Nutzen-/ Risikoverhältnisses.

Sulfonamide

Handelspräparate (Auswahl)

Orale Formulierung: Filmtabletten: Sulfadiazin-Heyl® Tabletten (Sulfadiazin)
   Lokale Applikationsformen: Brandiazin® Creme, Flammazine® Creme (Sulfadiazin-Silber)

Wirkung

Bei der Substanzklasse der Sulfonamide handelt es sich um vollsynthetisch hergestellte Substanzen mit bakteriostatischer Wirkung. Das erste zur klinischen Einsatzreife gelangte Produkt war das Prontosil®. Es erwies sich vor allem bei Infektionen durch grampositive Kokken und grampositive Stäbchen (komplizierte Angina tonsillaris, Puerperalfieber, Puerperalsepsis, Gasbrand, eitrige Wundphlegmone) als hochwirksam und rettete im Zweiten Weltkrieg vielen Menschen das Leben. Sulfonamide spielen heute noch eine große Rolle in der Therapie von Harnwegsinfektionen (überwiegend in Kombination mit Trimethroprim als Co-trimoxazol). Bei der Therapie AIDS-assoziierter Erkrankungen werden Sulfonamide z.B. bei *Pneumocystis-jirovecii(carinii)*-Pneumonie und zerebraler Toxoplasmose eingesetzt (s. Teil I).

Nebenwirkungen

Allergien machen sich mit Hautausschlag (meist urtikariell) bemerkbar; selten treten auch schwere Hautreaktionen bis zum Stevens-Johnson-Syndrom auf. Hierbei handelt es sich um eine schwere, allergisch bedingte Schädigung der Haut und der Schleimhäute mit Haut- und Schleimhautblutungen und Fieber. Hohe Letalität! Häufiger kommen (reversible) Blutbildveränderungen (Leukopenie), Leberschädigungen sowie Müdigkeit und Konzentrationsstörungen vor. Die derzeit im Handel befindlichen Sulfonamide werden renal ausgeschieden. Bei zu geringem Flüssigkeitsumsatz kann es zur Ausfällung von z.B. Sulfadiazin in der Niere, zum Nierenversagen und ziegelrotem Sediment kommen. Daher ist hoher Flüssigkeitsumsatz unabdingbar. Wechselwirkungen bestehen mit Antikoagulanzien (Wirkungsverstärkung) und oralen Antidiabetika (verstärkte Hypoglykämieneigung, häufige Blutzuckerkontrollen notwendig!).

Dosierung

Zur Therapie der Toxoplasmose erhalten Kinder 65–150 mg/kg KG Sulfadiazin, aufgeteilt auf 4 Dosen p.o. in Kombination mit Pyrimethamin (siehe dort). Erwachsene erhalten 4–8 Tabletten à 500 mg täglich in 4 Dosen p.o. mit viel Flüssigkeit (Umsatz von 3 l pro Tag!).

Dosisanpassung bei Niereninsuffizienz:

	Normale Dosierung	Krea-Clearance 50–80 ml/min	Krea-Clearance 10–50 ml/min	Krea-Clearance < 10 ml/min
Sulfadiazin p.o.	4 x 1–2 g p.o.	4 x 1–2 p.o.	2 x 1–2 p.o.	keine Anwendung

Bei Leberinsuffizienz nur bedingt anwendbar, keine Gabe bei Leberzirrhose.

Überdosierung

Übelkeit, Erbrechen, Durchfall, Kopfschmerzen, Schwindel und Sehstörungen. Selten auch zentralnervöse Erscheinungen mit Krampfneigung und Psychose. Schwere Nierenschädigungen durch Ausfällung von Sulfonamidkristallen in den Harnwegen.

Regeln zur Einnahme

Sulfonamid-Präparate nach dem Essen mit reichlich Wasser einnehmen. Die Tabletten können bei Schluckbeschwerden in Wasser aufgelöst werden. Beispiel: Sulfadiazin-Heyl® Tabletten sind zermörserbar, die pulverisierte Tablette kann über Ernährungssonde appliziert werden.

Bei gleichzeitiger Einnahme mit Antazida kann es zu einer Abschwächung der Wirkung kommen. Daher sollte die Einnahme ca. 1–2 Stunden zeitversetzt erfolgen.

Die Salben nach Herstellerangaben lokal applizieren.

Hinweise für Pflegende

Kontraindiziert bei Überempfindlichkeit auf Sulfonamide. Auch in der Schwangerschaft im ersten Drittel und in den letzten Wochen vor Entbindung sowie in der Stillzeit; Lebensalter < 2 Monate (Ausnahme Toxoplasmose-Therapie).

Bei Diabetikern sind regelmäßige Blutzuckerkontrollen erforderlich.

Patienteninformation

Während der Therapie sollte viel getrunken werden (mindestens 2–3 Liter/Tag), um eine Kristallurie zu vermeiden.

Teicoplanin

Handelspräparate (Auswahl)

Targocid® 100/200/400 mg Ampullen

Wirkung

Teicoplanin ist ein Glykopeptid-Antibiotikum ähnlich wie Vancomycin. Es wirkt wie dieses bakterizid durch Störung der Zellwandsynthese wachsender Keime. Die Wirkung beschränkt sich im Wesentlichen auf grampositive Kokken, einschließlich Methicillin-resistente *S.-aureus*-Stämme (MRSA) und Penicillin-resistente Enterokokken. Indikationen sind die Therapie von Infektionen durch die o.g. resistenten Erreger (Reserveantibiotikum).

Nebenwirkungen

Hautreaktionen wie Exantheme, Erytheme, Urtikaria und Juckreiz sind möglich. In schweren Fällen können eine exfoliative Dermatitis und schwere Haut-Schleimhautschäden wie z.B. Stevens-Johnson-Syndrom auftreten. Transaminasen-Anstieg und Anstieg des Serumkreatinin werden beobachtet. Im Vergleich zu Vancomycin ist die Ototoxizität evtl. etwas geringer, dennoch sind Hörverlust, Tinnitus oder Gleichgewichtsstörungen bei Überdosierung möglich. Die geringere Toxizität im Vergleich zu Vancomycin kommt nach Ansicht vieler Pharmakologen und Infektiologen daher, dass 400 mg Teicoplanin pro Tag eher „unterdosiert" sind.

Dosierung

Am ersten Tag 12 mg/kg KG i.v. (typ. 800 mg), ab dem zweiten Tag 6 mg/kg KG i.v. (typ. 400 mg). Im Gegensatz zu Vancomycin kann Teicoplanin auch als Bolusgabe aus einer Spritze verabreicht werden, was aber nicht empfohlen wird. Die i.m.-Injektion ist ebenfalls möglich.

Dosisanpassung bei Niereninsuffizienz (s.a. Beipackzettel):

	Normale Dosierung	Krea-Clearance 50–80 ml/min	Krea-Clearance 10–50 ml/min	Krea-Clearance < 10 ml/min
Teicoplanin i.v.	1 x 6–12 mg/kg i.v.	1 x 6–12 mg/kg i.v.	1 x 3–4 mg/kg i.v.	1 x 2–3 mg/kg i.v.

Dosisanpassung bei Leberinsuffizienz nicht erforderlich.

Überdosierung

Übelkeit, Erbrechen, Diarrhoe, Hörstörungen und Schwindel, Nierenfunktionsstörung bis zum akuten Nierenversagen.

Regeln zur Einnahme

Applikation per Kurzinfusion, per i.v.-Bolus (3–5 Minuten), per i.m.-Gabe: Die Zubereitung gemäß Herstellerangaben verdünnen. Dosisabhängige Infusions- bzw. Injektionsgeschwindigkeiten beachten.

Hinweise für Pflegende

Kontraindiziert bei Allergie gegen Glykopeptid-Antibiotika, in der Schwangerschaft und Stillzeit.

Tetracyclin

Handelspräparate (Auswahl)

Orale Formulierung: Kapseln: Tetracyclin Wolff® 250 mg und 500 mg, Tetracyclin-ratiopharm® Kapseln à 500 mg, Tefilin 250 mg; Filmtabletten: Tetracyclin-Heyl® 500 mg und viele andere Generika-Präparate.

Parenterale Formulierung: Trockensubstanz zur Infusion: Supramycin® pro infusione, Flaschen à 500 mg

Lokale Applikationsformen: Salbe: Aureomycin®, Imex®; Genitalcreme, Hautsprays, Vaginaltabletten

Wirkung

Tetracyclin ist die Grundsubstanz der Tetracyclin-Gruppe, die 1953 entdeckt wurde. Diese Antibiotika werden von Streptomyces-Arten gebildet, die neueren Derivate werden halbsynthetisch hergestellt. Das Wirkspektrum der Tetracycline erstreckt sich auf viele grampositive und gramnegative Bakterien wie Streptokokken, Staphylokokken, Neisserien, *Hämophilus spp.*, Brucellen sowie *Bacillus spp.* Gramnegative Darmbakterien werden in sehr unterschiedlichem Maße erfasst. Schwach empfindlich bis resistent sind Enterokokken, *Staphylococcus aureus, Proteus spp.* und *Pseudomonas aeruginosa*; die Aktivität **reicht zur Therapie von Infektionen durch diese Erreger nicht aus**. Die Wirkung der Tetracycline ist bakteriostatisch, d.h., die Erreger werden zwar an der Vermehrung gehindert, jedoch nicht abgetötet. Die Anwendung von Tetracyclinen setzt daher immer ein intaktes Wirtsabwehrsystem zur letztendlichen Eliminierung der Erreger voraus. Klinisch wird heute meist das neuere, besser resorbierbare Präparat Doxycyclin (S. 245) angewendet.

Nebenwirkungen

Intestinale Störungen in Form von Druck in der Magengegend, Übelkeit, Brechreiz und Erbrechen sowie Durchfälle. Leberschäden kommen vor allem bei hoher intravenöser Dosierung vor, ebenso Nierenfunktionsstörungen, allergische Reaktionen, erhöhte Lichtempfindlichkeit mit möglichem lang anhaltenden Sonnenbranderythem nach Sonnen-/UV-Exposition. Tetracycline werden in die Zahnsubstanz eingebaut und führen zu einer Gelbfärbung der Zähne. Daher dürfen Tetracycline erst bei Kindern > 9 Jahre eingesetzt werden, wenn die zweiten Zähne vollständig ausgebildet sind.

Dosierung

4 x 0,5 g /Tag p.o., bei intravenöser Gabe 1–3 Infusionen à 500 mg/Tag.
   Dosisanpassung bei Niereninsuffizienz nicht erforderlich. Bei Leberinsuffizienz nur bedingt einsetzbar.

Überdosierung

Leberschädigungen, Pankreasfunktionsstörungen (Ikterus, Bauchschmerzen) nach hohen intravenösen Gaben von über 2–6 g täglich.

Regeln zur Einnahme

Die Einnahme von Tetracyclin sollte mit ausreichend Wasser und in aufrechter Position erfolgen. Liegende Position bzw. Bettruhe kurz nach der Einnahme vermeiden, da es bei Transportstörungen aufgrund der pH-sauren Zubereitung von Tetracyclinen zu Ösophagitis und retrosternalen Schmerzen kommen kann.

Nicht mit Milch einnehmen, da Tetracycline unresorbierbare Komplexe mit Calcium bilden. Auch nicht mit calciumhaltigen Fruchtsäften, Antazida, Magnesium, Eisenpräparaten, Aktivkohle und Colestyramin einnehmen, da die Resorption verschlechtert wird. Diese Arznei- und Nahrungsmittel sollten um ca. 2–3 Stunden zeitversetzt eingenommen werden.

i.v.-Applikation: Trockensubstanz gemäß Herstellerangaben auflösen. Empfohlene Infusionsgeschwindigkeiten beachten.

Hinweise für Pflegende

Kontraindiziert bei bekannter Allergie gegen Tetracycline, in der Schwangerschaft und bei einem Lebensalter < 9 Jahre (bleibende Zahnverfärbungen), schwere Leberfunktionsstörungen.

Patienteninformation

Keinen Alkohol während der Therapie trinken! Unter Alkoholgenuss werden Tetracycline schneller abgebaut und dadurch kein ausreichender Wirkspiegel aufgebaut.

Tobramycin

Handelspräparate (Auswahl)

Perorale Formulierung: Injektionslösung: Gernebcin® 20/40/80 mg Ampullen, Brulamycin® 40/80 mg Ampullen

Lokale Applikationsformen: Tobramaxin® Augensalbe, Augentropfen; TOBI® 300 mg Inhalationslösung

Wirkung

Alle Aminoglykoside wirken schnell und konzentrationsabhängig bakterizid und besitzen einen lang anhaltenden „postantibiotischen Effekt". Dies bedeutet, dass Bakterien, die mit Aminoglykosiden Kontakt hatten, sich auch längere Zeit nach der Einwirkung des Antibiotikums nicht mehr vermehren. Je höher der im Serum erreichte Spitzenspiegel, desto länger dauert dieser postantibiotische Effekt. Aufgrund dieser Beobachtung werden heute nahezu alle Aminoglykoside in Form der täglichen Einmalgabe (als Kurzinfusion) verabreicht. Aminoglykoside wirken gut gegen viele gramnegative Bakterien (*E. coli*, Klebsiellen, Enterobacter, Citrobacter) und Brucellen. Mäßige Wirksamkeit besteht gegen grampositive Bakterien, einschließlich *Staphylococcus aureus* und gegen *Pseudomonas aeruginosa*, schwache Wirkung bis Resistenz bei Streptokokken und Enterokokken.

Tobramycin zeigt eine bessere Aktivität gegen *Pseudomonas aeruginosa* als Gentamicin.

Nebenwirkungen

Bei hoher Dosierung und langer Anwendung treten Hörschäden bis zur Taubheit, Störungen des Gleichgewichtssinns und Nierenschäden auf. Diese Störungen können sich vor allem dann entwickeln, wenn gleichzeitig andere nephro- oder ototoxische Substanzen wie z.B. Vancomycin oder Diuretika eingesetzt werden.

Dosierung

Bei der heute üblichen Einmalgabe werden 3(–4) mg/kg KG einmal morgens als Kurzinfusion verabreicht. Bei einigen Indikationen wie z.B. bei der Endokarditis-Therapie wird noch 3 x täglich dosiert, in diesem Fall werden 3 x 1–1,5 mg/kg KG/Tag (meist 3 x 80 mg/Tag) i.v. als Kurzinfusion verabreicht.

Die Inhalationslösung (Präparat TOBI 300 mg) wird zur Therapie der Bronchialbesiedlung mit *Pseudomonas aeruginosa* bei Mukoviszidose-Patienten verwendet. Dosierung: 300 mg 2 x täglich inhalieren über 28 Tage. In dieser Dosierung Vorsicht bei Niereninsuffizienz wegen Resorption eines Teils der Dosis.

Dosisanpassung bei Niereninsuffizienz: Bei Tobramycin besteht nur ein schmaler therapeutischer Bereich; regelmäßige Bestimmungen des Talspiegels (unmittelbar vor der nächsten Gabe) sind 2 x/Woche erforderlich.

Dosierungsempfehlung bei Niereninsuffizienz s. Beipackzettel und im Anhang.

Dosisanpassung bei Leberinsuffizienz nicht erforderlich.

Überdosierung

Bei zu hoher Dosierung Hör- und Gleichgewichtsstörungen sowie Nierenschädigung. Eine zu hohe Dosierung wird heute im Allgemeinen durch Bestimmung der Talspiegel verhindert. Hierzu wird eine Blutprobe morgens unmittelbar vor der nächsten Infusion entnommen. Der Talspiegel soll bei < 0,5 mg/l bei 1 x täglicher Applikation liegen, < 1–2 mg/l bei 3 x täglicher Applikation.

Regeln zur Einnahme

i.v.-Applikation: Den Ampulleninhalt gemäß Herstellerangaben mit kompatibler Trägerlösung zur Kurzinfusion weiter verdünnen. Die Infusion erfolgt über einen Zeitraum von 30–60 Minuten. Dieser Zeitraum darf wegen der Nephro- und Ototoxizität des Pharmakons nicht unterschritten werden (Infusomat).

Hinweise für Pflegende

Kontraindiziert bei bekannter Allergie gegen Aminoglykoside, in der Schwangerschaft und Stillzeit.

Infusionsgabe bei Asthmatikern streng überwachen: Lösung enthält Natriumdisulfit -> möglicher Asthmaanfall.

Vancomycin

Handelspräparate (Auswahl)

Parenterale Formulierung: Trockensubstanz zur Infusion: Vancomycin CP Lilly® 500 mg/1,0 g Ampullen, Vancomycin „Lederle" 500/1000 mg Ampullen und weitere Generika-Präparate.

Orale Formulierung: Kapseln zur oralen Einnahme: Vancomycin Lilly® Enterocaps (250 mg)

Wirkung

Es handelt sich um ein aus *Streptomyces orientalis* gewonnenes oder auf anderem Wege hergestelltes Antibiotikum mit **ausschließlicher** Wirkung auf grampositive Bakterien (Schmalspektrumantibiotikum). Vancomycin wirkt bakterizid durch Hemmung der Zellwandsynthese. Da die Substanz nur minimal aus dem Magen-Darm-Trakt resorbiert wird, erfolgt die Applikation bei systemischen Infektionen parenteral. Die orale Gabe von Vancomycin kann allerdings sinnvoll sein bei *Clostridium-difficile*-Kolitis (s. Teil I) und zur selektiven Darmdekontamination in Verbindung mit anderen Substanzen. Vancomycin hat heute große Bedeutung erlangt, da es eine der wenigen Substanzen ist, die gegen Methicillin-resistente *Staphylococcus-aureus*-Stämme (MRSA) wirksam sind.

Nebenwirkungen

Dosisabhängige Ototoxizität bis hin zur Schwerhörigkeit und Taubheit sowie Nierenschädigungen bis zum akuten Nierenversagen sind möglich. Bei zu schneller Infusion kann es zum so genannten „Red-man-Syndrom" kommen. Es handelt sich hierbei um eine massive generalisierte Hautrötung mit Hitzegefühl, die auf einer Entleerung der Histaminspeicher in den Mastzellen beruht, aber keine Allergie ist. Bei langsamer Infusion und mit den heutigen, hochgereinigten Präparaten sollte diese Nebenwirkung nicht mehr auftreten. Echte Allergien, die sich meist als kleinfleckige Exantheme manifestieren, kommen selten vor.

Dosierung

2 x 1 g oder 4 x 0,5 g i.v. Anpassung an die Nierenfunktion.
Dosisanpassung bei Niereninsuffizienz:

	Normale Dosierung	Krea-Clearance 50–80 ml/min	Krea-Clearance 10–50 ml/min	Krea-Clearance < 10 ml/min
Vancomycin i.v.	2 x 1 g i.v.	3 x 500 mg/Tag i.v.	1–2 x 500 mg/Tag* i.v.	1–2 g/Woche* i.v.

* Dosierung nach Spiegelmessung empfohlen
Weitere Dosisanpassungen sind in Abhängigkeit von den gemessenen Serumspiegeln vorzunehmen, insbesondere wenn Patienten mit kontinuierlicher venovenöser Hämodialyse oder Hämofiltration behandelt werden.
Dosisanpassung bei Leberisuffizienz nicht erforderlich.

Überdosierung

Die therapeutische Breite von Vancomycin ist relativ gering. Bei der Dosierung mit 2 x 1 g täglich bzw. weniger (je nach Nierenfunktion) sollten die Talspiegel (gemessen unmittelbar vor der nächsten Gabe) zwischen 5 und 10 mg/l liegen. Bei Einhaltung dieser Spiegel und langsamer Infusion der Einzeldosis über mindestens eine Stunde ist Vancomycin gut verträglich.
Toxizität, die sich mit Ohrensausen, Schwerhörigkeit und Niereninsuffizienz äußert, wird bei Talspiegeln > 40 mg/l gesehen, insbesondere wenn weitere oto-

oder nephrotoxische Substanzen (wie Diuretika, Aminoglykoside, NSAD oder Zytostatika parallel verabreicht werden.

Regeln zur Einnahme

i.v.-Applikation: Aus der Trockensubstanz gemäß Herstellerangaben eine Stammlösung zubereiten. Diese mit geeigneter Trägerlösung zur Infusion weiter verdünnen. Die Infusion erfolgt über einen Zeitraum von mindestens 60 Minuten (Infusomat). Dieser Zeitraum darf wegen der Nephro- und Ototoxizität des Pharmakons nicht unterschritten werden. Zu schnelle Infusionsgeschwindigkeit fördert die Ausbildung des „Red-man-Syndroms" durch Histaminfreisetzung.

Orale Einnahme/Sondenapplikation: Orales Vancomycin mit reichlich Flüssigkeit zu den Mahlzeiten einnehmen. Bei Schluckbeschwerden oder zur Sondenapplikation kann die aufgelöste i.v.-Trockensubstanz (500 mg Vancomycin/30 ml Aqua) getrunken oder via Ernährungssonde verabreicht werden (schlechter Geschmack!).

Hinweise für Pflegende

Kontraindiziert bei bekannter Allergie gegen Glykopeptid-Antibiotika, in der Schwangerschaft und Stillzeit, bei vorbestehender Gehörschädigung. Vorsicht bei Niereninsuffizienz oder drohendem Nierenversagen.

Voriconazol

Handelspräparate (Auswahl)

Orale Formulierung: VFEND® Tabletten à 0,2 und 0,05 g, VFEND Trockensaft
Parenterale Formulierung: VFEND Ampullen mit Pulver zur Herstellung einer Infusionslösung (10 mg/ml).

Wirkung

Voriconazol ist ein neues Derivat aus der Reihe der Triazole (siehe Fluconazol). Voriconazol wirkt gegen Aspergillus-Spezies fungizid. Es führt bei invasiven Aspergillosen zu besserem Ansprechen bei besserer Verträglichkeit als Amphotericin B und damit als neuer Therapiestandard zu einem Überlebensvorteil bei Hochrisikopatienten. Die Wirkung gegen *Candida albicans* ist vergleichbar der von Fluconazol, zusätzlich werden aber auch Fluconazol-resistente *Candida-*

albicans-Stämme wie z. B. *C. krusei*, *C. tropicalis*, *C. parapsilosis* und *C. glabrata* erfasst. Das antimykotische Wirkspektrum ist damit außerordentlich breit.

Nebenwirkungen

Leberfunktionsstörung mit Anstieg der Transaminasen und der Gallenenzyme sind möglich. Eine typische Nebenwirkung (bei ca. 30 %) ist eine kurzfristige, vorübergehende Sehstörung mit Farbensehen und verschwommenem Sehen. Die Sehstörung klingt jedoch meist in 1–2 Wochen während der Therapie folgenlos ab. Selten kommt es zu allergischen Hautausschlägen.

Unter Voriconazol bestehen **erhebliche** Interaktionen mit anderen über das Cytochrom P450-System verstoffwechselten Medikamenten: Rifampicin führt zu einer dramatischen Reduktion der Voriconazol-Spiegel (Wirkungsverlust!), dagegen erhöht Voriconazol die Spiegel von Tacrolimus (FK 506, Prograf®) in toxische Bereiche (Reduktion der Tacrolimus-Dosis um 50–70 % bei begleitender Voriconazol-Gabe und Spiegelkontrollen nötig!).

Dosierung

Bei oraler Dosierung bei über 40 kg schweren Patienten wird mit 2 x 400 mg (2 x 2 Tabletten) am ersten Tag begonnen, ab dem zweiten Tag beträgt die Dosis 2 x 200 mg/d. Bei i.v.-Dosierung erhalten alle Patienten am ersten Tag 2 x 6 mg/kg im Abstand von 12 Stunden i.v. Ab dem zweiten Tag beträgt die Dosierung bei invasiver Aspergillose und schwerer invasiver Hefepilzinfektion 2 x 4 mg/kg (Gabe jeweils im Abstand von 12 Stunden).

Bei Niereninsuffizienz möglichst nur orale Gabe, da die i.v. Darreichungsform einen Lösungsvermittler enthält, der bei Niereninsuffizienz kumuliert, allerdings wenig Toxizität aufweist. Dosisanpassung bei Einschränkung der Nierenfunktion nicht erforderlich.

Eine Dosisanpassung bei Patienten mit akuten Leberfunktionsstörungen ist nicht erforderlich, jedoch wird eine regelmäßige Kontrolle der Leberwerte empfohlen. Bei Leberzirrhose ist die Erhaltungsdosis zu halbieren.

Überdosierung

Etwa 30–60 Minuten nach oraler und intravenöser Gabe kommt es bei ca. 30 % der Patienten zu den typischen Sehstörungen (verstärkte Helligkeitsempfindung, Lichtscheu, verschwommenes Sehen oder verstärktes Farbensehen). Weitere mögliche Überdosierungserscheinungen ist eine cholestatische Hepatitis bis hin zum Leberversagen.

Regeln zur Einnahme

VFEND® Filmtabletten sollen im Abstand von mindestens 1 Stunde vor oder nach einer Mahlzeit mit reichlich Wasser eingenommen werden. Derzeit liegen keine Informationen über die Stabilität des Wirkstoffs in manuell veränderter Tablettenform vor. Die Tabletten sollen daher nicht zerkleinert, zermörsert oder in Wasser aufgelöst dispergiert werden. Seit neuestem steht eine Saft-Form zur Verfügung.

i.v.-Applikation: Die Trockensubstanz gemäß Herstellerangaben mit Wasser für Injektionszwecke zubereiten (Stammlösung). Die Stammlösung dann mit Infusionslösungen (s. Fachinformation) verdünnen und anwenden. Die Infusion erfolgt mit einer maximalen Dosierungsrate von 3 mg/kg/Stunde.

Aufbewahrung

Verdünnte Lösung sofort verwenden.

Hinweise für Pflegende

Kontraindiziert bei bekannter Allergie gegen Voriconazol, in der Schwangerschaft und bei einem Lebensalter < 2 Jahren. In der Stillzeit bitte beachten: Vor Beginn einer Behandlung muss abgestillt werden.

Patienteninformation

Frauen im gebärfähigen Alter sollten unter Therapie mit Voriconazol empfängnisverhütende Maßnahmen ergreifen, da das Präparat embryotoxisch wirkt.

Anhang

Anhang 1: Penicillin-Allergie

Allergische Reaktionen am häufigsten bei β-Laktamantibiotika:
Exanthem bei 1–10 % der behandelten Patienten, bei ca. 0,01 % Anaphylaxie,
bei ca. 0,002 % tödlich (Boguniewicz et al. 1995).

Bei 1. Gabe meist erst nach 7–10 Tagen, bei erneuter Gabe dann oft frühere
und stärkere Reaktion

Unterscheide: Sofortreaktion meist IgE-vermittelt mit RR-Abfall (bis 30 min
nach Applikation) **versus** verzögerte Reaktion (1–72 Stunden) **versus** Spätreaktion (> 72 Stunden)

Verschiedene Reaktionen und deren Häufigkeit

Häufig	Selten	Sehr selten
Makulo-papulöses Exanthem (v.a. bei Ampi-/Amoxi-/Mezlo-/Flucloxa-/Azlocillin, in 5–9 % der behandelten Pat.), meist nicht IgE-vermittelt. Tritt häufig bei EBV- und CMV-Infektion auf (hier fast 100 %), ist in diesem spez. Fall keine „echte" Allergie: die Patienten können später ohne erhöhtes Risiko Penicilline erhalten.	Urtikaria, Angioödem, Bronchospasmus, Medikamentenfieber (v.a. bei Piperacillin/Tazobactam), Eosinophilie (Oxacillin, Ceph. 2.+3.Gen., Imipenem, Aztreonam), Anaphylaxie, Thrombozytopenie, Serumkrankheit (Pen. G+V, Azlocillin, Cefaclor, Cefadroxil, Cephalexin, Aztreonam, Imipenem), Vaskulitis	Hämolytische Anämie, vesikuläre/bullöse Hautreaktionen (SJS, Lyell-S.), Erythema exsudativum multiforme (Pen. G+V, Cefuroxim, Cefaclor, Imipenem), Erythema nodosum, intersititielle Nephritis

Wichtig: Medikamentenanamnese (rasches Auftreten von Urtikaria, Angioödem, Bronchospasmus, RR-Abfall spricht für IgE-vermittelte Reaktion).

Hauttests vor Antibiotikagabe (sofern das klinische Bild dies erlaubt):
Nur für IgE-vermittelte Reaktion gegen Penicilline (erst Prick-Test, dann Intrakutan-Test)

Test auch bei vorbekannter allergischer Reaktion möglich, außer nach
schwerster anaphylaktischer Reaktion. Hoher neg. prädiktiver Wert, mäßiger
pos. prädiktiver Wert:

- Anamnese neg./Hauttest neg.: 99 % behandelbar
- Anamnese pos./Hauttest neg.: 90–98 % behandelbar (angeblich vergleichbar
  mit Allgemeinbevölkerung), Anaphylaxie extrem selten
- Anamnese pos./Hauttest pos.: 78 % behandelbar, also falsch positiv (22 %
  richtig pos.) (Sogn et al. 1992, Gadde et al. 1993)
- Falsch pos. Test: 4–7 %

Reexposition bei bekannter Penicillin-Allergie:
65 % akute Reaktion
5–10 % Anaphylaxie
0,2–0,5 % letal

Kreuzreaktionen

Ältere Studien zeigten einen hohen Anteil von Kreuzreaktionen von Cephalosporinen auf Penicilline. Aber: damals Verunreinigung der Cephalosporine durch Penicilline.

Mit neuen Cephalosporinen können sogar Penicillin-Hauttest-pos. Patienten mit relativ niedrigem Risiko (1–2 %) mit Cephalosporinen behandelt werden (außer nach anamnest. schweren anaphylaktischen Reaktionen).

Allergie auf Cephalosporine ohne Allergie auf Penicillin sehr selten, Anaphylaxie ebenfalls insgesamt selten. Penicillin-allergische Patienten haben 4 x höheres Risiko auf Cephalosporine der 1. Gruppe allergisch zu sein (8,1 versus 1,9 % bei fehlender Penicillin-Allergie), niedrigeres Risiko bei Cephalosporinen der Gruppen 2, 3 oder 4.

Ebenfalls Kreuzreaktion zwischen Penicillinen und Carbapenemen (Imipenem > Meropenem), aber nicht mit Aztreonam.

Therapie

Sofortiges Absetzen
Symptomatische Therapie:
Volumengabe, Kortikosteroide (z.b. Solu-Decortin 250 mg i.v.), H1/H2-Blockade (z.b. 1 Amp. Ranitidin/Zantic, 1 Amp. Dimetinden/Fenistil)
Anaphylaxie: Katecholamine (Adrenalin)

Vorgehen bei anamnestischer Penicillinallergie:

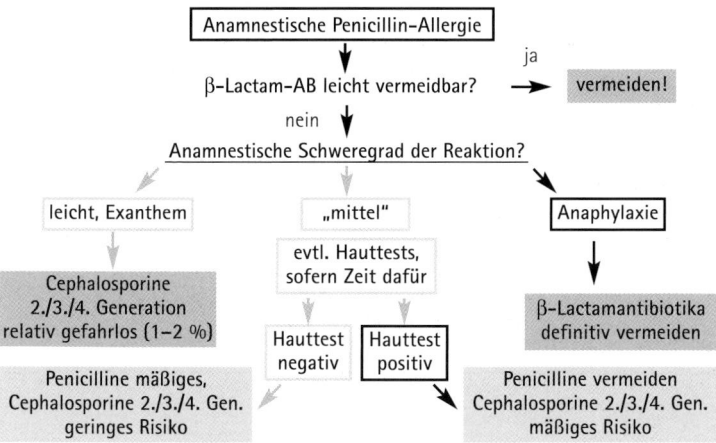

Anhang 2: Antibiotika-Dosierung bei Niereninsuffizienz

Antibiotikum	Normale Dosierung	Krea-Clearance 50–80 ml/min	Krea-Clearance 10–50 ml/min	Krea-Clearance < 10 ml/min
Aciclovir p.o.	5 x 800 mg/d p.o.	5 x 800 mg p.o.	3 x 800 mg p.o.	2 x 800 mg p.o.
Aciclovir i.v.	3 x 10 mg/kg/d i.v.	3 x 10 mg/kg/d i.v.	2 x 5–10 mg/kg i.v.	1 x 2,5–5 mg/kg i.v.
Amikazin	10–15 mg/kg	7–10 mg/kg	3–7 mg/kg	2–3 mg/kg
Ampicillin i.v.	3 x 1 g i.v. (max. 5 x 3 g i.v.)	max 5 x 2 g i.v.	max. 3 x 2 g i.v.	max. 2 x 2 g i.v.
Amoxicillin p.o.	3 x 1 g p.o	3 x 1 g p.o	3 x 1 g p.o	3 x 0,5 g p.o
Augmentan p.o.	3 x 625 mg p.o.	3 x 625 mg p.o.	2 x 625 mg p.o.	1 x 625 mg p.o.
Augmentan i.v.	3 x 2,2 g i.v.	3 x 2,2 g i.v.	2 x 0,6–1,2 g i.v.	1 x 0,6–1,2 g i.v.
Azithromycin	250–500 mg p.o.	250–500 mg p.o.	250–500 mg p.o.	250–500 mg p.o.
Aztreonam i.v.	4 x 2 g i.v.	3 x 2 g i.v.	2 x 1–2 g i.v.	1 x 1–2 g i.v.
Caspofungin	1. Dosis 70 mg/kg, dann 50 mg/kg	50 mg/kg	50 mg/kg	50 mg/kg
Cefaclor p.o.	4 x 0,5 g p.o.	4 x 0,5 g p.o.	4 x 0,5 g p.o.	4 x 0,5 g p.o.
Cefalexin p.o.	4 x 0,5 g p.o.	4 x 0,5 g p.o.	3 x 0,5 g p.o.	1 x 0,5 g p.o.
Cefazolin i.v.	3 x 2 g i.v.	3 x 2 g i.v.	3 x 1 g i.v.	1 x 1 g i.v.
Cefepim	2(–3) x 2 g	2 x 2 g	1–2 x 1–2 g	1 x 1 g
Cefotaxim i.v.	3 x 2 g i.v.	3 x 2 g i.v.	2 x 2 g i.v.	2 x 1–2 g i.v.
Ceftazidim i.v.	3 x 2 g i.v.	3 x 1–2 g i.v.	2 x 1 g i.v.	1 x 0,5–1 g i.v.
Ceftriaxon i.v.	1 x 2 g i.v. (bei Meningitis max. 2 x 2 g) bei Niereninsuffizienz keine Dosisanpassung (bei gleichzeitiger Leberinsuffizienz 1 x 1 g i.v.)			
Cefuroxim i.v.	3 x 1,5 g i.v.	3 x 1,5 g i.v.	2 x 1,5 g oder 3 x 0,75 g i.v.	1 x 0,75 g i.v.
Cefuroxim-axetil p.o.	2 x 0,5 g p.o.	2 x 0,5 g p.o.	2 x 0,5 g p.o.	2 x 0,25 g p.o.
Ciprofloxacin p.o.	2 x 500 (max. 2 x 750) mg p.o.	2 x 500 mg p.o.	2 x 500 mg p.o.	2 x 250 mg p.o.
Ciprofloxacin i.v.	2 x 400 mg	2 x 400 mg	2 x 200–400 mg	1 x 200–400 mg
Clarithromycin p.o.	2 x 250 mg p.o.	2 x 250 mg p.o.	2 x 250 mg p.o.	1 x 250 mg p.o.
Clindamycin p.o.	3 x 300 mg p.o.	3 x 300 mg p.o.	3 x 300 mg p.o.	3 x 300 mg p.o.
Clindamycin i.v.	4 x 600 mg i.v.	4 x 600 mg i.v.	4 x 600 mg i.v.	3 x 600 mg i.v.
Cotrimoxazol p.o.	2 x 960 mg p.o.	2 x 960 mg p.o.	2 x 480 mg p.o.	vermeiden
Doxycyclin p.o.	2 x 100 mg p.o.	2 x 100 mg p.o.	2 x 100 mg p.o.	2 x 100 mg p.o.

Antibiotikum	Normale Dosierung	Krea-Clearance 50–80 ml/min	Krea-Clearance 10–50 ml/min	Krea-Clearance < 10 ml/min
Erythromycin i.v.	4 x 0,5–1 g i.v.	4 x 0,5–1 g i.v.	4 x 0,5–1 g i.v.	4 x 0,5–1 g i.v.
Ethambutol p.o.	1 x 15–25 mg/kg p.o.	1 x 15 mg/kg p.o.	1 x 10 mg/kg p.o.	15 mg/kg p.o. alle 48 h
Ethambutol i.v.	1 x 15–25 mg/kg i.v.	1 x 15 mg/kg i.v.	1 x 10 mg/kg i.v.	15 mg/kg i.v. alle 48 h
Famciclovir p.o.	3 x 500 mg p.o.	3 x 500 mg p.o.	1–2 x 250–500 mg p.o.	250 mg alle 48 h p.o.
Flucloxacillin p.o.	4 x 0,5 (– 1) g p.o.	4 x 0,5 (–1) g p.o.	4 x 0,5 (–1) g p.o.	3 x 0,5 g p.o.
Flucloxacillin i.v.	4 x 2 g i.v.	4 x 2 g i.v.	4 x 1–2 g i.v.	3 x 1 g i.v.
Fluconazol p.o.	1 x 100–200 (–800) mg p.o.	1 x 100–200 (–800) mg p.o.	1 x 100 (–200) mg p.o.	1 x 50–100 mg p.o.
Fluconazol i.v.	1 x 100–200 (–800) mg i.v.	1 x 100–200 (–800) mg i.v.	1 x 100 (–200) mg i.v.	1 x 50–100 mg i.v.
Flucytosin i.v.	4 x 40 mg/kg i.v.	4 x 40 mg/kg i.v.	1–2 x 40 mg/kg i.v.	vermeiden, evtl. nach Spiegel
Foscarnet i.v. Induktion	3 x 60 oder 2 x 90 mg/kg i.v.	3 x 40 oder 2 x 60 mg/kg i.v.	3 x 25 oder 2 x 40 mg/kg i.v.	kontraindiziert bei Kr.-Cl. < 20 ml/min
Foscarnet i.v. Erhaltung	1 x 90 mg/kg i.v.	1 x 60 mg/kg i.v.	1 x 40–50 mg/kg i.v.	kontraindiziert bei Kr.-Cl. < 20 ml/min
Fosfomycin i.v.	2–3 x 3–5 g i.v.	2–3 x 3 g i.v.	2 x 3 g i.v.	1 x 3 g i.v.
Ganciclovir i.v. Induktionsdosis	2 x 5 mg/kg i.v.	2 x 2,5 mg/kg i.v.	1 x 2,5 mg/kg i.v.	1 x 1,2 mg/kg i.v.
Ganciclovir i.v. Erhaltungsdosis	1 x 5 mg/kg i.v.	1x 2,5 mg/kg i.v.	1 x 1,2 mg/kg i.v.	1 x 0,6 mg/kg i.v.
Gentamicin i.v.	schmaler therapeutischer Bereich, siehe Dosisempfehlung u. Spiegelbestimmung f. Aminoglykoside			
Imipenem i.v.	3–4 x 0,5–1 g i.v.	3–4 x 0,5 g i.v.	2–3 x 0,5 g i.v.	2 x 0,25–0,5 g i.v.
Isoniacid p.o.	1 x 300 mg p.o. + Vit. B6 50 mg	1 x 300 mg p.o. + Vit. B6 50 mg	1 x 300 mg p.o. + Vit. B6 50 mg	1 x 300 mg p.o. + Vit. B6 50 mg
Isoniacid i.v.	1 x 300 mg i.v. + Vit. B6 50 mg	1 x 300 mg i.v. + Vit. B6 50 mg	1 x 300 mg i.v. + Vit. B6 50 mg	1 x 300 mg i.v. + Vit. B6 50 mg
Lamivudin	2 x 150 mg p.o.	2 x 150 mg p.o.	1 x 100–150 mg p.o.	1 x 50 mg p.o.
Levofloxacin p.o.	1 x 500 mg p.o.	1 x 500 mg p.o.	1 x 250 mg p.o.	1 x 250 mg p.o. alle 2 Tage
Levofloxacin i.v.	1 x 500 mg i.v.	1 x 500 mg i.v.	1 x 250 mg i.v.	1 x 250 mg i.v. alle 2 Tage

Antibiotikum	Normale Dosierung	Krea-Clearance 50–80 ml/min	Krea-Clearance 10–50 ml/min	Krea-Clearance < 10 ml/min
Linezolid p.o./i.v.	2 x 600 mg	2 x 600 mg	2 x 600 mg	2 x 600 mg
Mefloquin p.o.	3–2–1 Tbl. à 250 mg in 6 h Abstand Normale Dosis bei Nieren-insuffizienz			
Metronidazol p.o.	2–3 x 400–500 mg p.o.	2–3 x 400–500 mg p.o.	2–3 x 400–500 mg p.o.	2–3 x 400–500 mg p.o.
Metronidazol i.v.	3 x 500 mg i.v.	3 x 500 mg i.v.	3 x 500 mg i.v.	3 x 500 mg i.v.
Penicillin G i.v.	bis max. 6 x 5 Mega i.v.	max. 6 x 5 Mega i.v.	max. 4 x 5 Mega i.v.	max 3 x 3 Mega i.v.
Penicillin V p.o.	4 x 1 Mega p.o.	4 x 1 Mega p.o.	4 x 1 Mega p.o.	3 x 1 Mega p.o.
Piperacillin i.v.	3 x 4 g i.v.	3 x 4 g i.v.	3 x 4 g i.v.	2 x 4 g i.v.
Piperacillin/ Sulbactam i.v.	3 x 4 g + 3 x 1 g i.v.	3 x 4 g + 3 x 1 g i.v.	3 x 4 + 2 x 1 g i.v.	2 x 4 + 1 x 1 g i.v.
Piperacillin/ Tazobactam	3 x 4,5 g i.v.	3 x 4,5 g i.v.	3 x 4,5 g i.v.	2 x 4,5 g i.v.
Pyrazinamid p.o.	1 x 25 mg/kg p.o.	1 x 25 mg /kg p.o.	1 x 25 mg /kg p.o.	1 x 15 mg /kg p.o.
Pyrimethamin p.o.	1–2 x 50 mg (+ 1–2 x 5 mg Folinsäure)	1–2 x 50 mg (+ 1–2 x 5 mg Folinsäure)	1–2 x 50 mg (+ 1–2 x 5 mg Folinsäure)	1–2 x 50 mg (+ 1–2 x 5 mg Folinsäure)
Rifampicin p.o.	1 x 600 mg p.o.	1 x 600 mg p.o.	1 x 600 mg p.o.	1 x 600 mg p.o.
Rifampicin i.v.	1 x 600 mg i.v.	1 x 600 mg i.v.	1 x 600 mg i.v.	1 x 600 mg i.v.
Teicoplanin i.v.	1 x 6–12 mg/kg i.v.	1 x 6–12 mg/kg i.v.	1 x 3–4 mg/kg i.v.	1 x 2–3 mg/kg i.v.
Tobramycin i.v.	1 x 240 mg i.v.	schmaler therapeutischer Bereich, siehe Dosisemp-fehlung u. Spiegelbestimmung f. Aminoglykoside		
Valaciclovir p.o.	3 x 1 g p.o.	3 x 1 g p.o.	1–2 x 1 g p.o.	1 x 0,5 g p.o.
Valganciclovir p.o. Erhaltungsdosis 50 %	2 x 900 mg p.o.	2 x 450 mg p.o.	1 x 450 mg p.o.	vermeiden
Vancomycin i.v.	2 x 1 g i.v.	schmaler therapeutischer Bereich, siehe Dosisemp-fehlung u. Spiegelbestimmung f. Vancomycin		
Voriconazol	2 x 200 mg i.v. oder p.o.	2 x 200 mg i.v. oder p.o.	2 x 200 mg p.o.	2 x 200 mg p.o.
Zidovudin (AZT) p.o.	2 x 250 mg p.o.	2 x 250 mg p.o.	2 x 250 mg p.o.	3 x 100 mg p.o.

Bei dialysepflichtigen Patienten (Krea-Clearance < 10 mg/l) wird die Dosis in der Regel *nach* der Dialyse gegeben!

Abschätzung der Kreatinin-Clearance aus dem Kreatinin und dem Körpergewicht

$$\text{Krea-Clearance} = \frac{(140 - \text{Alter}) \times \text{Körpergewicht (kg)}}{\text{Serumkreatinin (mg/dl)} \times 72} \quad (\times 0{,}85 \text{ für Frauen})$$

Bei alten Patienten wird die Krea-Clearance wegen der reduzierten Muskelmasse oft überschätzt. Bei stark übergewichtigen Patienten soll das Normalgewicht verwendet werden, sonst Überschätzung der Krea-Clearance.

Dosierungsempfehlungen für Gentamicin und Tobramycin

Für fast alle Indikationen (auch für die Endokarditis) kann heutzutage vorteilhaft die einmal tägliche Dosierung verwendet werden: 3–5 mg/kg i.v. (typisch 240 mg) bei normaler Nierenfunktion.

$$\text{Dosisreduktion bei Niereninsuffizienz:} \quad \frac{\text{Krea-Clearance d. Pat.}}{100} \times \text{übliche Tagesdosis}$$

Tal-Spiegelkontrollen sind obligat (nach der 3.–5. Dosis und alle 3–5 Tage im Verlauf) zum Ausschluss einer Kumulation: Bei einmal tgl. Gabe sollten die Talspiegel deutlich unter 0,5 mg/l liegen (Empfehlungen von Talspiegeln < 2 mg/l, Spitzenspiegel 30 min nach Infusion 4–6 mg/l beziehen sich auf die dreimal tgl. Gabe!!), wobei die Bestimmung von Spitzenspiegeln nicht unbedingt nötig ist.

Dosierungsempfehlungen für Vancomycin

Bei normaler Nierenfunktion 2 x 1 g oder 4 x 500 mg i.v. Spiegelkontrollen sind bei normaler Nierenfunktion **nicht** erforderlich, es sei denn es werden zusätzlich andere nephrotoxische Medikamente (Aminoglykoside, Schleifendiuretika, Zytostatika, etc.) gegeben oder aus irgendwelchen Gründen eine Dosis von > 2 g/Tag. Bei eingeschränkter Nierenfunktion initial 1 g i.v. geben, danach 150 mg + (15 x Krea-Clearance) mg/Tag in 1–2 Dosen. Spiegelkontrollen sind in diesem Fall obligat nach der 3. bis 5. Dosis. Bei stark eingeschränkter Niereninsuffizienz initial 1 g i.v. geben und dann Dosierung nach Spiegel (Ziel sind Talspiegel um 10 mg/l, toxisch sind meist erst Werte > 40 mg/l).

Anhang 3: Antiinfektiva in der Schwangerschaft

Relativ sicher während der Schwangerschaft bei gegebener Indikation einzusetzen

Antibiotika
- alle Penicilline und Penicillin/β-Laktamase-Inhibitor-Kombinationen
- alle Cephalosporine
- Meropenem, Ertapenem
- Clindamycin
- Fosfomycin
- Erythromycin, Azithromycin

Antimykotika
- Amphotericin B

Antituberkulotika
- Rifabutin
- Ethambutol
- Isoniazid

Virustatika
- Aciclovir, Valaciclovir, Famciclovir
- Didanosin, Tenofovir, Nelfinavir, Saquinavir

Nur bei sehr strenger Indikationsstellung wegen potenziellem Risiko für den Fetus einsetzbar

Antibiotika
- Imipenem/Cilastatin
- Linezolid
- Clarithromycin
- Metronidazol (vermeiden im ersten Trimenon)
- Cotrimoxazol (vermeiden im ersten Trimenon)
- Vancomycin

Antimykotika
- Caspofungin
- Fluconazol, Itraconazol

Antituberkulotika
- Rifampicin (vermeiden im ersten Trimenon)
- Pyrazinamid

Virustatika
- Ganciclovir, Valganciclovir
- Foscarnet, Cidofovir
- Zidovudin, Lamivudin, Stavudin, Nevirapin, Lopinavir/Ritonavir, Amprenavir, Indinavir

In der Schwangerschaft zu vermeiden (außer bei vitaler Indikation für die Mutter)

Antibiotika
- alle Aminoglykoside: Gentamicin, Tobramycin, Amikacin, Streptomycin
- alle Tetracycline (Doxycyclin, Tetracyclin, u.a.)
- Ciprofloxacin, Ofloxacin, Levofloxacin, Moxifloxacin
- Chloramphenicol

Antimykotika
- Voriconazol

Virustatika
- Ribavirin
- Efavirenz

Literatur

A to Z Drug Facts. 3rd edition 2003, Facts and Comparisons, St. Louis, Missouri.

Alexander M, Raettig H: Infektionskrankheiten. 5., überarb. Aufl. 1989, Thieme, Stuttgart.

Berlit P: Basiswissen Neurologie, 4., korr. u. aktualis. Aufl. 2000, Springer, Berlin.

Bögel R: MRSA. 2., überarb. u. erw. Aufl. 2004, WK-Fachbücher, Neu-Ulm.

Bone R C: Toward an epidemiology and natural history of SIRS. JAMA 268 (3), 3453–3455 (1992).

Daschner F, Frank U: Antibiotika am Krankenbett. 2004, Springer, Berlin.

Füssle R, Biscoping J, Sziegoleit A: 1 x 1 der Infektiologie auf Intensivstationen, 2., überarb. u. erw. Aufl. 2002, Springer, Berlin.

Füssle R, Sziegoleit A: Praxis der Infektiologie. 2001, Springer, Berlin.

Kirch W, Fröhlich JC: Pflegehandbuch Arzneitherapie. 2002, Springer, Berlin.

Klischies R, Kaiser U, Singbeil-Grischkat V: Hygiene und medizinische Mikrobiologie. 3., überarb. u. aktualis. Aufl. 2001, Schattauer, Stuttgart.

Krauß H-J, Müller P, Unterreitmeier D: Arzneimitteleinnahme. Wann – Wie viel – Womit? 2002, Deutscher Apotheker Verlag, Stuttgart.

Pfaff A: Anwendungshinweise zu Peroralia. Universitätsapotheke Tübingen, 2., Aufl. 2003.

Reifferscheid M, Weller S: Chirurgie. 8., neu überarb. u. erw. Aufl. 1989, Thieme, Stuttgart.

Rüden H, Daschner F, Gastmeier P: Krankenhausinfektionen. 2000, Springer, Berlin.

Schettler G: Innere Medizin. 11. Erg. Aufl. 2002, Thieme, Stuttgart.

Stahlmann R, Lode H: Angewandte Infektiologie. 2003, Zett-Verlag, Steinen.

Studt H: Allgemeine und spezielle Infektionslehre. 13., überarb. u. erw. Aufl. 2003, Kohlhammer, Stuttgart.

Stichwortverzeichnis